명의는 마음으로 병을 고친다

명의는 마음으로 병을 고친다

초판 1쇄 인쇄 2003년 6월 15일
초판 1쇄 발행 2003년 6월 20일

옮긴이 남궁현, 김풍기, 권혁진, 허남욱 공역
펴낸이 조윤숙
펴낸곳 문자향
등록번호 제 1-2821호(2001. 3. 13)
주소 서울 종로구 운니동 65-1 월드오피스텔 908호
전화 02-747-3451
팩스 02-747-3452
이메일 munjahyang@korea.com

값 10,000원
ISBN 89-90535-04-2 03810

명의는 마음으로 병을 고친다

남궁현 김풍기
권혁진 허남욱

공역

문자향

인간의 삶은 생로병사生老病死로 요약될 수 있다. 수많은 기쁨과 슬픔, 괴로움과 즐거움이 교직交織되면서 우리의 삶을 무늬 짓지만, 돌이켜 보면 즐거웠던 일보다 슬픈 일, 혹은 괴로웠던 일이 더 강렬하게 뇌리를 스치는 것은 무엇 때문일까. 어쩌면 우리의 삶은 태어나서 죽을 때까지 늙어감과 질병의 연속이 아닌가 싶다. 그 괴로움들 사이에, 잠깐씩 즐거움이나 기쁨이 스쳐 지나가는 것이다.

괴로움의 중심에 인간의 질병이 있다면, 질병의 치유는 인간의 행복을 실현하는 가장 현실적이면서도 시급한 문제가 아닐 수 없다. 몸만 건강하다면 우리의 삶이 얼마나 풍요로울 것인가.

사실 의학醫學의 발달은 인간의 탄생과 함께 시작되었을 것이다. 우리의 몸에 이상이 생기면 그것을 정상으로 돌리기 위해 애쓰게 되고, 이러한 경험이 모여 하나의 거대한 체계를 이루면 의학이 탄생하는 것이다. 푸코의 말대로 의학은 이런 식으로 발명되는 것이다. 다른 민족, 다른 지역에서 시술되고 있는 의학의 체계를 살펴보면 같은 병에 대해 전혀 다른 처방을 내리는 것을 볼 수 있다. 때때로 민간신앙의 차원으로 치부되면서 아무런 과학적 근거를 가지지 못했다는 평가를 받고 내리막길을 걸었던 의학도 있다. 또 어떤 민족의 의학은 그 체계 자체가 비합리적이라는 이유로 배척당하기도 하였다. 그러나 곰곰이 생각해 보면, '과학적'이라든가 '합리적'이라는 말은 얼마나 '자의적'이고 일방적인 말인가. 20세기 서구 의학의 강요에 따라 어떤 의학 체계들은 비합리적이고 비과학적인, 거의 미신 같은 민간요법의 수준으로 떨어졌다. 거대한 사회의 힘,

혹은 국가의 힘에 의해 약한 부분들이 배제된 것이다.

　힘의 균형이 달라지면 의학의 체계도 달라진다. 그것은 사회를 구성하고 있는 여러 요소들의 배치가 자신의 위치를 바꿈으로써 가능하다. 배치의 변화는 그 요인이 외부로부터 주어지는 것이기도 하지만 항상 내부의 자각에 의해 반응된다. 예를 들어 알속의 새끼가 알을 깨고 나오기 위해 알의 내부에서 자신의 부리로 껍질을 깨기 시작하면, 그 순간을 정확히 맞추어 어미새가 밖에서 함께 껍질을 깸으로써 한 생명이 세상에 탄생하는 '줄탁' 의 구조가 반드시 존재한다.

　우리의 한의학 역시 21세기를 맞아 새로운 차원의 의학 체계를 확립해가고 있다. 서구 자본주의의 위력으로 우리의 전통적인 의학 체계를 배제하려고 했던 시대를 지나, 이제는 한의학이 하나의 거대한 의학 체계로 자신을 주장하게 된 것이다. 이것은 우리 내부에 자리하고 있는 오랜 전통의 힘이 그렇게 만든 것이고, 역설적이게도 서구의 거대한 힘이 우리를 자극한 결과이다.

　이런 점에서 우리 내부의 힘은 어디에 근거를 둔 것인가 하는 의문이 생긴다. 우리 의학의 체계는 오랜 경험과 과학적 사유의 결과로 만들어진 것이다. 그 이면에는 천지天地 사이에서 인간의 삶을 가장 자연스럽게 영위하려는 생각, 생명에 대한 생각들이 전제되어 있다. 인간의 생명만 소중하게 여겼던 게 아니라 짐승이나 식물, 무정물無情物처럼 보이는 바위 · 물 · 짚신 · 똥에 이르기까지, 어떤 위계질서도 만들지 않고 모두 조화롭게 살아가려 했던 정신이 그 속에 전제되어 있는 것이다. 우리의 전통 의학이 주변에서 흔하게 볼 수 있는 물건을 이용하여 질병을 치유하였던 것은, 아무런 쓸모 없는 것으로 보이는 사물도 세계의 조화를 완성하는 중요한 요소라는 것을 상징적으로 보여 주는 사례라 할 수 있다.

　이 책에 수록된 여러 의사들은 전통 시대에 명의名醫로 그 이름을 떨쳤던 인물들이다. 그런데 전통 시대의 의사 계층은 한미한 신분이었으므로 이들에 대한 체계적인 기록을 찾기는 어렵다. 심지어 조선 최고의 명의 가운데 한 사람인 허준許浚이나 이제마李濟馬 같은 사람은 그 행장行狀조차 제대로 정리된 것이 없을 정도이다. 뿐만 아니라 당대 최고의 명의로 이름을 날렸지만 단편적인 기록조차 남기지 못하고 이름 없이 사라진 사람들도 매우 많다.

우리는 조선 후기에 편집된 잡록류雜錄類를 읽다가 의사와 관련된 기록들을 눈에 띄는 대로 모아서 번역하기로 하였다. 이 가운데는 이미 우리 나라 의학사醫學史에서 큰 이름을 얻은 사람들도 있지만, 의학사에 전혀 기록되어 있지 않은 사람들도 있다. 그러나 이름이 후세에 전해지든 전해지지 않든 간에 이들이 보여 주었던 인간에 대한 노력과 애정은 지금 우리 의학의 체계를 형성하는 밑거름이 되었던 것만은 분명하다. 전통 시대의 기록들을 완벽하게 찾아서 정리한 것은 아니지만, 이들에 대한 기록을 원전에 입각하여 주해註解하는 작업은 그 나름대로 의의를 가진다고 생각한다. 여기에 동아시아에서 가장 전형적인 의사의 모범으로 간주되었던 편작扁鵲과 순우의淳于意의 전기를, 사마천司馬遷의 『사기史記』에서 뽑아 함께 주해하였다.

이들의 전기 속에서 우리는 생명에 대한 존중, 그리고 우리의 새로운 의학 체계를 형성할 수 있는 실마리를 찾을 수 있으리라 생각한다. 이러한 작업이 훗날 우리나라 의사들의 기록을 모두 정리하는 데 참고 자료로 이용되기를 기대해 본다.

아울러 자료 정리를 도와 준 이훈 군에게 고마움을 표하며, 어려운 사정에도 불구하고 출판을 허락해 준 문자향출판사에 감사의 뜻을 전한다.

2003년 5월 역자

차례

훌륭한 의원이 갖추어야 할 마음가짐 論大醫精誠

장담張湛이 말했다.

"의학에 정묘하기 어렵다는 것은 그 유래가 오래되었다."

지금 질병이 안으로는 같으면서 겉으로 다르기도 하고, 안으로는 같으면서 겉으로 같기도 하다. 그러므로 오장육부의 허실虛實과 혈맥血脈 · 영위榮衛[1]가 잘 통하는지 막혔는지는, 진실로 귀와 눈으로는 살필 수 없으니 반드시 증후를 진찰한 다음에 판단해야 한다. 그리고 촌맥寸脈 · 관맥關脈 · 척맥尺脈[2]은 부浮 · 침沈 · 현弦 · 긴緊[3] 등의 맥상이 뒤섞여 나타나고, 수혈兪穴[4]과 유주流注[5]는 높고 낮음, 얕고 깊음의 차이가 있으며, 피부 · 살 · 힘줄 · 뼈는 두텁고 얇음, 단단하고 부드러움의 차이가 있다. 따라서 정밀하고 미묘한 데까지도 마음을 쓸 줄 아는 사람이라야 비로소 의학에 대하여 말할 수 있다. 그런데 요즘에는 지극히 정밀하고 미묘한 일을 지극히 거칠고 얕은 생각으로 알아 내려 하니 어찌 위태롭지 않겠는가?

만일 가득한데도 더 보태고 비어 있는데도 덜어내며, 통하는데도 뚫고 막혀 있는데도 막으며, 찬데도 더 차게 하고 더운데도 더 덥게 한다면, 이것은 병을 더 위중하게 하는 것이니, 그렇게 하고도 살기를 바라지만 우리는 죽음을 보게 될 것이다. 그러므로 의학·복서卜筮·예능藝能에 정통하기가 어려운 것이다. 이미 신神이 전수해 주지 않았는데 어떻게 그 심오한 이치를 터득할 수 있겠는가? 그런데도 세상의 어리석은 사람은 의서를 삼 년 읽고서는 세상에 고칠 수 있는 병이 없다고 하며, 삼 년 동안 병을 치료해 보고는 이내 세상에 쓸 만한 의서가 없다는 걸 알게 된다. 그러므로 의학을 배우는 사람은 반드시 의학의 원리를 널리 배우고 정밀하게 힘써서 게을리 해서는 안 되며, 길거리에 떠도는 말이나 얻어듣고서 의학의 원리를 이미 깨달았다고 말해서는 안 된다. 그런 것은 자신을 아주 잘못되게 하는 것이다.

무릇 훌륭한 의원은 병을 치료할 때 반드시 정신과 의지를 안정시켜야 하고 욕심이나 바라는 생각이 없어야 하며, 먼저 대자대비하고 측은하게 여기는 마음을 일으켜야 하고 고통받는 사람들을 널리 구원하겠다는 맹세와 염원이 있어야 한다. 만일 병이 나서 치료해 달라는 사람이 있으면 지위가 높건 낮건, 돈이 많건 없건, 나이가 많건 적건, 얼굴이 곱건 밉건, 사이가 좋건 나쁘건, 제 민족이건 다른 민족이건, 똑똑하건 어리석건, 이런 것들을 따지지 말고 다 동등하게 대해야 하고 모두 자기 가족처럼 생각해야 할 것이다. 또한 치료하면서 병자의 앞뒤 사정을 살필 수 없다면, 의원이 스스로 좋고 나쁨을 판단하여 목숨을 보살펴 주고 고통을 살펴봐야 한다. 만약 이미 질병에 걸렸다면 마음속 깊이 슬퍼하면서, 위험이나 낮과 밤, 추위와 더위, 배고픔과 목마름, 피로함 따위를 피하지 말고 한결같은 마음으로 달려가 구해 주어야 하며, 흔적(결과)을 남기려는 마음이 있어서는 안 된다. 이렇게 하여야 창생蒼生의 훌륭한 의원이라 할 수 있으며, 이와 반대로 하면 사람들의 큰 도적이 될 것이다.

예로부터 명의들은 병을 치료할 때 흔히 생명을 가진 물체로 위급함을 치료하였다. 그런데 비록 '짐승은 천하고 사람은 귀하다'고 하지만, 제 목숨을 아끼는 것은 사람과 동물이 한가지이다. 남을 해쳐서 자기를 이롭게 하는 것은, 사물들도 함께 근심하는 일이거늘 하물며 사람에 있어서랴! 무릇 생명을 죽여서 생명을 구하면 삶에서 더욱 멀어질 것이니, 내가 지금 이 책에서 생명 있는 것을 약으로 쓰지 말라고 한 까닭은 진실로 여기에서 말미암은 것이다. 그러나 등에나 거머리 같은 것은 이미 죽은 것을 파는 게 있어서 사다가 쓰는 경우는 이런 사례에 들지 않는다. 다만 달걀 같은 것은 아직 혼돈이 분화되지 않은 상태이므로 몹시 급할 때는 할 수 없이 참고 쓰지만, 쓰지 않을 수 있다면 크게 현명한 것이니 또한 미칠 수 있는 바가 아니다. 그리고 부스럼과 설사가 있어 냄새가 나고 더러워 바라볼 수 없어서 사람마다 보려 하지 않더라도, 딱하고 불쌍하고 근심하는 생각만을 일으켜야지 조금도 더럽다는 마음을 가져서는 안 된다. 이것이 내가 뜻하는 바이다.

　무릇 훌륭한 의원의 모습은 정신을 맑게 하고 마음을 성찰하려 하니, 바라보면 점잖고 아량이 있어 보이며 총명해 보이지도 않고 어리숙해 보이지도 않는다. 병을 진찰할 때는 마음 깊이 생각하고 형태와 증후를 자세히 살펴서 조금도 실수하지 말아야 하며, 상황에 따라 잘 판단하여 침을 놓거나 약을 쓸 때도 어긋남이 없어야 한다. 비록 '병을 빨리 고쳐 주어야 한다'고 말하지만, 그렇다고 해서 치료에 임하여 미혹되어서는 안 될 것이다. 세밀하게 따져 보고 깊이 생각해야 할 뿐, 생명을 놓고서 경솔하게 자기 의술이 아주 우수하고 빠르다는 것을 드러내어 명예를 얻으려 하면 안 되니, 이것은 매우 옳지 않다. 또 병자의 집에 도착하여 훌륭한 물건이 많이 보이더라도 한눈팔지 말 것이며, 좋은 음악 소리가 들려도 즐겁지 않은 척해야 하며, 진수성찬을 차려 주어도 맛없는 것처럼 먹어야 하며, 좋은 술을 함께 차려 주어도 못 본 체해야 한다. 그렇게 하는 까닭은 한 사람이 한 귀퉁이로 돌아앉아 있으면(向隅)[6] 여러 사람이 언짢은 것과 같은 이치이니, 하물며 병자는 잠시라도 고통에서 벗어날 수 없는데 의원이 편안히 놀고 즐기며 거만해서야 되겠는가? 이러한 일은 곧 사람이나 귀신이 모두 부끄러워하는 일이며, 덕 있는 사람이 하지 않는 바이다. 이런 것이 대체로 의원으로서 지켜야 할 본분이다.

무릇 의원 노릇을 하는 법은 수다를 떨거나, 농담하며 웃거나, 시끄럽게 떠들거나, 시비를 걸거나, 다른 사람을 품평하거나, 자기의 이름을 자랑하거나, 다른 의원을 비방하거나, 자기의 덕을 자랑해서는 안 되며, 우연히 한 가지 병을 치료하고는 머리를 꼿꼿이 쳐들고 스스로 잘났다는 모양을 지으며 '천하에 자기만한 의원이 없다'고 해서도 안 된다. 이것은 의원들의 고질병이다.

노군老君께서 이렇게 말씀하셨다.

"사람이 드러나게 덕을 행하면 사람이 보답하고, 사람이 남 몰래 덕을 행하면 귀신이 보답해 준다. 사람이 드러나게 악을 행하면 사람이 보복하고, 사람이 남 몰래 악을 행하면 귀신이 해를 끼친다."

이 두 가지 음양보시陰陽報施에 어찌 속임이 있겠는가? 그러므로 의원은 자기 의술이 뛰어남을 믿고 재물 모으는 데 마음을 쏟아서는 안 되고, 고통을 구해 주려는 마음을 가져야 한다. 그러면 내세에 많은 복이 저절로 이를 것이다. 또한 병자가 돈이 많거나 지위가 높은 사람이라 하여 진귀한 약을 처방함으로써, 병자로 하여금 구하기 힘들게 하는 것으로 자기의 공과 재능을 자랑해서는 안 된다.

진실로 충서忠恕[7]의 도에 해당하는 말은 아니지만 고통을 구제하는 데 뜻을 두었기 때문에, 곡진하게 의논을 개진해 놓았다. 배우는 사람들은 말이 하찮다고 여겨 부끄러워해서는 안 될 것이다.

『비급천금요방』[8]

1) 영위(榮衛) : 혈기血氣. 혈액과 생기生氣. 영榮은 혈血, 위衛는 기氣.

2) 촌맥寸脈은 집게손가락·가운뎃손가락·약손가락을 손바닥으로 뻗은 요골의 동맥에 대었을 때, 집게손가락에 느껴지는 맥박을 말하고, 관맥關脈은 가운뎃손가락에 느껴지는 맥박을 말하며, 척맥尺脈은 약손가락에 느껴지는 맥박을 말한다.

3) 부浮는 가벼우면서도 세게 뛰는 맥, 침沈은 손끝으로 눌러 보아야 알 수 있는 맥, 현弦은 혈관이 부어 맥박이 빠르게 뛰는 맥, 긴緊은 잦으며 힘이 있는 맥을 말한다.

4) 수혈(兪穴) : 인체에서 침을 놓을 수 있는 자리를 말한다. 장부의 기氣가 체표 부위에 모여 있고, 체표·경락·장부가 서로 통하는 지점이다.

5) 유주(流注) : 병 이름. 종기가 연결되어 짓무르는 병이다.

6) 향우(向隅) : 향우탄向隅嘆. 만당滿堂이 모두 기뻐하는데 오직 혼자만 상대하는 사람 없이 구석을 향하여 탄식하는 일을 가리키는 말이다.

7) 충서(忠恕) : 자기의 정성을 다하며, 자기를 두남두는 마음으로 남을 용서한다는 뜻으로, 『논어』에 "선생님(공자)의 도는 '충서'일 뿐이다(夫子之道, 忠恕而已矣)" 하는 구절이 있다. 여기서는 유학儒學을 지칭하는 말로 쓰였다.

8) 비급천금요방(備急千金要方) : 손사막孫思邈이 지은 의서. 손사막은 중국 당唐나라 때의 명의이다.

조선시대

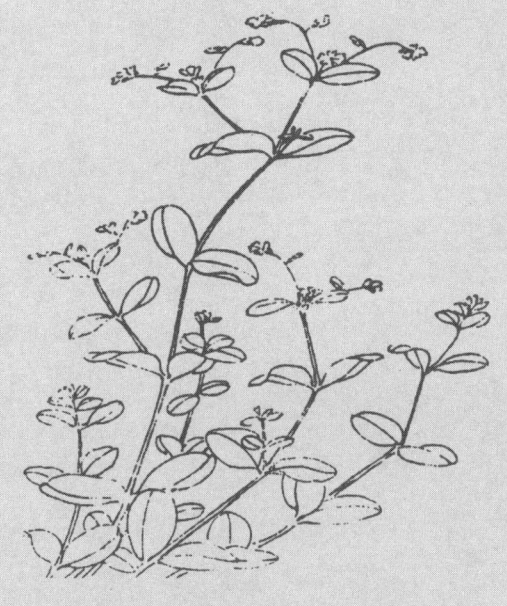

백귀린 白貴麟

생몰년 미상. 조선 초기의 의원. 세조 때 내의원內醫院(조선시대 궁중의 의약醫藥을 맡은 관청) 의원으로 활동하였다. 자신이 매우 가난하게 살았으나 가난한 사람의 병을 치료하는 데 정성을 다했다고 한다.

백귀린은 의술을 잘하였다. 사람이 병에 걸려 그를 데리러 오면 반드시 가서 힘을 다해 치료해 주되 병자에게 약값은 한푼도 받지 않았으므로, 집안이 아주 가난하여 겨우 의식을 갖출 지경이었으나 깨끗한 절조에 더욱 힘썼다. 중국 사신이 우리나라에 와서 백귀린의 모습을 보고 물었다.

"저 늙은 관원은 어떤 사람이오? 얼굴과 의관이 추하고 초라하구려."

"남에게 받지 않으므로 사람들이 주지 않고, 입던 의관은 항상 술집에 있습니다. 그래서 이와 같이 해어졌소이다."

이렇게 통역관이 대답해 주자, 사신은 안색을 바꾸어 공경을 다하였다.

『용재총화』[1]

1) 용재총화(慵齋叢話) : 조선 전기의 문신·학자인 성현成俔(1439~1504)의 수필집. 성현의 본관은 창녕昌寧, 자는 경숙磬叔, 호는 용재慵齋·허백당虛白堂, 시호는 문대文戴. 대사간, 대제학, 예조판서 등을 지냈다. 저서로 『용재총화』, 『허백당집虛白堂集』 등이 있다.

안찬
安瓚

?~1519. 조선 중기의 의관. 본관은 순흥順興. 자는 황중黃中. 1517년 전의감 주부가 되었다. 1519년 기묘사화 때 화를 입은 유림들의 신원을 상소하였다가 유배 가던 도중에 죽었다. 조광조趙光祖 등과 교분이 두터웠다. 산수화에도 능하였다고 한다.

의사 안찬은 의술에 정통하고 이학理學(성리학)에 더욱 정밀하여 선비들이 벗하였다. 또한 죄에 연루되어 곤장을 맞고 유배되었는데, 연서역延曙驛(지금의 서울 은평구 역촌동에 있었음)에서 죽었다. 척언摭言에 다음과 같은 기록이 있다.

의원 안찬이란 사람이 있었는데, 의서醫書를 널리 보아서 의술이 매우 정묘하였고 이학에는 더욱 정통하였다. 증세에 따라 약을 쓰고, 이치로 증세를 참작하여 막힘이 없었다. 남의 질병을 들으면 비록 옛 처방에 없는 것이라도 병에 따라 생각을 일으켜 치료에 효험을 보지 않는 것이 없었다. 병을 묻는 자가 그의 문 앞에 몰려들었고, 살려 낸 사람도 매우 많았다.
한 남자가 새벽에 외출했다가 도중에 갑자기 두 눈이 붙어서 스스로 눈을 뜨지 못하였고, 손으로 만져 보면 아교로 붙인 것 같았으며, 그대로 장님이 되었으나 누구도 병의 원인을 알지 못했다. 안찬은 다음과 같이 풀이했다.

"눈은 간[1]에 속하는데, 폐가 병들면 눈이 닫히게 되어 있소."

그리고는 간을 치료할 약을 가르쳐 주었다. 그 사람이 그 약을 복용하니 오래지 않아 눈이 점점 떠지며 평상시와 같게 되었다.

또 어떤 여인이 하루는 음문陰門이 갑자기 아프더니, 얼마 후에는 누런 색과 검은색이 서로 뒤섞이어 소나 말의 털같이 되었으며, 음문에서 물처럼 솟아나면서 밤낮으로 그치지 않았다. 안찬은 이렇게 풀이했다.

"털이란 것은 피의 나머지요. 피가 병든 까닭으로 이런 괴이한 일이 생긴 것이니, 먼저 피를 다스려야 하오."

그 사람이 약을 받아 복용했더니 오래지 않아 털 나는 게 그치고 평상시와 같게 되었다.

사람들은 그의 의술이 정묘하고 식견이 원대하여 용렬한 의원으로서는 미칠 바 아님을 탄복하였다. 무릇 병을 치료하여 사람을 살리는 것이 대부분 이와 같았다. 이로 말미암아 그는 한 시대에 귀중하게 여겨졌고 벼슬아치들도 모두 그와 교유하였다. 그러나 같은 계층의 사람은 그를 원수처럼 매우 꺼리고 미워하였다.

기묘사화²⁾ 때 찬성 이항³⁾이 대사헌이었는데, 안찬이 당인黨人과 교제하였다는 이유로 잡아와서 국문을 하였다. 여러 날 동안 형장을 받은 다음 어느 날 외지로 유배되었는데, 연서역에 도착하여 죽으니 사람들이 모두 애석하게 여겼다.

편작⁴⁾과 창공⁵⁾이 모두 의술로 이름이 세상에 높았으나 마침내는 재앙을 받았다. 명예를 다투어 서로 도모하는 것은 사士의 무리도 그러한데, 하물며 기타 잡기에 있어서랴. 안찬의 죽음도 괴이하다 할 것이 없다고 하겠다.

[보유] 을해년(1515)에 안 정민⁶⁾이 전의감典醫監(조선시대 의료 행정과 교육을 맡았던 관청) 제조提調가 되었다. 그는 안찬을 천거해서 훈도訓導로 삼고 나이 젊은 의생醫生들에게 『소문素問』⁷⁾·『난경難經』⁸⁾ 등의 의서를 가

르치게 했는데, 박세거朴世擧 등이 뒷날 모두 명의가 되었다.

어떤 부인이 하루는 아침에 양치질을 하는데, 혀끝에서 피가 줄줄 나와서 연일 그치지 않았다. 지혈약을 많이 써 보았으나 그래도 그치지 않아서 어떻게 할 줄을 몰랐다. 안찬에게 가서 물었더니 안찬이 말했다.

"급히 용뇌소합향원龍腦蘇合香元[9] 네 개를 복용하시오. 조금이라도 지체하면 구하지 못할 것이오."

"속병에는 반드시 소합향원을 먹어야 하지만, 피가 나와서 그치지 않는 것을 치료한다는 소리는 듣지 못했습니다."

"혀는 심心에 속하는데 피에 열이 나면 끓는다오. 지금 부인은 평소 마음을 많이 썼으므로, 심기心氣가 매우 뜨거워져 피가 끓어올라서 망령되이 혀로 나오는 것이오. 만약 피가 다하고 심이 허해져서 사기邪氣가 그 틈을 타면 구하지 못할 것이오. 심을 다스려서 열을 없애면 피는 저절로 그칠 것이오."

과연 네 개를 먹었더니 흐르던 피가 저절로 그쳤다.

안찬은 의술이 정묘해서 증세를 물어 약을 쓰는 데 비록 그 뜻을 다하였으나, 훈도하는 여가에 병을 문의하고 진맥하려는 자가 문과 골목을 메워서 두루 상대하지 못했으며, 집은 비좁고 객은 많아서 또한 예의를 갖추지 못하니 헐뜯고 비방하는 말이 여기저기서 일어났다.

경진년[10] 정월 사헌부司憲府(관리들의 감찰을 맡았던 관청)에서 처음에는 안찬이 방리坊里의 도약정都約正으로 있으면서 형장을 남용했다는 죄목으로 잡아 국문했는데, 안찬은 당시 또한 당인과 사귀며 조정 일에 간여했기 때문에 스스로 틀림없이 죽게 되리라는 것을 알고 묻는 대로 자복하였다. 그래서 정암 조광조를 따라 형조刑曹로 넘겨졌고, 곤장을 맞은 후 용천龍川의 배소로 떠나게 되니 끝내 구명되지 못하였다. 아들 자명自

命은 역관譯官으로 벼슬이 가선대부嘉善大夫(종2품의 품계)에 이르렀다.

『기묘록보유』[11]

1) 간(肝) : 원래는폐肺로 되어 있으나, 장부에서 눈은 간에 연결되어 있으므로 '간' 으로
   고쳤다. 『해동잡록海東雜錄』에도 '간肝' 으로 되어 있다.
2) 기묘사화(己卯士禍) : 조선 중종 14년(1519)에 일어난 사화士禍. 도학道學의 이념을
   정치에 구현하려 했던 조광조趙光祖·김정金淨 등의 신진 사류들을, 훈구파들이 역
   모를 꾀한다는 혐의로 제거한 사건.
3) 이항(李沆) : 조선 연산군 때의 문신. 자는 호숙浩叔. 호는 회당晦堂. 본관은 성주星州.
4) 편작(扁鵲) : 중국 전국시대 명의. 진秦나라 태의령 이혜李醯의 시기를 받아 죽임을
   당했다.
5) 창공(倉公) : 한漢나라 사람. 이름은 순우의淳于意. 태창장太倉長 벼슬을 지냈으므
   로 태창공이라 한다.
6) 안 정민(安貞愍) : 안당安瑭(1461~1521). 조선 전기의 문신. 본관은 순흥順興. 자는
   언보彦寶. 호는 영모당永慕堂. 시호는 정민. 기묘사화가 일어나자 조광조 등을 변호
   하다가 탄핵을 받았다. 사림을 정계에 등용시키고 그들을 옹호함으로써 사림의 중망
   이 컸다.
7) 소문(素問) : 중국 고대의 제왕인 황제黃帝와 그의 명의였던 기백岐伯의 문답을 기록
   한 의서.
8) 난경(難經) : 편작이 지었다고 전해지는 의서. 『내경內經』의 뜻을 밝혔으며, 난문難問
   을 모아 설명하였으므로 붙인 이름이다.
9) 용뇌소합향원(龍腦蘇合香元) : 용뇌소합원 또는 소합향원이라고도 한다. 백출, 목향,
   침향, 사향, 안식향, 소합유, 향유, 유향, 용뇌 등으로 만든다. 중풍과 기로 생긴 여러
   증상, 어린아이 경풍, 간질 등에 쓴다.
10) 안찬은 1519년 기묘사화에 연루되어 죽었는데, 여기서 경진년(1520)이라 한 것은 기
   록상의 착오인 듯하다.
11) 기묘록보유(己卯錄補遺) : 기묘사화 때 화를 당한 사람들의 사적을 엮은 책으로, 2권
   1책이다.

박세거 朴世擧

생몰년 미상. 조선 중기의 의관. 1526년 내의원 직장直長이 되고, 2년 뒤에 내의원 정正으로 김순몽金順蒙과 함께 『간이벽온방簡易辟瘟方』을 편찬하였다. 1542년 행호군직行護軍職으로 사맹司猛을 겸하였고, 또 내의원 의원들과 함께 『분문온역이해방分門瘟疫易解方』을 편찬하였다. 1546년 첨지중추원사僉知中樞院事에 이르렀다.

1.

태의 박세거는 기묘사화를 당한 사류士類들을 따라 교유하며 매우 지조가 있었고, 효직공孝直公(조광조)을 매우 정성껏 섬겼다. 기묘사화 후에도 철마다 반드시 문안을 드렸고, 효직공의 손님이나 형제들이 병에 걸리면 힘을 다해 구호하여 밤중이라도 반드시 찾아갔다.

효직공의 집 행랑이 짚으로 덮여 있었는데, 해마다 고쳐 덮지 못하여 곧 썩어 무너지려 하였다. 그래서 역시 자기가 사용할 것이라고 하여 와서瓦署(조선시대 관립 기와공장을 맡은 관청) 제조提調에게 얻어다가 기와로 덮어 주었다.

세상에 드문 선비인데, 애석하게도 천도天道가 무심하여 업業을 전할 아들이 없고 또 남에게 미움을 받아 끝내 패망하게 되었으니, 통탄을 금할 수 있으랴.

『해동야언』[1)]

2.

박생朴生이란 사람이 있었는데, 일찍이 염병에 걸려 10여 일을 위독하게 앓다가 숨을 거두었다. 그의 혼이 홀연히 어디론가 가는데, 마치 나졸

22

들이 잡으려고 뒤쫓아오기라도 하는 듯이 빠르게 갔다. 광막한 곳을 지나 한곳에 이르니 궁전도 아니요 집도 아닌데, 말끔히 소제된 땅이 퍽 널찍하고 단壇이 바깥에 설치되어 있었으며 금창金槍이 포개져 있는 듯이 붉은 말뚝 난간이 둘러져 있었다.

그리고 어떤 관인官人들이 그 안에 줄지어 앉아 있고, 소 머리에 사람 몸을 한 야차夜叉[2]들이 마당 아래 벌려 서 있었다. 그들은 박생이 이른 것을 보고는 뛰어서 앞으로 나와 잡아서 마당으로 끌고 가더니 물이 끓는 가마 속에 집어넣었다. 박생이 보니, 비구와 비구니, 남자와 여자가 끓은 물속에 뒤섞여 있었다. 박생은 가만히 생각하자니, 만약 사람들이 쌓여 있는 아래로 들어가면 빠져나오지 못할 것 같아 두려웠다. 그래서 양손을 솥면에 대고 반듯하게 누워서 떠 있었다.

한참 있다가 야차가 쇠꼬챙이로 그를 꿰어서 땅에 내놓았는데도 오히려 아픈 것을 느끼지 못했다. 조금 있다가 야차를 시켜 상부 관청으로 보내게 했다. 가다가 큰 궁궐에 이르러 겹문으로 들어가니 의자가 설치되어 있고 좌우에 탁자가 있는 것이 마치 지금의 관청과 같았다. 높은 면류관을 쓰고 수놓은 옷을 입은 사람들이 그 위에 줄지어 앉아 있고, 수레와 호위병들의 성대함은 마치 군왕君王과 같았다. 서류 장부들은 구름처럼 쌓여 있고 판결 도장이 벼락같이 찍혀졌다. 파란 두건을 쓴 서리들이 책상 아래 엎드려 있다가 문서들을 날랐다. 엄숙하고 정숙하여 인간세상과는 아주 달랐다.

박생을 끌고 와서는 물었다.

"너는 세상에서 어떤 일을 하였으며, 또 어떤 직책을 맡았느냐?"
"세상에서 별다른 일은 하지 않았으며, 직책은 의국醫局에 속해 있었으며 의서를 출납했습니다."

박생이 대답하고, 신문이 다 끝나자 관리가 여러 관인에게 두루 보고했다. 여러 관인들은 의논하면서 말했다.

"이 사람은 운명이 다 끝나지 않아 이곳에 오면 안 되는데, 관리들이 명부를 잘못 살펴서 이런 실책을 하였으니, 이것을 어떻게 처리하나?"

그 가운데 한 관인은 용모와 자태가 빛나는 게 마치 우리 선대의 왕 같은 사람이었다. 그가 사사로이 박생을 끌고 자리 뒤쪽으로 와서 말했다.

"지금 너에게 떡을 줄 터인데, 네가 만약 그 떡을 먹으면 다시는 세상으로 돌아가지 못할 것이다."

박생은 엎드려 절하고는 땀을 흘리며 물러섰다. 과연 한 상자 가득 담긴 떡이 내려지더니 박생에게 먹으라 하였다. 박생은 거짓으로 먹는 체하고 몰래 옷가슴 속으로 모두 집어넣었다. 그리고는 머리를 들고 귀를 기울여 대전大殿 위에서 의논하는 말을 들어 보았다. 모두들 이렇게 말했다.

"이 사람은 쓸 만하니 이곳에 머물게 하여 일을 맡겨 봅시다."

그리고는 한 관인이 말하였다.

"운수에 따르면 이곳에 오면 안 되는데, 그릇된 것을 더욱 잘못되게 한다면 또한 어긋난 일이 아니겠소?"

이렇게 변론이 왔다갔다하더니 잠시 후에 판결이 내려졌다.

"돌려보내는 것이 옳다."

또 한 관리가 한 통첩에 도장 찍는 것을 보았는데, 그 통첩에는 다음과 같이 씌어 있었다.

"박효산朴孝山·윤숭례尹崇禮는 당상堂上[3]의 등급에 오를 만하고, 서복경徐福慶은 안악安岳 군수가 될 만하다."

박생은 이것이 무슨 뜻인지 몰랐다. 돌아 나오려 할 때 우리 선대의 왕 같은 사람이 비단을 잘라 글을 쓰고 구슬함을 잠가 붉은 비단보에 싸서 박생에게 주면서 말했다.

"너희 임금에게 전하라. 너희 임금의 소문이 대단히 안 좋아서 내가 정말 무안할 지경이다."

박생은 하직인사를 올리고 서함을 받들고 나왔다. 처음에 사람을 물 끓는 가마솥에 집어넣던 곳까지 나오니, 애초 구속했던 옥졸이 붙잡고 나가지 못하게 했다. 박생이 그 옥졸에게 따졌다.

"관에서 나를 놓아 주었는데, 네가 감히 마음대로 구속하여 방자하게 못된 짓을 거리낌없이 하느냐?"
"나는 문지기이다. 관의 증명이 없으면 나갈 수 없다."

옥졸이 사납게 말하자, 박생은 서함을 보이면서 말했다.

"이것이 관의 증명 아닌가?"

"문을 나가는 것과 관계없는 것이다. 내가 관에 가서 물어 보겠다."

옥졸은 이렇게 말하고 가더니, 한참 있다가 돌아와서 말했다.

"이미 관의 승인을 받았으니 너는 가도 좋다."

그리고 하얀 삽살개 한 마리를 주면서(개는 털이 많았다-원주), 그 개를 따라 경계를 나가라고 하였다. 큰 강에 이르자 삽살개는 나는 듯이 뛰어 건넜다. 박생도 몸을 솟구쳐 뛰어들었으나 강 한복판에 빠지고 말았다. 그런데 무엇이 받아주어 수레에 앉은 것처럼 편안하였다. 그리고는 바람소리 물소리만 들리고 어디로 가는지 몰랐다. 그러다가 갑자기 눈을 떠 보니 몸이 침상에 눕혀져 있었다. 아내와 자식들은 옆에서 울고 있었고, 친척들은 모여서 막 염殮을 하려고 도구를 갖추어 놓고 있었다. 박생은 정신이 아찔하여 고함치며 물건을 찾으면서 말했다.

"나의 옥함서를 잃어 버렸다."
"박효산·윤숭례는 모두 옥관자[4]를 할 것이요, 서복경은 군수의 인부印符를 받게 될 것이니, 내가 가서 알려 주어야 한다."

그리고는 문을 열고 달려가려 하였다. 처자식들은 그가 헛소리를 하면서 미쳐 달아나는 줄 알고 여러 사람들이 그를 붙잡았다. 그리고 하루 밤낮을 지나서야 비로소 생생하게 자기가 겪었던 일을 이야기하였다.

대개 박효산·윤숭례는 의원이며 서복경은 사가 서거정[5]의 서자이다. 국법으로 벼슬길에 서자 출신들은 나아가지 못하게 되어 있었다. 박생은 또 평소 서복경이 있는지도 몰랐으므로, 마음속으로 이상하게 생각하였다. 얼마 안 되어 연산군이 특별히 박효산과 윤숭례에게 절충장군折衝將

軍의 직을 주었다. 서복경은 나중에 궁녀를 연줄로 하여 현관顯官(높은 벼슬 또는 그 사람)의 반열에 끼이게 되어 안악 군수가 되었으니, 그 말들이 모두 증험이 있었다. 옥함서는 아마도 연산군의 황당하고 음란함을 경계한 말일 듯하나 무슨 말이 들어 있는지 알지 못한다.

박생의 이름은 세거世擧이니 지금은 내의원에서 벼슬하고 있다. 의술이 아주 정통하다고 세상에 이름이 나 있다. 일찍이 그 일을 이야기한 것이 퍽 상세하다.

『용천담적기』[6]

참고

『조선왕조실록』에 박세거가 중종의 종기를 치료한 기록이 나온다. 박세거에 대한 언급이 길지는 않지만, 이 기록을 보면 궁중에서 임금의 병을 치료하는 데 얼마나 신중을 기했는지 알 수 있고, 궁중 내의들의 생활을 이해하는 데도 도움이 될 수 있으므로 참고로 소개하기로 한다.

내의원 제조 장순손張順孫 등이 아뢰었다.

"어제는 금기禁忌하는 일이 있었기 때문에 의원이 대내에 들어가 증후를 진찰하지 못해서 증세가 어떠한지 모르겠습니다."

상上이 전교를 내렸다.

"종기 증세가 별 차도는 없으나, 그렇다고 심하게 아픈 것도 아니다. 다만 해수咳嗽가 아주 심해 기침이 나올 때의 흔들림으로 종기의 고통이 더 심해진다. 그러니 먼저 해수를 치료하면 이 아픈 곳도 나으리라 생각된다. 지금 또 해수가 심해져 온몸에 땀이 나서 일어나 앉을 수조차 없으니, 아직은 의원을 불러들여 보이고 싶지 않다."

장순손 등이 또 아뢰었다.

"지금 따로 해수약을 올리고자 하나 종기 증세가 심해질까 두려우니, 먼저 종기 증세를 치료한 다음에 해수를 치료해야 합니다. 상께서 일어나 움직이시면 더욱 아프기 때문에 의원을 보지 않으려 하시지만, 증후가 한결같지 않으니 마땅히 긴급한 증세부터 먼저 치료하여야 합니다. 의원으로 하여금 대내에 들어와 증후를 진단하게 하면 경중을 알아서 치료할 수 있을 것입니다. 신들이 듣기로는 소혜왕후昭惠王后(성종의 어머니)께서 미령할 때 성종께서 친히 의원을 거느리고 내전內殿에 들어가 증후를 진찰하였다고 합니다. 상께서는 일어나 움직이지 마시고 편복便服으로 의원을 불러들여 보이는 것이 어떻겠습니까?"

상이 전교를 내렸다.

"내관內官으로 하여금 의원을 데리고 대내로 들어오게 하라."(중종 27년 10월 24일)

내의원 제조 장순손 등이 아뢰었다.

"의원 박세거가 오늘 들어왔는데 하종해河宗海 · 홍침洪沈과 함께 들어와 증후를 진찰하게 하는 것이 어떻겠습니까?"

그러자 상이 아뢴 대로 하라고 전교를 내렸다.(중종 27년 10월 25일)

의정부議政府와 육조六曹의 참판參判 이상과 모든 재추宰樞들이 문안을 드리고 나서 아뢰었다.

"신들이 듣기로는, 선왕조先王朝에도 질병이 있으면 기도하는 일이 있었는데, 종묘宗廟와 사직社稷뿐만 아니라 외방까지 기도하지 않은 곳이 없었다고 합니다. 그러나 지금은 증세가 가벼운 듯하니 외방 산천에는 기도하지 않더라도 종묘와 사직에는 기도하는 것이 옳을 듯합니다. 그리고 질병에는 근신해야 됩니다. 외간에서 종기를 잘 치료하는 사람도 가려 뽑고 처방에 대해서도 널리 물으실 것은 물론, 또 궁중에서 일을 잘 아는 연로한 사람 두셋을 뽑아 항상 곁에서 모시게 하는 것이 어떻겠습니까?"

상이 전교를 내렸다.

"나의 종기는 의원의 말에 따르면 20일이 지나야 곪아서 터질지의 여부를 알 수 있다고 한다. 이것은 질병에 비할 것이 아닌데 어찌 기도를 하겠는가. 통증이 너무 심하여 일어나거나 앉을 때 남의 힘을 빌려야 한다. 시녀는 노소老少를 가릴 필요가 없다. 그러나 유념하도록 하겠다."

그리고 나서 장순손 등에게 전교하였다.

"정부가 지금 처방에 관한 일을 널리 물으라고 아뢰었는데 그 말이 지당하다. 내가 들으니 성종께서 종기를 앓으실 때는 의약에 대해 잘 아는 외방 사람에게 널리 물으셨고, 이들을 침실에 들어오게 하여 수시로 병세를 살피게 하였다고 한다. 경외京外의 종기 치료에 능한 자를 보고 듣는 대로 각별히 뽑아서 아뢰어라."(중종 27년 11월 2일)

내의 박세거가 침으로 종기 난 곳을 터뜨렸다.(중종 27년 11월 5일)

상의 병이 조금 나았다.(중종 27년 11월 6일)

세자가 약방 제조藥房提調와 의원에게 술을 내렸다. 이는 노고를 치하는 뜻을 보인 것이다.(중종 27년 11월 7일)

의원 하종해와 박세거 등이 대내로 들어가 진찰한 다음, 박세거가 나와서 말하였다.

"기맥氣脈이 고르고 혈기가 왕성하며, 창구瘡口 주위 표면의 살은 부드러워 보통 피부와 같으나 종기 안의 살가죽은 딱딱합니다. 침구멍 위에 또 저절로 터진 구멍이 있는데 그 구멍이 더욱 커져서 고름이 많이 나오

는 것입니다."(중종 28년 1월 14일)

상이 전교를 내렸다.

"박세거와 홍침이 비록 군직軍職에 제수되었으나 항상 내의원을 겸임하여 대내에 출입하게 하라."(중종 28년 2월 12일)

1) 해동야언(海東野言) : 조선 중기의 문인 허봉許篈(1551~1588)이 지은 야사野史. 태조로부터 명종에 이르는 사이의 야사·기언奇言·이사異事를 기록하였다. 본관은 양천, 자는 미숙美叔, 호는 하곡荷谷. 저서로 『해동야언』, 『하곡집』 등이 있다.

2) 야차(夜叉) : 범어梵語 yaksa의 음역音譯. 사람을 해치는 사나운 귀신. 두억시니.

3) 당상(堂上) : 조선시대 관제의 한 구분. 문반文班의 정3품 통정대부 이상과 무반武班의 정3품 절충장군 이상을 말한다.

4) 옥관자(玉貫子) : 옥으로 만든 관자. 종1품 이상의 벼슬아치는 조각을 하지 않았고, 정3품 당상관 이상의 관원은 조각을 하였다.

5) 서거정(徐居正) : 조선 전기의 문신·학자. 본관은 달성達城, 자는 강중剛中, 호는 사가정四佳亭. 시호는 문충文忠. 문장과 글씨에 능하여 여러 서적을 편찬하는 데 참여했으며, 성리학을 비롯하여 천문·지리·의약 등에 정통하였다. 저서로 『사가집四佳集』, 『동인시화東人詩話』 등이 있다.

6) 용천담적기(龍泉談寂記) : 김안로金安老(1481~1537)가 지은 책. 본관은 연안延安, 자는 이숙頤叔, 호는 희락당希樂堂·용천龍泉·퇴재退齋. 관직은 대사헌을 거쳐 우의정·좌의정을 역임하였다. 정적政敵을 축출하고 살해하는 데 앞장서는 무서운 공포정치를 하다가, 중종의 밀명으로 체포되어 유배되었다가 곧이어 사사賜死되었다.

김순몽 金順蒙

생몰년 미상. 조선 중기의 의원. 1516년(중종 11) 내의원 제조가 되고, 1519년 판관判官에서 당상 의관堂上醫官의 서품을 받았고, 1525년 유영정劉永貞·박세거와 함께 왕명에 따라 온역瘟疫(돌림병) 치료에 필요한 방문을 모은 의서『간이벽온방簡易辟瘟方』을 편찬하였다. 특히 종기를 잘 치료하였다고 하는데, 그것은『조선왕조실록』에서도 확인된다.

경상도 관찰사 한세환韓世桓이 장계를 올렸다. "진주에 있는 진천군晉川君 강혼姜渾이 안종眼腫을 앓고 있는데, 의원 김순몽에게 치료받고 싶어하며 또 약재를 바랍니다." 이에 대해 정원에 다음과 같이 하교하였다. "순몽을 보내야 하겠으나, 이 사람은 종기를 잘 치료하므로 구급을 요하는 일이 있게 되면 순몽이 아니면 안 되니, 내외內外의 의사醫司에서 종기 치료에 정통한 자를 속히 보내도록 하고, 구하는 약도 아울러 조제하여 보내라."(중종 14년 3월 24일)

종기를 잘 고치는 의사로 김순몽이 있었다. 성종 말년부터 그의 침과 약으로 효험을 본 사람이 몇천 명인지 모른다. 중종은 특별히 통정대부通政大夫로 승진시켜 주었다.

그 뒤 녹사錄事(의정부·중추부에 소속된 하급 서리) 이맹형李孟亨이라는 사람이 또한 종기를 잘 고친다고 도성 안에 이름이 높았으므로 군직軍職을 제수받았다. 그러나 그의 의술은 김순몽만 훨씬 못하였다.

근래에는 김상곤金尙昆이라는 사람이 의서도 모르지만, 종기를 보면 곪았건 곪지 않았건 가리지 않고 곧바로 손침으로 침을 놓았다. 일찍이 여러 절을 돌아다니면서 앓는 중에게 침을 놓은 적이 매우 많았다. 그러나 그것 때문에 죽은 자가 태반이나 되었는데도 오히려 혜민서惠民署(조선시대 의약과 서민 치료를 맡은 관청)에 소속시켜 봉록을 주었다. 중종이 일찍이 풍종[1])에 걸렸는데 여러 명의들이 다 들어와 모신 자리에서 김상곤으로 하여금 침자리를 잡게 하고 박세거에게 침을 놓게 하였으니, 대개 김상곤의 거칠고 경망함을 염려했던 것이다. ···

사인士人 홍수기洪守紀의 계집종이 1년 넘게 대하증[2]을 앓았는데, 발
작될 때마다 두어 동이의 피를 흘렸고, 배는 임산부같이 불렀다. 하루는
핏덩어리를 쏟아냈는데 크기가 술동이 만하였고, 또 둥그런 줄기가 음문
陰門 안에 있으면서 단단하기가 돌 같아 송곳으로 찔러도 끝이 들어가지
않고 조금만 당겨도 아파서 참을 수가 없었으니, 아마도 오장五臟에 닿아
있었던 모양이다. 의원들에게 널리 물어 보았으나 모두들 그것이 무슨
병인지 알지 못하였는데, 김순몽이 말했다.

"이것은 냉기冷氣가 엉겨서 덩어리가 된 듯한데, 지금 침으로 그 줄
기를 찌르면 침의 기운이 오장으로 들어가 거미줄 같은 것으로 그 줄기
를 얽어매어 저절로 끊어지게 할 것이다."

그의 말대로 해 보았더니 며칠이 지나자 줄기가 끊어지면서 곧 사라졌다.
『패관잡기』[3]

1) 풍종(風腫) : 종창의 하나. 종창 부위는 푸석푸석한 감이 있고 살갖의 변화는 없으며
약간의 열감과 통증이 있는데 누르면 시원하게 느껴진다.
2) 대하증(帶下症) : 부인병의 하나. 부녀의 음문에서 흰빛이나 누른빛의 분비액이 나오
는 병.
3) 패관잡기(稗官雜記) : 조선 중기의 학자 어숙권魚叔權이 지은 패관문학서. 어숙권의
본관은 함종咸從, 호는 야족당也足堂·예미곡尾. 외국어에 능하며, 박학하고 문장에
뛰어나 시평·시론에 일가를 이루었으나, 서자 출신이어서 끝내 현달하지 못하였다.

김수량 金遂良

생몰년 미상. 조선 중기의 의원. 당시 부스럼을 잘 고친다고 소문이 났다. 이 글에서 어숙권은 이러한 그의 평판을 부정하고 있으며, 그의 실수를 부각시켜 놓았다.

세상에서는 김수량이 나력[1]이나 연주[2] 등의 부스럼을 잘 고친다고 여기는데, 나(이숙권)는 절대로 그렇지 않다고 생각한다. 내가 젊었을 때, 목에 망울이 생겨서 두세 개나 되었다. 의원이 그것을 보고 말했다.

"지금 고치지 않으면 뒤에는 고칠 수 없습니다."

나는 걱정스럽고 두려워서 가만두지 못하고 늘 크기를 만져 보곤 하였다. 그리고 생연生鉛과 십향고十香膏를 6~7년 동안 발랐으나 해마다 더 커지더니 다시 작은 망울 하나가 더 생겼다. 하루는 문득 따져 보았다.

"죽고 사는 것은 천명天命에 달려 있는데, 하필 약에만 집착하여 내 마음을 괴롭힐 것인가."

그리고는 약을 끊고 치료하지 않았는데 1년이 지나자 그 망울이 저절로 없어졌다. 지금까지 30여 년이 되는데, 한 개만 남아 있어 겨우 그 형상을 알아볼 정도이다. 애초에 김수량에게 보였더라면 반드시 시술하려 했을 것이다.

윤인동尹仁同이라는 사람이 목에 난 망울을 김수량에게 보였다. 김수량은 자기 의술로 치료하면서 그것을 베어 낼 때 맥로脈路(피가 순환하는 길)를 잘라서 유혈流血이 멎지 않았다. 많게는 4~5되에 이르고 혹은 매일 혹은 며칠 걸러 계속 흘러 나왔다. 이러기를 해를 넘겼으므로 온몸이 수척해지고 얼굴빛이 노랗게 되어 죽을 것이 분명하였다. 만일 김수량을 만나지 않았던들 그 부스럼이 비록 독하더라도 어찌 갑자기 이 지경에 이르렀겠는가? 하물며 그 부스럼이 반드시 독한 것은 아님에랴. 내 생각에 김수량의 의술은 우禹임금이 무사無事한 바를 행한 것[3]과는 다른 것이리라.

『패관잡기』

1) 나력(瘰癧) : 임파절에 망울이 생긴 병증. 주로 목, 귀 뒤, 겨드랑이, 자개미에 생긴다. 망울이 작은 것을 '瘰', 큰 것을 '癧'이라 한다.
2) 연주(聯珠) : 나력이 여러 개 잇달아 생겨서 마치 구슬을 꿰어 놓은 것처럼 된 것을 말한다.
3) 우임금은 중국 하夏나라의 시조이며, 치수 사업을 성공적으로 이끌었다. 『맹자』「이루 하離婁下」에 다음과 같은 구절이 있다. "지혜로움을 미워하는 까닭은 천착하기 때문이니, 만일 지혜로운 자가 우임금이 물을 흘러가게 하듯이 한다면 지혜를 미워할 까닭이 없을 터이다. 우임금이 물을 흘러가게 한 것은 무사無事한 바를 행한 것이니, 만일 지혜로운 자가 또한 무사한 바를 행한다면 지혜가 또한 클 것이다(所惡於智者, 爲其鑿也, 如智者, 若禹之行水也, 則無惡於智矣. 禹之行水也, 行其所無事也, 如智者, 亦行其所無事, 則智亦大矣)." 우임금이 물을 흘러가게 한 것은 자연의 이치에 따른 것이지, 사사로운 지혜로 천착하여 얻어 낸 결과가 아니란 말이다.

정렴 鄭磏

1505~1549. 조선 중기의 유의儒醫. 자는 사결士潔. 호는 북창北窓. 어려서부터 천문 ·
지리 · 의서 · 복서卜筮 등에 두루 능통하였다. 그 중에도 특히 약의 이치에 밝았는데,
1544년 왕의 병에 약을 짓기 위하여 내의원 제조들의 추천을 받아 입진入診하기도 하
였다. 그가 일상에서 경험한 처방을 모아 편찬한 『정북창방鄭北窓方』이 있었으나 유실
되었다. 이 책은 『의림촬요醫林撮要』에 인용되어 있다.

정순붕[1]의 아들이다. 호는 북창이고, 나면서부터 맑고 빼어났으며 자
라서는 달통하지 못한 것이 없어서, 천문 · 지리 · 음악 · 의약 · 산류算類
(수학) · 화어華語(중국어)를 모두 배우지 않고도 능통하였고, 의술은 유부[2]
나 편작과 같았고 수리數理는 강절[3]과 같았다. 아버지를 따라 중국의 서
울에 갔을 때, 중국 사람과 이야기하면 모두 그를 놀랍고 기이하게 여겼
다. 승진해서 6품에 서용敍用되어 의학 · 산학算學 · 몽학蒙學(몽고어) 3학
교수를 겸하였고, 포주抱州(지금의 경기도 포천) 현감을 지냈다.

그의 아버지가 변고(을사사화)를 임금께 아뢸 때, 힘써 간했으나 들어
주지 않았다. 그 때문에 크게 미움을 받아서 받아들여지지 않아, 외지에
서 세상과 인연을 끊고 살았다. 과천果川의 청계산淸溪山과 양주楊洲의
괘라산掛蘿山에 주로 머물렀다. 그 당시 하인에게 약을 짓게 하여 맑은
아침 일찍 일어나기 전에 달여 먹고서야 비로소 말을 하였다. 얼마 안 지
나서 병으로 죽었는데 나이는 마흔 살 남짓이었다.

그는 산에서 살 때 능히 산 아래에 사는 사람들이 하는 일을 알았다.
그가 어떤 집에서 지금 어떤 일을 하고 있다고 말한 뒤, 실제로 알아보면
과연 그러하였다.

늘 청리淸羸(특별한 병 없이 마르는 병)를 앓았다. 아침이면 반드시 입을 다
물고 반듯이 앉아 있다가 해가 돋아서야 비로소 이를 벌리고 기운을 토

해 냈고, 밤이면 오뚝이 단정하게 앉아서 잠을 자지 않았는데, 그 모습이 구름을 탄 원새(鵷 : 봉에 속하는 새) 같고 바람을 탄 매미 같았다. 아마도 그 학술이 선가禪家의 진박陳搏[4]의 방법에서 나온 듯하다.

북창은 늘 말했다.

"의醫라는 것은 의議이니, 마땅히 음양과 객열[5]을 살펴서 병증에 대한 약을 주어야 완전하다고 할 것이다. 그런데도 세상의 의원들은 케케묵은 서적에 국한되고 한 가지 처방에만 교착되어, 변통할 줄 모르고 병증에 거슬러서 약을 쓰니, 어찌 효험을 볼 수 있으랴."

북창은 술을 잘 마셔서 두어 말을 마시더라도 어지럽지 않았는데, 만년에는 한 잔도 기울이지 못하였다.

『해동잡록』

1) 정순붕(鄭順朋) : 1484~1548. 조선시대의 문신. 자는 이령耳齡, 본관은 온양. 윤원형에게 아부하여 윤임 일파를 죽이고 을사사화를 일으켜 반대파를 죽이거나 유배 보냈다. 벼슬은 좌의정에 이르렀다.
2) 유부(兪跗) : 중국 상고시대의 명의. 『한시외전韓詩外傳』에 따르면, 유부는 치료할 때 외과 수술을 많이 했는데 일반적인 표피절개 수술 외에 개복開腹 수술도 하였다고 한다.
3) 강절(康節) : 중국 송나라 때의 학자 소옹邵雍의 시호. 소옹의 자는 요부堯夫이며, 역리易理에 정통하였다. 저서로 『황극경세皇極經世』, 『이천격양집伊川擊壤集』 등이 있다.
4) 진박(陳搏) : 중국 송나라 때의 사람. 화산華山에서 수도하여, 곡식을 삼가고 기를 쌓았으며, 100여 일 동안 침상에서 일어나지 않기도 하였다고 한다.
5) 객열(客熱) : 본래 있던 병 이외에 따로 생긴 병 때문에 나는 몸의 열.

안덕수 安德壽

생몰년 미상. 조선 중기의 의원. 중전의 인후증咽喉症(목구멍에 생기는 질병)을 고쳐서
가선대부가 되었다. 안덕수安德秀라고도 쓴다.

안덕수는 선조 때의 명의이다. 나이가 많고 병도 많아서 다른 사람과
접촉하는 일이 드물었으니, 병을 진찰하고 약을 처방하는 데는 백에 한
번의 실수도 없었다.

어떤 사람이 귀신이 내리는 재앙(邪祟)¹⁾에 걸려 여러 달 동안 심하게 앓
고 있었다. 안덕수가 약으로 낫게 하였는데, 그의 증세가 다섯 번 바뀌자
약도 다섯 번 바꾸어 쓰니 모두 효험이 있었다. 그러자 꿈에 어떤 사람이
나타나서 말했다.

"나는 그 병자와 대대로 내려온 원수여서 상제上帝께 고하여 그를 꼭
죽이려 했습니다. 그런데 공이 약으로 그를 치료해 주어 내가 공을 이
길 수 없게 되었습니다. 내일 그 증세를 바꿀 터인데, 공이 만약 다시
새 약으로 바꾼다면 공에게 대신 원수를 갚겠습니다."

안덕수가 그 꿈을 이상하게 여기고 있는데, 그 병자의 집에서 병에 쓸
약을 물어 보러 왔다. 안덕수가 아프다는 핑계로 거절하였더니, 그 사람
은 마침내 목숨을 건지지 못하였다.(『진휘속고』)

『이향견문록』²⁾

1) 사수(邪祟) : 귀신이 내리는 재앙. 제정신을 잃고 미친 증세가 나타나는 병을 가리킨다.

2) 이향견문록(里鄕見聞錄) : 조선 후기의 중인 문학가 유재건劉在建(1793~1880)이 편찬한 책. 중인층 이하 인물들의 행적을 기록하였다. 제목을 '이향견문록'이라 한 것은 사대부가 아니면서 향리에 묻혀 있는 유능한 인사들의 행적을 발굴하려는 취지에서였다. 유재건의 본관은 강릉, 호는 겸산兼山, 자는 덕초德初. 고종 때 벼슬이 상호군上護軍에 이르렀다. 시문에 능하고, 특히 전서 · 해서에 뛰어났다. 저서에 『법어法語』와 『겸산필기兼山筆記』가 있다.

장한웅 張漢雄

생몰년 미상. 처음에는 가업家業을 이어 종기를 치료하는 의원으로 활동하다가, 뒷날
신선술을 배워 출가하였다. 선조 때의 명의 양예수楊禮壽의 스승이었다고 한다.

장 산인[1]은 이름이 한웅으로, 어떠한 사람인지는 알 수 없다. 그의 할아버지로부터 3대에 걸쳐 양의[2]로 종사했나.

그의 아버지는 일찍이 상륙[3]을 먹고서 귀신을 볼 수도 있고 부릴 수도 있었다고 한다. 나이 아흔여덟 살에도 마흔 살 정도로 보였는데, 출가하여 간 곳을 알지 못한다. 집을 떠날 때, 책 2권을 아들에게 주었으니, 바로 『옥추경』과 『운화현추』[4]였다.

산인이 그것을 받아 수만 번을 읽었더니, 그 역시 귀신을 부릴 수 있게 되었고 학질도 낫게 할 수 있었다. 그러다가 갑자기 그 일을 그만두고는 마흔 살에 출가하여 지리산으로 들어갔는데, 일찍이 이인異人을 만나 연마법煉魔法을 배웠고, 또 도가의 진리를 익히는 10권의 책을 읽었다. 빈 암자에 앉아 먹지도 않으면서 3년을 보냈다.

하루는 산골짜기를 지나는데, 두 승려가 그를 따르고 있었다. 그러다가 숲이 우거진 곳에 이르자, 호랑이 두 마리가 나타나 엎드려서 맞이하였다. 산인이 꾸짖자, 호랑이들은 귀를 늘어뜨리고 꼬리를 흔들며 마치 목숨을 애걸하는 듯하였다. 산인은 그 중 한 마리에 올라타고 두 승려에게는 다른 한 마리에 함께 올라타게 하여, 절 문에 이르자 호랑이들은 엎드렸다가 물러갔다. 그곳에서 18년 동안 머물다가 서울로 돌아와 흥인문 밖에서 살았다. 나이가 60세였으나 용모는 쇠약하지 않았다.

이웃에 빈집이 있었는데 귀신이 나와서 들어갈 수 없자, 그 집 주인이 귀신을 물리쳐 달라고 요청했다. 산인이 밤에 그 집으로 가니 귀신 둘이 와서 꿇어앉아 말했다.

"우리는 문과 부엌의 귀신입니다. 요사스런 뱀이 이 집을 차지하고서 간사한 짓을 하고 있으니 제발 그놈을 죽여 주십시오."

그리고는 뜰 가운데 있는 커다란 홰나무의 뿌리를 가리켰다. 산인이 주수呪水[5]을 뿜어대자 조금 뒤에 사람 얼굴을 한 큰 뱀이 거울 같은 눈빛으로 꿈틀거리다가 절반쯤 나오더니 죽어 버렸다. 그것을 태우게 하였더니 집은 마침내 깨끗해졌다.

사람들과 어울려 놀면서 작살로 물고기를 잡으면, 산인은 죽은 것만 골라서 물동이에 넣고는 숟가락으로 약을 떠 넣었다. 그러면 물고기가 다시 살아나 유유히 헤엄을 쳤다. 사람들이 죽은 꿩으로 시험해 보았더니, 또한 숟가락으로 약을 입속에 넣으면 훨훨 날개를 치며 살아났다. 사람들은 모두 괴이하게 여기며 물었다.

"죽은 사람도 살려 낼 수 있습니까?"
"일반적으로 사람은 태어나면서부터 그 정을 방자하게 써서, 삼혼과 칠백[6]이 몸(택사宅舍)를 떠난 사람도 3년이 지난 뒤에야 끊어지니, 약으로는 돌이킬 수 없소."

산인은 문자를 모른다고 잘못 알려져 있으나 글을 잘 지었고, 또한 밤눈이 어두워 밤에 나가지 못한다고들 하지만 어두운 곳에서도 작은 글자를 잘 읽었다.

그 밖에도 잡기놀이를 했는데, 베로 만든 병에 술을 담거나 종이로 만든 그릇에 불을 피우는 것들처럼 세상사람들을 놀라게 하는 것은 이루다 기록할 수 없다.

점쟁이 이화李和란 사람이 한창 유명했는데, 산인은 자기보다 아래로 여겼다. 늘 그가 점치는 것을 보다가 잘 맞추지 못하면 산인이 곧바로 고쳐서 말해 주었는데, 모두 적중되는 말이라 이화는 한마디도 감히 보태지 못했다. 이화가 말했다.

"산인의 좌우에는 항상 3백 명의 귀신들이 호위하고 있으니 참으로 이인이다."

임진왜란이 일어났을 때 산인은 74세였는데, 자기의 가산을 처분하여 조카들에게 나누어 주고는, 승복 한 벌에 지팡이를 짚고 5월에 소요산逍遙山으로 들어갔다. 그리고 승려에게 말했다.

"올해 나의 명이 다할 터이니 반드시 화장해 주오."

오래지 않아 적군이 쳐들어와 앉은 채로 칼에 맞았는데, 피는 하얀 기름 같았고 꼿꼿하게 서서 쓰러지지도 않았다. 잠시 후에 크게 천둥이 치며 비가 내리자 적군은 겁이 나서 달아나 버렸다.

산승이 다비茶毗(불교에서 죽은 스님을 화장하는 일)를 하자 서광이 3일 밤낮으로 하늘에서 보였다. 사리 72개를 얻었는데, 그 중에서 큰 것은 가시연 열매만큼 컸고 검푸른빛을 띠었으며 탑 속에 보관해 두었다.

이해 9월 산인은 강화도로 정붕鄭鵬의 집에 갔었는데, 정붕은 그가 죽은 줄 모르고 있었다. 3일 동안 머물다가 떠나면서 금강산으로 간다고 말하였다고 한다. 다음해에야 비로소 그가 죽은 줄 알았는데, 사람들은 죽은 뒤에 신선이 되었다(劍解)고 하였다.

정붕도 이인을 만나서 점을 찰 치고 관상을 잘 보던 상률가象率家였으니, 말이 대부분 기이하게 적중하였다. 그리고 재랑[7]에 제수되었으나 받지 않았다. 혹자는 그가 귀신을 부릴 수도 있었는데 젊어서 죽었다고 한다.

『성소부부고』[8]

---

1) 산인(山人) : 속세를 버리고 산에서 사는 은사隱士를 가리키는 말.
2) 양의(瘍醫) : 종기나 부스럼 따위의 외상을 치료하는 외과의外科醫.
3) 상륙(商陸) : 자리공의 뿌리. 성질이 극렬하며 신장염·늑막염·복수腹水 등의 이뇨제로 쓰인다.
4) 『옥추경玉樞經』은 도가道家 경전의 하나이다. 『운화현추運化玄樞』도 이와 비슷한 책으로 보이나, 자세한 것은 알 수 없다.
5) 주수(呪水) : 무사巫師가 병을 고치거나 귀신을 쫓을 때 사용하는 물.
6) 삼혼三魂은 불교 용어로 사람 몸속에 있다는 태광台光·상령爽靈·유정幽精의 세 가지 정혼精魂을 말하고, 칠백七魄은 도교 용어로 시구尸狗·복시伏矢·작음雀陰·탄적吞賊·비독非毒·제예除穢·취폐臭肺의 일곱 가지 몸속의 탁귀濁鬼를 말한다.
7) 재랑(齋郞) : 조선시대에 제향祭享할 때 집사執事를 맡은 관원.
8) 성소부부고(惺所覆瓿藁) : 조선 중기의 문신 허균許筠(1569~1618)의 시문집. 허균의 본관은 양천陽川, 자는 단보端甫, 호는 교산蛟山·성소惺所·백월거사白月居士이다.

양예수 楊禮壽

? ~ 1600(선조 33). 조선 중기의 의관. 본관은 하음河陰. 자는 경보敬甫. 호는 퇴사옹退思翁. 박학하고 의술에 능하였으나 1563년(명종 18) 내의원 주부主簿로서 순회세자 順懷世子의 병을 치료하지 못한 책임을 지고 투옥되었다가, 이듬해 다시 예빈시 판관 禮賓侍判官으로 발탁되었다. 1565년 어의御醫로 명종의 총애를 받아 통정대부에 오르 고, 명종이 죽어 의관들이 처벌당할 때 함께 투옥되었다가 곧 복직되었다. 1580년(선조 13) 가선대부에 올랐고, 1595년 동지중추부사가 되었다. 이듬해 태의로 『동의보감』 편찬 에 참여하였고, 박세거·손사명 등과 함께 『의림촬요醫林撮要』를 저술하였다. 임진왜란 이 일어나 중전이 수안과 해주에 머물 때 호종 의관이 되기도 하였다. 양예수가 죽은 뒤, 『조선왕조실록』에는 다음과 같이 기록되어 있다. "지사知事 양예수를 조제吊祭하는 예조의 공사公事에 대해 우승지 김시헌金時獻에게 부의賻儀를 보내라고 전교하였다.(양 예수는 의관인데 의술로 당세에 유명하였다. 그의 아우 양지수楊智壽도 의관으로 임진 란 때 적의 포로가 되었는데, 꾸짖으며 강에 투신하여 죽었다)."(선조 33년 12월 1일)

　양예수의 자는 경남敬南[1]이고, 호는 퇴사옹退思翁이며 태의[2] 벼슬을 하였다. 산인 장한웅張漢雄에게 배워서 의학의 이치에 신통神通하였으며, 『의림촬요醫林撮要』[3]를 저술하였다.

　일찍이 사신을 따라 연경燕京(북경)으로 가면서 강(압록강)을 건너 노숙 을 하고 있는데, 호랑이가 야음을 타 양예수를 업고 가서 높은 언덕 위에 내려놓고 여러 마리의 새끼들을 내보내 그의 앞에 늘어놓았다. 그리고는 꿇어앉아 절을 하고 땅바닥에 엎드렸는데, 무언가 애걸하는 듯한 불쌍한 모습이었다. 양예수는 호랑이 새끼 가운데 병이 난 놈이 있으리라 생각 하고 이리저리 살펴보았더니, 그 중에 한 놈이 다리가 부러져서 다 죽게 되었다.

　이에 주머니에서 환약을 꺼내어 붙이고 다시 송진으로 갈아붙이면서 그 상황을 보여 주었다. 또한 손으로 소나무를 가리키니, 호랑이는 고개 를 끄덕였다. 그리고는 무릎을 꿇어 거듭 고마움을 표시하고 검은 돌 한 조각을 꺼내 앞에 놓았다. 양예수가 돌을 집어넣자 호랑이는 또 그를 업고 앞서 노숙하던 곳으로 데려다 주었다.

연경에 도착하여 박물가博物家에게 그 돌맹이를 보여 주니, 깜짝 놀라
며 말하였다.

"이것은 주천석酒泉石입니다. 물에 담그면 물이 변하여 술이 되는데,
천하의 진귀한 보배입니다."

시험해 보니 과연 그러하였다.(『진휘속고』)

『이향견문록』

참고

『조선왕조실록』에 양예수를 비롯한 의관들이 선조에게 침을 놓는 과
정이 비교적 상세히 서술되어 있어 참고로 소개한다.

사시巳時에 상이 별전別殿에 나아갔다. 이명증耳鳴症 때문에 면부面部
의 청궁聽宮 · 예풍翳風, 수부手部의 외관外關 · 중저中渚 · 후계後谿 · 완
골腕骨 · 합곡合谷, 족부足部의 태계太谿 · 협계俠谿 등을 각각 두 혈穴에
침을 맞았고, 편허증偏虛症 때문에 수부의 견우肩髃 · 곡지曲池 · 통리通里
와 족부의 삼리三里 등 각각 두 혈에 침을 맞았고, 겨드랑이 밑에 기류주
증氣流注症이 있어서 족부의 곤륜崑崙 · 양릉천陽陵泉 · 승산承山 등 각각
두 혈에 침을 맞았다. 도제조 김응남金應南, 제조 홍진洪進, 부제조 오억
령吳億齡, 의관 양예수楊禮壽 · 허준許浚 · 이공기李公沂와 침의針醫 5명이
입시하였다. 상이 말하였다.

"창문이 모두 닫혀 어두워서 침을 놓기 불편하다면 열어도 괜찮다."
의관 등이 아뢰었다.

"열어 놓으면 침을 놓을 때 명쾌하겠습니다."

드디어 한 칸의 창문을 열었다. 응남이 아뢰었다.

"신들이 여러 의관과 밖에서 상의한 바에 의하면, 요사이 날씨가 더워지고 있어서 침을 맞기에 온당치 못하다고 하여 아랫사람들의 의견이 모두 놓고 싶어하지 않습니다."

상이 말하였다.

"나는 꼭 맞고 싶다."

홍진이 아뢰었다.

"의방醫方에, '침을 놓을 때는 뜸을 뜨지 않고 뜸을 뜰 때는 침을 놓지 않는다' 하였습니다. 이번에 침과 뜸을 함께 실시하는 것은 온당치 못합니다."

상이 말하였다.

"겨드랑이 밑에 기류증이 있어서 한쪽이 너무 허虛하니, 반드시 쑥김(艾氣)을 들이는 처방이 좋을 것 같다."

응남이 아뢰었다.

"뜸 뜨는 법에, '반드시 50장壯이나 1백 장을 떠서 다 짓무른 뒤에 그만둔다' 하였으니, 이는 결코 할 수 없습니다. 기어코 뜨시겠다면 차라리 잠시 쑥김만 들이게 하는 게 좋겠습니다."

상이 말하였다.

"한 번의 쑥김을 들이는 것으로 효과를 볼 수 있겠는가?"

응남이 아뢰었다.

"신이 의관 정사민鄭士敏의 말을 듣건대, 우각牛角으로 뜨는 뜸은 한 번만으로도 효과를 본 자가 있다고 하였고, 신도 가슴을 앓는 자가 한 번의 뜸으로 효과를 얻는 것을 보았습니다. 반드시 많이 떠야 효과가 있는 것은 아닙니다."

상이 말하였다.

"침을 놓은 뒤에 뜸을 뜨는가?"

의관들이 아뢰었다.

"먼저 침으로 통기通氣를 하고 나서 쑥김을 들이는 것이 좋습니다. 그러나 경락經絡에 이미 침을 놓고 나서 또 쑥김을 들인다면 이미 열기가 있게 되는데, 이 뒤에 또 침을 놓고 뜸을 뜬다면 반드시 손상이 있을 것입니다. 침을 다 놓은 뒤 맨 마지막에 우각으로 뜨고 쑥김을 들이는 것이 어떠하겠습니까? 이 방법을 외간에서 사람들이 많이 쓴다고 합니다."

상이 말하였다.

"침의가 의논하여 하라."

침의들이 아뢰었다.

"침을 놓고 또 뜸을 뜨고 또 침을 놓는다면 도리어 손상이 있을 것이니, 침을 다 놓은 뒤에 뜸을 뜨는 것이 좋겠습니다."

상이 말하였다.

"그렇다면 그렇게 하라. 그리고 오른손의 굴신屈伸하는 곳에 어떤 기운이 이따금 내려 잠깐 사이에도 있다 없다 하고 또 당길 적도 있다. 오른편 겨드랑이 밑에 기가 도는 듯하고 오른편 무릎이 늘 시리고 아픈데 대체로 오른편이 더욱 심하다. 그리고 이따금 벌레가 기어가는 것 같은 증상이 있고 온몸에 땀이 나지 않아도 이쪽은 땀이 나는데 또 추위를 견디지 못할 적도 있다."

의관들이 아뢰었다.

"이는 풍기風氣입니다. 그러나 더러는 습담濕痰이 소양경少陽經에 잠복해 있어서 그러기도 합니다."

상이 아랫부위에 침을 맞을 적에는 병풍을 앞에 가리라고 명하였다. 억령 등이 아뢰었다.

"전부터 침을 맞으실 적에는 신이 늘 입참入參하여 왔습니다. 이번에는 어떻게 하여야 되겠습니까?"

상이 말하였다.

"이번에는 전과 다르다. 발을 벗고 앉아서 재신宰臣을 접견하기가 미안하다."

다시 아뢰었다.

"근시近侍의 반열에 있으면서 침을 맞으실 적에 입시하지 못하면 너무 편치 못합니다."

상이 말하였다.

"병풍 밖에 있으면 된다. 들어오지 않아도 괜찮다."

아랫부위에 침을 맞은 뒤에 병풍을 걷으라고 명하였다. 상이 말하였다.

"침을 맞을 적에 아픈 줄도 모르고 또 피도 나지 않았으니, 이러고도 효과를 볼 수 있겠는가?"

의관이 아뢰었다.

"통기만 하였을 따름입니다."

상이 말하였다.

"오른편과 왼편을 일시에 점혈點穴하고서 침을 놓았는가?"

의관이 아뢰었다.

"오른편의 허한 곳에 침을 놓으면 더욱 허해지기 때문에 오늘은 왼편에만 침을 놓았습니다. 오른편은 다음날에 놓는 것이 어떠하겠습니까?"

상이 말하였다.

"헤아려서 하라."

침 놓기를 마친 뒤에 약방 제조 및 의관들이 차례로 나갔고, 왕세자는 문안 때문에 들어와 머물러 모시다가 침을 마친 뒤에 동궁으로 돌아갔다.(선조 30년 4월 14일)

---

1) 경남(敬南) : 『조선왕조실록』에 양예수의 자는 경보敬甫라 했다. 따라서 敬南은 敬甫의 오기誤記인 듯하다.

2) 태의(太醫) : 의약醫藥의 일을 맡는 벼슬.

3) 의림촬요(醫林撮要) : 양예수가 편찬한 의서. 13권 13책. 처음 명종 초에 정경선鄭敬先이 찬하고 양예수가 교정하여 8권으로 발간되었으나 이 책은 없어지고, 지금의 『의림촬요』는 선조 초에 박세거朴世擧·손사명孫士銘 등과 함께 먼저의 것을 보정補訂하여 간행한 것이다. 인용 서목書目이 광범위하며, 121문門으로 분류하여 여러 처방을 열기하였다.

허준 許浚

1546(명종 1)~1615(광해군 7). 조선 중기의 명의. 본관은 양천, 자는 청원淸源, 호는 구암龜巖. 29세인 1574(선조 7)년 의과에 급제하여 의관으로 내의원에 봉직하면서 내의 · 태의 · 어의로서 명성을 높였을 뿐만 아니라, 『동의보감東醫寶鑑』을 편술하여 우리나라 의학의 실력을 청나라와 일본에까지 과시하였다. 허준은 우리나라 한의학계에서 매우 중요한 위치에 있음에도 불구하고, 그에 대한 전기 자료는 별로 남아 있는 게 없다. 아래에 소개하는 글에서 첫번째 글은 『이향견문록』에서 발췌한 것이고, 두번째 글은 『동의보감』의 서문이며, 세번째 글은 중국에서 간행된 『동의보감』의 서문을 연암燕巖 박지원朴趾源(1737~1805)이 『열하일기』에 채록한 것이다.

『동의보감東醫寶鑑』은 1613년(광해군 5) 허준이 저술한 의서로 25권 25책이다. 1596년(선조 29) 왕명으로 내의원에 편찬국을 두고 허준 · 양예수 · 이명원李命源 · 정작鄭碏 · 김응탁金應鐸 · 정예남鄭禮男 등이 함께 편찬을 시작하였으나, 1년 후 정유재란丁酉再亂이 일어나 일시 중단되고 말았다. 이에 허준은 자신의 풍부한 지식과 임상 경험을 토대로 편찬 작업을 계속 진행하여, 1610년(광해군 2) 마침내 25권의 방대한 의서를 완성시켰고, 이를 1613년 인쇄하여 간행하였다. 이 책은 내과에 관한 '내경편內經篇' 4권, 외과에 관한 '외형편外形篇' 4권, 유행병 · 급성병 · 부인과 · 소아과 등에 관한 '잡병편' 11권, 약제학 · 약물학에 관한 '탕액편湯液篇' 3권, '침구편鍼灸篇' 1권, '목차편' 2권으로 구성되어 있다. 그리고 각 항목마다 병증病症과 처방의 실질적인 것만 빠짐없이 선택하여 수록하였을 뿐만 아니라, 그 출전이 밝혀져 있기 때문에 각 병증에 대한 고금의 치료법을 일목요연하게 파악할 수 있다. 그리고 당시 민간에서 전해지고 있던 처방도 아울러 소개해 놓았다.

1.

허준은 자가 청원淸源으로, 어려서부터 배우기를 좋아하여 경전經典과 사서史書에 널리 통달하였고, 의학에 더욱 정통하였으며, 호는 구암龜巖이다. 태의로서 품계가 숭록대부崇祿大夫(종1품)에 이르렀다.

『동의보감』 25권과 『두창집요痘瘡集要』[1] 2권, 『두창집요언해痘瘡集要諺解』 2권, 『태산집胎産集』 1권, 『벽온신방辟瘟新方』[2] 1권, 『구급방救急方』 1권, 『구급방언해救急方諺解』 1권을 저술하였다.(『진휘속고』)

『이향견문록』

2. 동의보감서東醫寶鑑序

의사들은 늘 황제黃帝와 기백岐伯에 대해 말한다. 황제와 기백은 변천하는 자연현상에 정통하고 사람들 사이에서 지켜야 할 도리를 잘 알고 있어서 기술하는 것을 달갑게 여기지 않았으나, 그래도 의문점을 말하고 어려운 것을 드러내어 후대를 위해 법을 세웠으니 의학계에 의서가 나온 지는 이미 오래이다.

옛날 태창공太倉公(순우의淳于意)과 진월인秦越人(편작扁鵲)으로부터 그 후 유 하간劉河間, 장 자화張子和, 주 단계朱丹溪, 이 동원李東垣에 이르기까지 수많은 의학자들이 연이어 나와서 의학 이론은 더욱 복잡하게 만들어졌다. 한편 부분을 표절하여 경쟁적으로 학파를 세움으로써, 의학책은 더 많아졌으나 의술은 더욱더 애매해졌다. 그리하여 『영추靈樞』의 본래 뜻과 크게 차이가 나지 않는 게 드물게 되었다. 서투른 의원들은 깊이 이치를 깨닫지 못하고, 혹 『내경內經』[3]의 말을 저버리고 자기 마음대로 하려고 하거나, 옛날 방법에만 매달릴 뿐 변통해서 쓸 줄을 몰랐다. 또 취사선택하는 데 어두워 요점을 잃었기 때문에 사람을 살리는 방법으로 사람을 죽이는 경우가 많았다.

우리 선종대왕宣宗大王(선조)께서는 몸을 조리하는 방법을 백성 구제하는 어진 마음으로 확장시키시어 의학에 관심을 두고, 백성들의 고통을 걱정하셨다. 병신년(1596)에 태의太醫로 있던 신하 허준許浚을 불러 다음과 같이 하교하셨다.

"요즘 중국 의서를 보면 모두 변변치 않고 보잘것없는 것들만 초록한 것들이라 볼 만한 게 없으므로, 여러 가지 의서를 모아서 좋은 의서를 하나 편찬하는 것이 좋겠다. 또한 사람의 질병은 다 몸을 잘 조섭하지 못하는 데서 생기므로 수양이 우선이고, 약물은 그 다음이다. 그리고 여러 의서가 번잡하므로 되도록 요긴한 것만 간추려야 할 것이다.

산간벽지에는 의원과 약이 없어서 일찍 죽는 일이 많다. 우리나라에는 곳곳에 향약鄕藥(우리나라에서 나는 약재)이 많이 나기는 하나 사람들이 잘 알지 못하니, 마땅히 이를 분류하고 우리나라에서 불리는 이름도 같이 써서 백성들이 알기 쉽게 하라."

허준은 유의儒醫 정작鄭碏과 태의太醫 양예수楊禮壽, 김응탁金應鐸,[4] 이명원李命源,[5] 정례남鄭禮男[6] 등과 함께 편집국을 설치하고 책을 편찬하기 시작하였다. 그런데 대략적인 체계를 세우자 정유년丁酉年(1597)의 난리를 당하여 여러 의원들이 뿔뿔이 흩어졌기 때문에 편찬하는 일을 마침내 중단하게 되었다.

그 뒤 선왕(선조)께서 다시 허준에게 혼자서라도 편찬하라 하시면서 국가에 보관하던 의서 500여 권을 내주면서 고증하는 자료로 삼으라 하셨다. 그러나 편찬 작업을 채 절반도 못 이루었을 때 선왕께서는 세상을 떠나셨다. 성상(광해군)께서 즉위하신 지 3년째 되던 경술년庚戌年(1610)[7]에야 허준은 비로소 이 작업이 끝내고 진상하면서, 책의 이름을 '동의보감東醫寶鑑' 이라 하였으며, 모두 25권이다.

이것을 성상께서 보시더니 가상히 여기며 말씀하셨다.

"양평군陽平君 허준은 일찍이 의서를 편찬하라는 선왕의 특별한 분부를 받들고 여러 해 동안 깊이 연구하였고, 심지어는 유배되어 떠돌아다니는 중에도 그 작업을 포기하지 않더니, 이제 이 책을 편찬하여 바쳤다. 이에 생각해 보면 선왕께서 편찬을 명한 책이 내가 왕위에 오른 뒤에 완성되었다고 고하니, 나는 슬픈 마음을 금할 수 없다."

그리고 허준에게 좋은 말 한 필을 하사하여 그 공로에 보답하게 하고, 급히 내의원에 명하여 출판청을 설치하고 인쇄하여 경향京鄕 각지에 널리 배포하라고 하셨다. 또 제조提調인 신 이정구李廷龜[8)에게는 서문을 써서 책머리에 싣도록 명하셨다.

신(이정구)은 가만히 생각하건대, 태화太和가 한번 흩어져 육기六氣가 조화되지 못하면 여러 가지 불구의 병이 들고 돌림병이 돌아서 잇달아 백성들이 화를 입게 되는데, 의약으로 요절하는 것을 구제하는 것은 실로 제왕帝王의 인정仁政에서 급선무가 될 것이다. 그러나 의술은 책이 아니면 기재할 수 없고, 책은 잘 선택하지 않으면 정밀하지 못하고, 폭넓게 수집하지 않으면 그 이치가 명료하지 못하며, 널리 배포하지 않으면 혜택이 널리 미치지 못할 것이다.

이 책은 옛날과 지금의 의서를 모두 포괄하고 여러 사람의 이론을 절충하여, 기본을 찾아서 근원을 해명하고 강령을 세우고 요점을 잡았으니, 상세하면서도 산만하지 않고 간결하면서도 포함하지 않은 게 없다. 내경內景과 외형外形 편으로부터 시작하여 잡병雜病과 여러 가지 처방을 분류하였으며, 맥결脈訣, 증후론症候論, 약성藥性, 치료법, 섭생과 양생의 요점, 침과 뜸에 대한 모든 규범에 이르기까지 갖추지 않은 게 없고 체계가 정연하여 혼란스럽지 않다. 따라서 병자의 증상이 비록 수천 수백 가지라 할지라도 보補(보약으로 원기를 돕는 일)하고 사瀉(하제로 병을 고치는 일) 할 것과, 빨리 하고 늦게 하는 것 등이 모두 폭넓고 적절하게 응용될 것이다. 그러니 구태여 옛날 서적이나 근래의 여러 학설을 광범위하게 참고하지 않아도 병증病症의 분류에 따라 처방을 찾으면 거듭하여 나오니, 증상에 따라서 약을 쓰면 꼭 들어맞을 것이다. 진실로 의사들에게는 보배로운 거울이며 백성들을 구제하는 좋은 법이다.

이것은 모두 선왕께서 가르쳐 주신 묘책이고 우리 성상께서 계승한 성대한 뜻이니, 백성에게 혜택을 주고 만물을 사랑하는 덕이며, 이용을 편리하게 하여 생활을 넉넉하게 하는 것이다. 앞(선조)과 뒤(광해군)가 한결같으니, 중화를 극진히 하여 천지가 제자리에 편안하고 만물이 잘 생육되는[9] 다스림이 바로 여기에 있는 것이다. 옛사람의 말에 "어진 사람의 마음씀은 그 이로움이 넓다" 하였으니, 참으로 그렇지 않겠는가?

만력 39년 신해년(1611) 4월 숭록대부 행이조판서 겸 홍문관대제학 예문관대제학 지경연 춘추관 성균관사 세자좌빈객 이정구는 왕의 가르침을 받들어 삼가 서문을 쓴다.
만력 41년(1613) 11월 내의원 간행
감교관 통훈대부 행내의원 직장 이희헌李希憲
통훈대부 행내의원 부봉사 윤지미尹知微

3. 동의보감 東醫寶鑑

우리나라 서적 중에는 중국에서 간행된 것이 극히 드물어 『동의보감』 25권이 성행하였을 뿐인데 판본이 정묘하다. 우리나라는 의술이 넓지 못하고 우리 고유의 약에 대한 본질을 제대로 모르고 있으므로, 우리 선조대왕께서 태의 허준과 유의인 고옥 정작과 의관 양예수, 김응탁, 이명원, 정예남 등에게 명을 내려 관청을 설치하고 이를 편찬하도록 하면서, 내부內府의 의방醫方(궁중에 보관하던 의서) 5백 권을 내어 고증의 자료로 삼게했다. 책은 선조 병신년(1596)에 시작하여 광해군 3년 경술년(1610)에 완성하였으니, 때는 곧 만력 38년[10]이다. 그 간본의 서문은 문장이 탁 트이고 통달했다.

『동의보감』은 바로 명明나라 때 조선의 양평군 허준이 지은 것이다. 조선의 풍속을 살펴보니, 본디 문자를 알고 글읽기를 좋아한다. 허씨許氏는 또 그 중의 세족世族(대대로 국록을 타먹는 집안)이어서 만력 때 허봉許葑, 허성許筬, 허균許筠 형제 세 사람이 모두 문장으로 이름을 날렸으며, 누이동생 경번景樊[11]의 재명才名이 다시금 오라비들보다 뛰어났으니, 구변九邊[12]의 모든 나라 중에서 가장 걸출한 자이다.

그 책에서 '동의東醫'라고 말하는 것은 무엇 때문인가? 나라가 (중국의) 동쪽에 있으므로 의원도 동東이라 일컬은 것이다. 옛날 이 동원[13]이 『십서十書』를 지어서 북의北醫로서 강절江浙(지금의 강소성江蘇省과 절강성浙江省 지방)에 행세하였으며, 주 단계[14]가 『심법』을 지어서 남의南醫로서 관중에 나타났더니, 이제 양평군이 비록 궁벽한 외국에 태어났으나 능히 아름다운 책을 지어서 중국에 유행되었으니, 대체로 말이란 충분히 의사를 전하는 것을 기약하는 것이지 어떤 지역으로써 한계를 지을 것은 아니다.

또 '보감寶鑑'이란 무엇인가? 햇빛이 뚫고 비치면 어둠이 사라져 살을 나누고 쪼개듯이 독자로 하여금 책장을 들추게 하면 환하게 밝은 것이 거울과 같기 때문이다. 옛날 나 익지[15]가 『위생보감』을 짓고, 공신이 『고금의감』을 짓고 나서 모두 감鑑이라고 이름하였으나, 지나치다고 불평하지 않았다.

조심스럽게 논하건대, 사람에게는 오직 오장[16]이 있을 뿐이요, 병은 칠정에 그친다. 그 사이에서 천품에 있는 편벽되거나 온전함, 병의 감염에 있는 얕거나 깊음, 증세에 있는 통하고 막힘의 두 증후와, 맥박이 움직임에 있는 부浮·중中·침沈의 세 부部를, 가만히 살펴보면 마치 저 밭이랑처럼 한계가 있어서 넘을 수도 없거니와 횃불처럼 밝아서 덮을 수도 없다. 그리고 만일 대황大黃[17]이 체한 것을 내리는 줄만 알고 속을 식히는 것인 줄은 알지 못하며, 부자附子[18]가 허함을 돕는 줄만 알고 독이 끼쳐짐을 모른다면 구제할 수 없을 것이다. 그러므로 지인至人은 병이 나기 전에 다스리고 이미 발생한 뒤에 약을 쓰지 않는 법이니, 병이 이미 발생한 뒤에야 비로소 치료하는 것은 대책이 낮은 것이다. 그런데도 다시 용렬한 의사에게 치료를 맡긴다면 어찌 치료될 수 있겠는가? 심지어 사리私利를 품은 자는 애초 병 없는 사람을 다스려 공적을 남기려 하고, 처음 이에 종사한 자는 병자를 이용하여 공부하려 함이 일쑤인즉, 『주역』에서 '병은 약을 먹이지 않고 절로 낫게 한다'고 한 말과, 속담에 '남방 사람들은 간특하여 돈 벌기에만 몰두한다'는 말[19]은 그들을 두고 한 말인 것 같다.

옛날 편작扁鵲이 이르기를, '사람들은 질병이 많은 것을 근심하고, 의원은 병을 보는 방도가 적은 것을 근심한다'[20] 하였으나, 헌원軒轅[21]·기백岐伯[22] 이후로 시대마다 명의가 있어 지금에 이르기까지 저술의 번다함은 산더미에 가까우니 의술이 부족한 것을 걱정할 바가 아니다. 그리고 의술에 효험이 있고 없는 것이 어찌 옛사람이 각각 소견을 말하였기 때문이겠는가? 선택하는 데 정밀하지 못한 자는 설명이 상세하지 못하고, 하나에 집착된 자는 옳은 길을 해치는 것이다. 남의 병을 고치고자 하면서 그의 마음을 고쳐 주지 않았다든지, 또는 남의 마음을 고치고자 하면서 그의 뜻을 통하게 해 주지 못하였기 때문이다. 지금 이 책을 살펴보면, 첫째 내경內景[23]으로 그 근원을 따랐고, 그 다음에 외형外形으로 그 말단을 소통시켰고, 그 다음에 잡병으로 그 증세를 분간하였고, 마직막으로 탕약과 뜸질로써 그 방법을 정하였다. 그 속에 인용한 책으로 말한다면, 『천원옥책天元玉冊』으로부터 『의방집략醫方集略』에 이르기까지 모두 80여 종이나 되는데, 대부분 우리 중국의 책들이고 동국東國(조선)에서 편찬한 것은 3종에 불과하다. 옛사람이 완성한 방법을 따르면서 능히 신통하게 밝혀 냄으로써, 우주 사이의 결함을 보충하고 사대四大에 양기陽氣를 베풀었다. 얼마 뒤 이 책은 이미 황제께 올려서 국수國手임이 인정되었다. 그러나 여태까지 비각祕閣에 간직되어 세상 사람들이 살펴보기 어려웠다.

전前 차사醝使(염운사鹽運使의 별칭) 산좌山左 왕공王公이 월粵(광동, 광서, 운남, 귀주의 총칭)을 맡았을 때, 당시 의원에게 그릇됨이 많음을 딱하게 여겨 사람을 수도에 보내어 이를 베꼈으나, 미처 간행하지 못한 채

곧 그곳을 떠나게 되었다. 순덕順德에 살고 있는 명경明經[24] 좌한문佐翰
文은 내가 총각일 때부터의 친구이다. 개연히 이를 간행하여 널리 전하
기를 생각하여 3백 민[25]이 넘는 돈을 지출하였으나 조금도 아끼는 빛
이 없었다. 대개 그 마음은 사람을 구제하고 사물을 이롭게 하려는 마
음이고, 그 일은 음양을 조화롭게 하는 일인 것이다. 천하의 보배는 의
당 천하와 같이하여야 하니, 좌군의 어진 마음은 크다고 하겠다. 판각
이 끝난 뒤 나에게 서문을 부탁하므로 그 끝에다 흔쾌히 쓴다. 건륭 31
년 병술(1766) 난추蘭秋(음력 7월) 상완上浣(상순上旬)에 호남, 소양, 예릉,
흥령, 계양현의 장관을 지내고 경오, 임신, 계유, 병자 사과四科 호광향
시湖廣鄕試 동고관同考官이었던 번우 능어陵魚(청나라의 학자. 자는 서파西
波)는 쓰노라.

　내 집에는 좋은 의서가 없어서 매양 병이 나면 사방으로 이웃에 돌아
다니며 빌려 보았더니, 이제 이 책을 보고는 사서 갖고자 하는 마음이 몹
시 간절하였으나, 은 닷 냥을 낼 길이 없어서 섭섭함을 이기지 못한 채 돌
아왔다. 이에 능어가 쓴 서문만 베껴서 뒷날 연구의 자료로 삼는다.

『열하일기』

---

1) 두창집요(痘瘡集要) : 허준이 선조 34년(1601)에 상·하권 2책으로 편찬하였다. 오랜
　기간 자신의 치료 경험과 천연두 치료에서 이룩한 국내외의 성과들을 종합하여 편찬
　한 책이다.
2) 벽온신방(辟瘟新方) : 『신찬벽온방新纂辟瘟方』을 가리킨다. 광해군 5년(1613)에 전
　염병이 유행하자 허준에게 명하여 그 병의 치료법과 약방문 중에서 행하기 쉽고 효험
　이 큰 것을 뽑아 편찬하게 하였는데, 이 책이 바로 『신찬벽온방』이다. 『벽온신방』은 효
　종 4년(1653)에 안경창安景昌이 왕명을 받아 저술한 의서이다.
3) 내경(內經) : 중국 최초의 의서. 소문素問·영추靈樞의 두 경으로 나뉜다.
4) 김응탁(金應鐸) : 조선 선조 때의 의원. 허준과 『동의보감』을 편집하다가 난을 만나 중

단되었다.

5) 이명원(李命源) : 조선 선조 때의 의원. 허준과 내의원에 편집국을 설치하고 『동의보감』을 편집하다가 정유재란 때문에 중단하였다.

6) 정례남(鄭禮男) : 조선 선조 때의 의관. 자는 자화子和. 광해군 때의 어의.

7) 경술년(庚戌年) : 경술년은 1610년으로, 공식적으로는 광해군 2년이다. 그러나 광해군이 즉위한 해를 포함해서 헤아리면 광해군 3년이 된다.

8) 이정구(李廷龜) : 1564~1635. 조선 때의 문신·학자. 본관은 연안延安, 자는 성징聖徵, 호는 월사月沙·보만당保晩堂·치암癡菴·추애秋崖·습정習靜. 문장에 뛰어나 장유張維·이식李植·신흠申欽과 더불어 조선 중기의 한문 4대가로 일컬어진다. 문집으로 『월사집』이 있다.

9) 『중용』에 "중中과 화和를 극진히 하면 천지가 제자리를 편안히 할 것이고, 만물이 잘 생육될 것이다(致中和, 天地位焉, 萬物育焉)" 하는 구절이 있다.

10) 민력삼십팔년(萬曆二十八年) : 만력萬曆은 청나라 신종神宗의 연호이며, 만력 38년은 광해군 2년(1610)을 말한다.

11) 경번(景樊) : 조선시대의 여류시인 허 난설헌許蘭雪軒의 자. 그녀는 앞서 언급된 허성·허봉·허균과 형제간인데, 이 글을 쓴 중국 사람은 이들이 허씨이므로 『동의보감』을 지은 허준과 같은 집안 사람이라고 여겨서 이렇게 기술한 것으로 보인다. 이 당시 조선의 허씨 형제들, 특히 허 난설헌의 문집은 중국에서 간행되어 널리 읽혔으므로, 이 글을 쓴 사람은 『동의보감』의 허준을 말하면서 역시 허씨 형제들을 떠올린 것이다.

12) 구변(九邊) : 중국을 중심으로 아홉 개 지방의 변방. 구이九夷. 상고 시대 동쪽에 있던 아홉 오랑캐를 말함. 견이口夷, 우이于夷, 방이方夷, 황이黃夷, 백이白夷, 적이赤夷, 원이元夷, 풍이風夷, 양이陽夷.

13) 이 동원(李東垣) : 금金나라의 명의 이고李杲의 호. 주역에 통달했으며, 의술에 더욱 뛰어났다. 저서로 『내외상변혹론內外傷辨惑論』, 『비위론脾胃論』, 『난실비장蘭室秘藏』 등이 있다.

14) 주 단계(朱丹溪) : 원元나라의 명의 주진형朱震亨을 말한다. 단계는 그의 호이다. 양陽은 항상 넉넉하고 음陰은 언제나 부족하다는 논의를 창설하였다. 『심법心法』을 비롯하여 많은 저서를 남겼다.

15) 나 익지(羅益之) : 원나라 의학자 나천익羅天益을 말한다.

16) 오장(五臟) : 다섯 장부臟腑를 말함. 폐장肺臟, 심장心臟, 비장脾臟, 간장肝臟, 신장腎臟.

17) 대황(大黃) : 장군풀. 또는 그 뿌리. 하제下劑로 쓰는 약초.

18) 부자(附子) : 오두烏頭의 다른 이름. 바곳의 뿌리를 말하는데, 독하여 마취제로 쓴다.

19) 『주역』「무망괘无妄卦」에, "까닭 없이 생긴 병에는 약을 쓰지 말라" 했고, 『논어』「자로子路」에, "남국 사람들이 '항심恒心'이 없는 사람은 무당도 의원도 될 수 없다'고 했다"는 구절이 있다.

20) 이 말은 원래 편작의 말이 아니고, 『사기』「편작창공열전」에서 사마천이 한 말이다.

21) 헌원(軒轅) : 중국 고대의 성군인 황제씨黃帝氏의 별칭.

22) 기백(岐伯) : 황제의 신하. 황제와 함께 의학계의 시조.

23) 내경(內景) : 내과內科 계통. 원래는 도가道家의 용어.

24) 명경(明經) : 국가고시에 경서經書로 합격한 자. 청나라에서는 공생貢生을 명경이라 했다.

25) 민(緡) : 돈꿰미를 의미하는 것으로, 화폐를 헤아리는 단위이다.

유상 柳瑺

생몰년 미상. 조선 숙종 때의 의관醫官. 본관은 문화文化. 이름을 '相' 또는 '尙'으로도 쓴다. 마마(천연두) 치료에 뛰어났던 의원이며, 『고금경험활유방古今經驗活幼方』 1권을 저술하였다. 여러 고을의 군수와 동지중추부사同知中樞府事 등을 역임하였다.

1.

유상이란 사람은 숙종 때의 명의다. 마마를 치료하는 데 더욱 정밀하여 인가人家의 어린아이를 매우 많이 살려 냈다. 한 중촌가中村家의 매우 부유한 집에 2대째 과부가 살고 있었는데, 아직 마마를 앓지 않은 십육칠 세쯤 되는 유복자 하나가 있었다. 그 어머니는 유상의 문 앞에 집을 사서 아이를 유상에게 부탁하고는, 새로 난 음식을 비롯하여 풍성하고 정결한 술과 안주를 날마다 가져왔다. 이렇게 하기를 아침저녁으로 몇 해 동안 나태하지 않았다. 유상은 그 마음을 가엽게 여기고 그 뜻에 감동하여, 그 아이를 거두어 가르쳤다.

하루는 그 아이가 마마를 앓게 되었는데, 처음 발병하는 날 이미 치료할 수 없는 증상이었다. 유상은 마음속으로 맹세하였다.

"내가 만약 이 아이를 구해 내지 못한다면, 감히 다시는 의술로 자처하지 않으리라."

그리고는 작은 약 대여섯 개를 앞에 벌려 놓더니, 온溫·양凉·열熱·냉冷을 구분해서 보補하고 사瀉하는 약을 짓고 별도로 달여서 증상이 변할 때마다 사용했다.

하루는 비몽사몽간에 한 사람이 와서 유상의 이름을 부르며 말하였다.

"너는 무엇 때문에 이 아이의 병을 반드시 고치려 하느냐?"

"이 아이의 집안은 정이 두텁고 가련하여 반드시 살려 내려는 것이다."

"네가 반드시 살리려 하지만, 나는 반드시 죽일 테다."

"너는 무엇 때문에 반드시 죽이려 하느냐?"

"이 아이는 나와 묵은 원한이 있기 때문이다. 그러니 네가 약을 써도 소용이 없을 게다."

"재주가 다하면 어떻게 될지 모르겠지만, 아직은 내 재주가 다하지 않았다. 네가 비록 반드시 죽이려 하지만, 나는 반드시 살려내겠다."

"어디 두고 보자."

그 사람은 원한을 품고 문을 나갔다. 유상은 계속 약을 써서 간신히 20일을 넘겼다. 그 사람이 또 와서 물었다.

"지금 이후로는 네가 이 아이를 어떻게 살릴 테냐? 어디 두고 보자."

그리고는 문을 나가 사라졌다. 잠시 후에 문 밖이 떠들썩하며 내의원의 아전과 승정원의 하인들이 헐레벌떡 달려와서 말했다.

"임금께서 마마를 앓으시어 편치 못하시니 어서 속히 입시하라."

연달아 다급히 재촉하므로 빨리 말을 타고 달려갔다. 궁궐에 들어간 뒤로는 그렇게 다시는 나올 수 없었다. 며칠 사이에 그 아이는 그대로 구하지 못하였다고 한다.

숙종의 마마 증세가 매우 위중하여 유상은 저미고猪尾膏¹⁾를 사용하려고 이 사실을 명성대비明聖大妃²⁾에게 아뢰었다. 대비는 깜짝 놀라며 말하였다.

"이처럼 기운이 강한 약을 어찌 임금께 올릴 수 있는가? 이것은 절대로 안 된다."

유상은 이때 주렴 밖에 엎드려 있었고, 대비는 주렴 안에서 하교하였다.

"네가 이 약을 쓰려 하느냐?"
"쓰지 않을 수 없습니다."

유상이 대답하자, 대비는 발을 동동 구르며 말했다.

"네 목이 두 개더냐?"
"소신小臣의 목은 비록 잘려도 되나, 이 약을 올린 뒤에 문책하옵소서."

유상이 부복하면서 아뢰었으나, 대비는 끝내 올리는 것을 허락하지 않았다. 유상은 이에 옷소매에 약그릇을 넣고 들어가 진맥을 보면서 몰래자기가 직접 약을 올렸다. 한 식경食頃이 지나자 여러 증상이 차츰 나아져 임금의 증상이 평상시대로 회복되었다. 비록 천지신명의 도움에 힘입은 것이기는 하지만, 유상의 의술이 또한 신의 경지라 이를 만하다. 그뒤 이 노고로 풍덕 부사豊德府使에 제수되어 부임하였다.
하루는 숙종이 연포탕軟泡湯³⁾을 드시다가 관격關格⁴⁾이 들자, 파발을 띄워서 유상이 들어와 진맥하도록 불렀다. 유상은 밤에 올라와 새문(新門)[5] 이르렀는데, 문이 아직 열리지 않았다. 문 안에서 병조兵曹에 고하여 문을 열게 하기 위해 왕래하느라 시간이 좀 지체되었다. 유상은 성 밑에 등불이 환하게 켜져 있는 한 초당草堂을 보고는, 잠시 그 집에서 쉬었다. 그 집의 한 노파가 방 안의 여자아이에게 물었다.

"아까 쌀뜨물을 어디에 두었느냐? 물방울이 두부 위에 떨어질까 염려되는구나."

유상이 괴이하게 여겨 그 까닭을 물었더니, 대답하였다.

"쌀뜨물 방울이 두부에 떨어지면, 곧바로 두부가 녹아 버리기 때문이라오."

얼마 뒤 문지기가 나와서 성문을 열었다. 유상이 대궐로 가서 증후를 물었더니 두부를 먹고 체하였던 것이다. 즉시 내의원에 지시하여 쌀뜨물 한 그릇을 들이게 하여, 살짝 데워서 임금께 올렸다. 그랬더니 체기가 내려갔다. 일이 또한 기이하다.

『청구야담』

2.

지사知事[6] 유상은 젊었을 때 의술로 세상에 이름이 났다. 자못 재주는 있었으나 아직 오묘한 경지는 터득하지 못하고 있었다. 마침 경상 감사를 따라서 책실冊室[7]의 자격으로 내려갔다. 그런데 그곳에서 몇 달을 머무는 동안 하는 일이 없어 매우 무료하자 감사에게 돌아가겠다고 청하였다.

유상이 금호강琴湖江[8]을 건너 우암창牛岩倉에 채 못 이르렀을 때 하인이 소변을 보아야겠다며 고삐를 넘겨 주었다. 유상이 채찍을 들어 노새를 한번 툭 치자, 노새는 깜짝 놀라 마구 내달려 하루종일 멈추지 않았다. 저물녘에 되어 문득 고개 하나를 넘어 어떤 집 대청 앞에 멈추어 섰다. 대청에 있던 노인이 그의 아들을 불러서 말했다.

"손님이 노새를 타고 왔으니, 노새를 잘 먹이고 손님에게는 저녁을 준비해 드려라."

유상이 대청으로 올라가 가벼운 인사를 나누고, 주인과 손님은 서로 마주앉아 아무 말이 없었다. 잠시 후에 발자국 소리가 들리더니, 주인이 말했다.

"왔구나."

그리고는 바로 장검을 가지고 나가면서 말했다.

"어른의 서책을 보지 마시오."

유상은 마음속으로 매우 괴이하게 여겨 다시 아랫방을 보니, 벽 가까이 휘장이 드리워져 있는데 바람결에 저절로 열려 얼핏얼핏 무언가 보이는 듯했다. 마침내는 일어나 휘장을 걷어 보니 상자와 시렁에 가득 찬 것이 모두 의서醫書였다. 유상이 이 책 저 책 뽑아 보고 있는데 밖에서 인기척이 나서 즉시 책을 꽂아 놓고 물러났다. 조금 후에 주인이 들어와 유상을 돌아보며 말했다.

"너무 무례하구려. 어른의 책을 보다니."

유상이 사죄하고는 칼을 가지고 나갔다가 들어온 까닭을 물으니, 주인이 대답했다.

"강릉江陵에 친구가 있는데 내게 원수를 갚아 달라고 찾아온 것일 뿐이오."

이에 함께 잠자리에 들었는데, 첫닭이 울자 주인이 말했다.

"빨리 떠나시오. 머뭇거리지 마오."

유상이 노새에 올라타자, 주인의 아들이 또 한번 채찍으로 내려치니, 어제처럼 마구 내달렸다. 정오에 광주廣州 판교板橋에 이르렀는데, 임금을 모시는 별감 십여 명이 길가에 죽 늘어서 있다가 유상에게 서울로 가자고 재촉하며 말했다.

"지금 성상聖上께서 마마를 앓고 계신데, 신인神人이 꿈에 나타나서 유 의원을 불러오라고 하였답니다."

유상이 동현銅峴9)을 지나가는데, 어떤 할미가 마마를 앓고 난 아이를 업고 있었다. 저자거리의 사람들이 물어 보니 할미가 말했다.

"이 아기가 흑함黑陷10)으로 숨 쉬기도 곤란하여 속수무책으로 죽기만 기다리고 있었는데, 다행히 지나가던 스님이 시체탕柿蔕湯11)으로 치료해 주시어 효험을 보았다오."

유상은 시체탕 얘기를 듣자, 어젯밤 산속에서 본 책에도 그러한 내용이 있었던 것이 생각났다. 대궐에 들어가 진찰하고 살피니, 할미가 업고 있던 아이와 증세가 똑같았다. 드디어 시체탕을 올려 효험이 나타나 성상의 상태가 정상으로 회복되었다. 유상은 드디어 이름을 떨치게 되었다. … (『청구야담』)

『이향견문록』

1) 저미고(猪尾膏) : 돼지 꼬리의 피로 만든 바르는 약재. 두창痘瘡 등에 흔히 쓰인다.
2) 명성대비(明聖大妃) : 1642~1683. 현종顯宗의 비妃, 숙종의 어머니
3) 연포탕(軟泡湯) : 무, 두부, 다시마, 고기를 맑은 장국에 끓인 국.
4) 관격(關格) : 가슴이 꽉 막힌 것 같으면서도 토하지도 못하고 대소변을 잘 보지 못하는 급한 병.
5) 새문(新門) : 돈의문敦義門(서대문). 흥인지문(동대문)이나 숭례문(남대문)보다 나중에 지어진 데서 붙여진 이름.
6) 지사(知事) : 주州 또는 현縣의 장관.
7) 책실(冊室) : 감사의 문서 · 서책을 맡아 보는 직책.
8) 금호강(琴湖江) : 경상북도 영일군 주북면에서 발원하여 낙동강으로 흘러 들어가는 강.
9) 동현(銅峴) : 구리재. 지금의 을지로 입구. 약국이 많던 곳이다.
10) 흑함(黑陷) : 마마가 곪을 때 농포膿疱에 출혈이 되어 빛깔이 검어지는 증세.
11) 시체탕(柿蔕湯) : 감꼭지를 이용하여 지은 탕제.

백광현 白光炫

생몰년 미상. 조선 숙종 때의 어의. 본관은 임천林川, 자는 숙미叔微. 혼자 힘으로 의술을 공부하였다고 하며, 특히 종기를 잘 치료하여 신의神醫라 불려졌다. 처음에는 주로 말(馬)의 종기를 치료하다가, 나중에 사람의 종기까지 침으로 째고 뿌리를 뽑아 내어 완치함으로써 명성을 얻었다. 그의 유사遺事를 모아서 편찬한 『백광현지사공유사 부 경험방白光炫知事公遺事附經驗方』 1책이 전한다.

태의 백광현은 가난한 집안의 자식이었다. 인조 때 태어났으며, 사람됨이 순박하고 근실하여 향리鄕里에서는 행실이 어리숙한 것이 마치 바보 같았다. 키가 크고 수염이 아름다웠으며 눈은 형형하게 빛났다.

집안이 본디 가난하여 항상 삼베로 지은 철릭[1]을 입고 해진 갓을 쓰고서 시장 골목 사이를 어슬렁어슬렁 돌아다니며 남들에게 구걸을 하니, 사람들이 대부분 그를 싫어하였다. 아이들이 간혹 발을 걷어차면서 모욕하고 희롱하였으나, 광현은 웃으면서 화를 내지 않았다.

처음에는 말(馬)을 잘 치료했는데, 오로지 침만 사용하여 치료하였고 의서醫書에 근본을 두지 않았다. 세월이 흐를수록 솜씨가 더욱 완숙해져서 사람의 종기에도 시술해 보았는데 종종 기이한 효험이 있어서, 마침내는 오로지 사람을 치료하는 데만 힘쓰게 되었다. 이 때문에 여염집을 두루 돌아다니며 사람들의 종기를 볼 수 있는 것이 매우 많아져서, 그의 지식은 더욱 정밀해졌고 침술은 더욱 훌륭해졌다.

독성이 강하고 뿌리가 깊은 모든 종기는 옛 처방에 치료법이 없었으나, 광현은 그런 병자를 만나면 반드시 큰 침을 이용해서 환부를 절개하여 독을 제거하고 뿌리를 뽑아, 다 죽어 가는 사람도 살려 낼 수 있었다. 처음에는 침을 너무 사납게 사용해서 간혹 사람을 죽게도 했지만, 효험을 보아 살아난 사람도 많아서 병자들이 날마다 그의 집으로 몰려들었다. 그러나 광현은 스스로 자기의 의술을 기뻐하여 병자들을 위해 더욱 힘을 쓰고 게을리 하지 않았다. 이 때문에 명성을 크게 떨쳤으니, 그를 '신의神醫'라고 부르게 되었다.

숙종 초에 어의御醫(임금의 시의侍醫)에 선발되어 공이 있으면 문득 품계가 더해져 숭품崇品(종1품의 품계)에 이르렀고, 여러 직책을 두루 거쳐서 현감縣監이 되니 항간에서는 그를 영광스럽게 여겼다. 그러나 그는 병자를 만나면 귀천貴賤과 친소親疎를 가리지 않고 요청이 있으면 곧 달려갔고, 가서는 반드시 마음을 다하고 능력을 다해 병자가 좋아진 것을 본 뒤에야 그만두었다. 늙고 귀한 신분이 되었다는 핑계로 게을리 하지 않았으니, 다만 기술과 능력에 얽매인 것이 아니라 대개 그 천성이 그러했기 때문이다.

내가(정래교)[2] 열다섯 살 때 외숙 강군姜君이 입술에 종기가 났었는데, 백 태의를 맞이하여 보게 했더니, 다음과 같이 말하였다.

"치료할 수 없습니다. 이틀 전에 보지 못한 것이 유감입니다. 빨리 장사 지낼 준비를 하십시오. 오늘밤에 틀림없이 죽을 것입니다."

밤이 되자 과연 그러했다. 이때 백 태의는 이미 매우 늙었으나, 신묘한 지식은 아직도 온전하여 병자가 죽을지 살지를 알 수 있어 조금도 실수가 없었다. 그가 왕성한 활동을 할 때, '어떤 집에 이르러 어떤 병을 치료했는데 신통한 효험을 보아 죽을 사람을 살려 냈다'고 하는 말은 망령된 말이 아니다.

백 태의가 죽자 그의 아들 흥령興齡이 아버지의 의업을 이어 조금 잘한다는 명성이 있고, 제자 중에 박순朴淳이라는 사람이 또한 종기 치료로 이름이 있다.

요즈음 종기를 절개하여 치료하는 방법은 백 태의로부터 시작된 것인데, 후학後學들이 경험방經驗方으로 전해 오고 있다. 그러나 그의 자손과 그에게 배운 여타의 사람들은 어느 누구도 그에게 미치지 못한다. 그래서 사람들은 심한 종기를 앓아 고치기 어려우면 반드시 탄식하며 말한다.

"세상에 백광현이 없으니, 아아! 죽을 뿐이다."

『완암집』

---

1) 철릭 : 첩리帖裏. 무관이 입던 정복의 한 가지. 당상관은 남색, 당하관은 홍색이다.
2) 정래교(鄭來僑) : 1681~1757. 조선 후기의 시인. 비록 중인中人 출신이었으나, 당대 사대부들의 추앙을 받았다. 저서로 『완암집』이 있다.

이익성 李益成

생몰년 미상. 조선 정조 때의 의원. 신분의 귀천에 관계없이 치료해 주었으며, 병자의
상태를 보고 조처하는 게 매우 민첩했다고 한다.

이익성은 정조 때의 사람이다. 젊어서 가난하여 어떤 벼슬아치의 집에
식객食客[1]으로 있었다. 그 집 주인이 일찍이 병이 들어 허조許照를 맞이
하여 보게 했는데, 허조는 훌륭한 의원이었다. 주인이 익성으로 하여금
허조에게 담뱃불을 붙여 올리게 하였더니, 익성은 노하며 기꺼워하지 않
고 말했다.

"내 비록 미천할지나 어찌 나에게 종들이나 하는 일을 시킬 수 있
소?"

그리하여 하직하고 떠난 뒤, 오로지 의학(헌기지학軒岐之學)[2]을 전공하
여 십 년 만에 훌륭한 의원으로 소문이 났다.

한 귀인貴人이 양명陽明(엄지와 식지 사이에 있는 맥脈)에 병이 들어 허조
가 치료했으나, 여러 달이 지나도 효험이 없자, 익성에게 진찰하게 하였
다. 허조도 그 자리에 있었는데, 익성이 거짓으로 알지 못하는 척하며 말
했다.

"병을 고칠 만한 한 가지 처방이 있는데, 허조는 우리나라 제일의 명
의이니, 한번 시험해 보지 않겠습니까?"

"병이 죽을 지경이니 장난치지 말고 빨리 말하시오."

귀인이 재촉하자, 익성은 붓을 잡고 백호탕白虎湯[3]이라고 썼다. 허조가 자리를 옮겨 익성의 손을 잡고 사례하며 말하였다.

"나는 허조일세. 내 어찌 이런 처방이 있다는 걸 모르겠나? 다만 늙고 겁이 나서 감히 실행하지 못했다네."

그리고는 소매 속에서 종이 한 장을 꺼내 보여 주는데, 과연 '백호탕'이라고 쓰여 있었다. 허조가 말했다.

"이 사람에게 일인자의 자리를 양보해야겠다. 이제부터 다시는 의원 노릇을 하지 않으리라."

귀인은 이익성이 처방한 약을 한번 먹자 바로 완치되었다.

어떤 벼슬아치 집안에 아들이 갓 스무 살이었는데, 어느 날 저녁 갑자기 벙어리가 되었다. 백방으로 치료를 해 보아도 효험이 없었다. 익성이 그를 보러 갔는데, 안마당을 지나다가 남쪽 추녀 위에 놋그릇 대여섯 개를 늘어놓고 동전으로 가득 채워 놓은 것을 보았다. 익성이 괴이하게 여겨 물어 보니, 그 아버지가 말했다.

"늙은 아내가 자식을 걱정하여 점쟁이에게 점을 치게 했더니, '귀신이 재앙을 내린 것이라 이것으로 빌어야 한다'고 하였네."

"저는 의술만 잘하는 게 아니라 귀신에게 비는 술법도 잘하니, 꼭 멀리서 점쟁이를 불러올 필요 없습니다."

익성은 웃으면서 이렇게 말하고는, 놋그릇을 자기 앞으로 옮겨와서 늘어놓게 하고, 작은 동전 한 닢을 집어 파두巴豆[4] 몇 개를 사와서 벙어리의 콧구멍에 넣었다. 잠시 후에 한번 재채기를 하더니, 곧바로 말을 하였다. 그의 아버지가 기뻐하면서 그 까닭을 물었더니, 이렇게 대답하였다.

"젊은이가 밤에 색욕色慾이 생겨서 화기火氣가 위로 솟아 폐肺의 금기金氣[5]를 이겼기 때문에 말을 못하게 된 것입니다. 파두는 성질이 뜨거우니, 이것은 화기로 화기를 치는 처방입니다."

아마도 세상에 전해지지 않는 오묘한 의술이 있는데, 말로 적당히 둘러댄 것이리라. 그의 정밀하고 민첩함이 대개 이와 같았다.

익성은 기개와 절조가 있어서 비록 가난하고 미천한 종일지라도 반드시 힘을 다해 치료해 주었으나, 예를 갖추어 대하지 않으면 비록 정승·판서 같은 귀한 사람일지라도 굽히게 할 수 없었다.

호산거사는 말한다.

"태사공太史公 사마천司馬遷은 '곤액을 당하지 않고서 어떻게 떨쳐 일어날 수 있으리오?' 하고 말하였는데, 나 또한 이 사람에 대해 똑같이 말할 뿐이다. 의술이라는 한 분야를 어떻게 쉽게 말할 수 있겠는가? 이자예李子豫·서추부徐秋夫[6]·손법종孫法宗·허지장許智藏[7]의 의술은 귀신도 꺼렸지만, 이들의 경우는 이미 오래된 일이다. 진권甄權[8]·왕침王沈[9]·장기張機[10]·갈홍葛洪[11]·전을錢乙[12]의 무리들도 역사에 기록이 끊이지 않고, 그들의 저술과 이론은 극치를 이루고 공은 조화의 경지에 들어갔다. 그런데 처방은 일정할지라도 병의 증세는 일정하지 않은 법이다. 그런 까닭에 훌륭한 의원은 대부분 뜻(意)으로 효과를 얻었다. 그러나 널리 사물의 성질에 통달하고 맥脈의 이치를 잘 이해한 뒤에 뜻을 시행해야 한다. 그렇지 않으면 망령되고 경솔하게 시험해 보는 것이니, 사람의 생명을 가지고 장난치는 것일 뿐이다. 옛날에 어떤 사람이 갑자기 손가락 하나가 갑자기 아프더니, 산호 가지 하나가 두 치쯤 길이로 자라났다. 그 기운이 계속되면서 인물·짐승·성곽·누대의 모양이 이루어지니 마치 신기루 같았다. 이런 것이 어찌 의서에 실려 있겠는가? 의원들은 '화기火氣로 생긴 병에는 대황大黃을 투여해야 비로소 치유된다'고 말하는데, 이것은 뜻으로 터득한 것이다. 벙어리를 치료하는 데 파두를 코에 넣어야 한다는 처방이 어떤 책에 나오겠는가? 화火로써 화火를 다스리는 데는 이 방법이 한 수 더 뛰어나다.

『호산외기』¹³⁾

1) 식객(食客) : 문하門下에 기식寄食하는 선비. 문객門客.
2) 헌기지학(軒岐之學) : 헌기軒岐는 황제黃帝 헌원씨軒轅氏와 기백岐伯을 가리킨다. 모두 의술의 시조이다. 따라서 헌기지학이란 의학·의술을 가리킨다.
3) 백호탕(白虎湯) : 상한傷寒에서 오는 위열 때문에 가슴이 답답하고 목이 아플 때 쓰는 탕약.
4) 파두(巴豆) : 늘푸른좀나무. 여기서는 그것의 씨를 말한다. 설사약 등의 약재로 쓰인다.
5) 오행에서 화火와 금金은 상극 관계로, 화가 금을 이긴다.
6) 서추부(徐秋夫) : 남조의 송나라 때의 의원. 아버지 서희지徐熙之의 의술을 전수받아 명의가 되었다.
7) 허지장(許智藏) : 수隋나라 때의 의원. 의술로 벼슬을 하였다.
8) 진권(甄權) : 당나라 때의 의원. 어머니가 자주 병에 걸리자 동생과 함께 의술을 배워 명의가 되었다. 저서로 『맥경침방명당脈經針方明堂』이 있다.
9) 왕침(王沈) : 진晉나라 때의 사람. 자는 언백彦伯. 어려서 빼어난 재주를 가졌으나 출신이 미천하여 세속의 부침에 따를 수밖에 없었다. 많은 호걸들의 추앙을 받았다.
10) 장기(張機) : 한漢나라 때의 의원. 자는 중경仲景. '의중아성醫中亞聖'으로 일컬어진다. 임상 치료에 정통했으며 이를 체계적 이론으로 정립하였다. 저서로 『상한잡병

론傷寒雜病論」이 있다.
11) 갈홍(葛洪) : 284~364. 동진東晉의 사상가 · 의학자. 자는 치천稚川, 호는 포박자抱朴子. 낮은 관직 생활을 하다가 입산하여 연단술을 배우고 저작 활동에 몰입하였다. 『포박자』 · 『신선전』 · 『금궤약방金匱藥方』 등의 저서가 있다.
12) 전을(錢乙) : 송宋나라 때의 명의. 자는 중양仲陽. 벼슬이 태의太醫에 이르렀다. 저서로 『노신방저顱顖方著』가 있다.
13) 호산외기(壺山外記) : 조선 후기의 문인이자 서화가인 조희룡趙熙龍(1797~1859)이 편찬한 책. 중인 출신들의 전기를 수록했다. 조희룡의 본관은 함안咸安, 자는 치운致雲, 호는 호산壺山 · 우봉又峯 등. 김정희金正喜의 문하생으로, 시문에 뛰어나고 서화에 능했다.

김응립 金凝立

생몰년 미상. 경상도 지방의 상민 출신 의원으로, 문자를 전혀 알지 못했으나 병자의 기색만 보고도 신묘한 처방으로 병을 고쳤다고 한다.

김응립은 영우嶺右(경상우도)의 상민常民이다. 낫 놓고 ㄱ자도 모르는 일자무식(목불식정目不識丁)이었으나 신의神醫로 영남 땅 밖에까지 이름이 알려졌다. 그의 의술은 진맥을 하는 것도 아니고 증세를 물어 보는 것도 아니며, 얼굴 모양과 빛깔만 관찰하고도 병이 난 원인을 알아 냈다. 처방하는 약도 보통 쓰는 약재가 아니었다.

이락李鉻이 김산金山(경상북도 김천) 고을의 원님이 되었는데, 그의 며느리가 시집올 때부터 기침으로 매우 괴로워하였다. 이락도 의학의 이치에 밝아서 여러 가지 약을 써 보다가 응립을 맞이하여 물어 보았다. 응립은 이렇게 대답하였다.

"안색을 한번 본 뒤에 처방약을 말할 수 있는데, 이것은 감히 청할 수 없는 일입니다."
"지금 죽을 지경에 이르렀는데, 한번 보는 게 뭐 그리 해롭겠나?"

이락이 승락하자, 응립은 문 안에 들어가 자세히 살펴보고 말했다.

"이 병은 참으로 고치기 쉬운 병으로, 위장에 날음식이 체해 있어서 그런 것입니다. 엿 몇 개를 물에 녹여서 복용하면 반드시 토해 낼 것입니다."

엿물을 복용하고 얼마 안 되어 가래 한 덩어리를 토해 냈다. 그것을 갈라서 보니 속에 작은 가지 한 개가 있었는데, 조금도 상하거나 부패하지 않았다. 병자에게 물었더니, 열 살 남짓할 무렵 가지를 따서 먹다가 잘못해서 삼켜 버렸는데 틀림없이 그것일 거라고 하였다.

이락의 조카사위가 여러 해 동안 고질병을 앓고 있어서 응립으로 하여금 진찰해 보게 하였더니, 보고 나서 웃으며 말하였다.

"다른 약을 복용할 필요는 없습니다. 지금이 가을철이니 잎이 떨어지면 어떤 잎이든 가리지 말고, 그 중에 상하거나 썩지 않은 것 두어 짐을 골라 큰 가마솥 대여섯 개에 끓이되, 차츰차츰 끓이다가 한 사발쯤 되면 무시無時로 복용하십시오."

그 말처럼 했더니 과연 효험이 있었다.

또 어떤 사람이 병이 들어 각궁角弓[1]처럼 몸이 뒤틀렸다. 응립이 보고는 종이바늘(지침紙針)을 만들어서 콧구멍을 쑤셔 재채기가 거슬러 나오게 하였다. 이렇게 온종일을 했더니 병이 나았다.

응립이 처방하는 약은 모두 이와 같았으니 또한 기이하도다. (『청구야담』)

『이향견문록』

---

1) 각궁(角弓) : 쇠뿔이나 양뿔 따위로 꾸며서 만든 활.

노학구
老學究

노학구란, 늙은 서생이라는 뜻이다. 여기에 소개된 일화는 자신의 이름을 숨기고, 곽향
정기산 하나로 만병을 고쳤던 어떤 사람의 이야기이다.

구리재[1]에 약국이 하나 있었는데, 하루는 늙은 학구가 해진 옷에 짚신
을 신고서 촌뜨기 같은 모습으로 불쑥 들어와 약국 모퉁이에 앉았다. 말
한마디 없이 한나절이 지나도록 떠나지 않아 약국 주인이 괴이하게 여겨
물으니, 학구가 말했다.

"제가 어떤 손님과 여기에서 만나기로 약속하였소. 그래서 지금 학
수고대하며 당신 가게에 머물고 있는데, 내 마음이 편치 못하오."
"편치 못할 게 뭐 있소?"

식사 때가 되어서 주인이 밥을 먹자고 청하였으나, 응하지 않고 문 밖
으로 달려 나가 주머니 돈으로 시장에서 밥을 사 먹고 다시 와서 전처럼
꼼짝 않고 앉아 있었다. 이와 같이 여러 날이 지났으나 기다리는 친구는
끝내 나타나지 않았다.
문득 한 상민常民이 찾아와 말했다.

"아내가 지금 막 애를 낳다가 인사불성이 되었으니, 좋은 약으로 다
급한 목숨을 구해 주십시오."

주인이 의원에게 물어 본 뒤 처방전을 가지고 와서 보여 주면 약을 지어 주겠다고 하니, 그 상민은 약 한 첩만 지어 달라고 애걸을 하였다. 이때 학구가 말했다.

"곽향정기산²⁾ 세 첩만 복용하면 곧 나을 거요."
"이것은 비울증³⁾을 가라앉히는 데 쓰는 처방이니, 산병産病에 투약하는 것은 옳지 않소."

주인이 웃으며 이렇게 말했으나, 학구는 자신이 앞서 한 말을 고집했다. 그랬더니 그 상민이 말했다.

"일이 이미 다급하게 되었으니, 이 약을 꼭 지어 주시기 바랍니다."

주인은 어쩔 수 없이 지어 주었다.
저녁 무렵에 또 다른 상민이 찾아와서 말했다.

"저는 아무개와 이웃에 살고 있습니다. 아무개의 아내가 애를 낳다가 거의 죽을 지경이 되었는데, 다행히 이 약국에서 좋은 약을 구해 살아났다고 하더군요. 이 약국에 반드시 훌륭한 의원님이 계실 것이기에 찾아뵙게 되었습니다. 제 아들이 이제 세 살인데 마마를 앓아 지금 매우 위급하니, 바라옵건대 좋은 약으로 살려 주십시오."
"역시 곽향정기산 세 첩을 복용하시오."

학구가 이렇게 말하자, 주인은 절대로 안 된다고 했다. 그러나 상민이 간청하기에 주인은 또 지어 주었다. 얼마 후에 그 상민이 찾아오더니, 과연 즉시 효험을 보았다고 하였다.

이때부터 소문을 들은 사람들의 발길이 끊이지 않았다. 학구는 곽향정기산이라고 대답하지 않는 적이 없었고 그렇게 하여 낫지 않은 적이 없어, 그 효험이 북을 북채로 치는 것보다 빨랐다. 거의 몇 달이 지났으나 학구는 떠난 적이 없었고 기다리던 손님도 나타나지 않았다.

하루는 어떤 재상의 아들이 약국을 찾아와서, 부친의 병이 깊고 오래되어 백약이 무효더니 어제 영남의 한 유의儒醫(유자儒者로서 의술을 가진 사람)를 맞이했더니 몸을 보하는 약을 처방해 주었다며, 각별히 새로 채취한 약재를 가려서 효험을 보게 해 달라고 했다. 그리고는,

"저기 앉아 있는 사람은 누군가?"

하고 물었다. 주인은 요사이 있었던 이상한 일의 정상을 얘기해 주었다. 재상의 아들은 이에 옷깃을 여미고 학구의 앞으로 나아가 부친의 병세를 두루 갖추어 말하고는, 좋은 처방을 청했다. 학구는 낯빛을 바꾸지 않고,

"곽향정기산이 가장 좋습니다."

하고 말할 뿐이었다. 재상의 아들은 속으로 웃으며 물러났다. 부친에게 돌아가 말이 학구의 일에 이르자 한바탕 웃었다. 재상이 말했다.

"이 약이 반드시 병에 맞는 약제가 아니라고 할 수 없으니, 시험삼아 복용해 보자."

그랬더니 그의 아들과 문인門人들이 모두,

"안 됩니다."

78

하였다. 재상은 아들이 올린 약을 몰래 엎어 버리고, 주위 사람을 시켜 몰래 곽향정기산 세 첩을 지어 오게 하여 세 첩을 한꺼번에 달여서 세 번에 걸쳐 복용하였다. 이튿날 아침에 일어나 앉으니 정신이 맑고 기운이 나면서 병의 뿌리가 이미 사라져 버렸다. 아들이 아침 문안을 여쭈니, 재상이 말했다.

"고질병이 이미 몸에서 떨어졌다."
"아무개 의원은 참으로 화타⁴⁾요 편작입니다."
"아니다. 약국의 학구가 어디 사람인지는 모르겠으나 진짜 신의神醫다."

이어서 약을 엎어 버리고 곽향정기산을 복용한 사실을 얘기해 주고는 또 말했다.

"여러 달 동안 앓던 고질병이 하루아침에 얼음처럼 녹아버렸으니 이보다 더 큰 은혜는 없다. 네가 꼭 몸소 찾아가서 그를 맞아 오거라."

아들이 곧바로 가서 감사하다는 뜻을 표하고 함께 자기 집으로 가자고 청하니, 학구가 옷깃을 떨치고 일어나며 말했다.

"내가 성 안에 잘못 들어왔다가 이런 더럽고 모멸스런 말을 듣는구나. 내 어찌 막중지빈幕中之賓⁵⁾이 되겠는가?"

드디어 표연히 떠나갔다. 재상의 아들이 겸연쩍게 물러나 돌아와서 경위를 말씀 드리니, 재상은 개결하고 탈속한 선비라며 더욱 찬탄하였다.
얼마 후에 임금이 병에 걸려 잠들지 못해 전전반측하며 위중해졌으나,

양의良醫들도 병세가 진행되는 방향을 알지 못했다. 온 조정이 초조하고 경황이 없었는데, 그 재상이 이때 약원 제조藥院提調를 맡고 있다가, 마침 학구의 일에 감동하여 입진入診 때 아뢰니, 임금이 말하였다.

"이 약제가 꼭 이로운 것은 아니지만 또 해로울 것도 없소."

이에 달여서 들이라고 명하여 복용하자 이튿날 병이 나았다. 임금은 더욱 탄복하고 기이하게 여기며 물색하여 찾게 하였으나 끝내 찾지 못했다. 식자識者들은 말한다.

"이 사람은 이인異人이다. 대개 의서醫書에는 '연운年運(그해의 운수)이 순환하여 한때 온갖 병이 비록 달리 나타나지만 그 뿌리는 곧 연운이 시킨 것이다' 하고 쓰여 있다. 진실로 그 연운을 알아서 꼭 맞는 약을 쓰면 비록 서로 맞지 않는 증세라도 효험이 없지 않을 것이다. 근세에 의술을 업으로 삼는 자들은 이러한 이치에 어둡다. 그래서 다만 증세에 따라 약을 써서 그 말단을 치료하고 그 근본은 버려 두기 때문에 사람을 죽게 한다. 이 학구는 반드시 임금의 몸에 병이 날 것을 미리 알고, 이 약제가 아니면 치료할 방법이 없겠기에, 일부러 이런 일을 꾸며서 자신의 처방을 알렸던 것이다."(『청구야담』)

『이향견문록』

---

1) 구리재 : 동현銅峴. 지금의 을지로 입구 인근 지역을 말하는데, 이곳은 예전에 약국이 많았던 곳이다.
2) 곽향정기산(藿香正氣散) : 소화기 계통의 치료에 쓰이는 향기가 맑은 탕약.
3) 비울증(痞鬱症) : 가슴과 뼈가 답답한 증세.
4) 화타(和陀, 華佗) : ?~208. 중국 동한말東漢末의 뛰어난 외과의外科醫. 이름을 '부

敷' 라고도 하며, 자는 원화元化. 특히 외과와 침구鍼灸에 정통했다. 당시의 일반적인 사고방식에서 과감히 탈피하여 외과술을 제창하였고, 전신마취제를 개발하여 위장 수술도 했다고 한다.

5) 막중지빈(幕中之賓) : 입막지빈入幕之賓. 비밀 모의에 참여하여 막부幕府(장군이 집무하는 곳)의 빈객 예우를 받는 사람.

피재길 皮載吉

생몰년 미상. 조선 정조 · 순조 연간의 의원. 가업을 이어 종기를 전문으로 고쳤다. 정조의 머리 부스럼을 고쳐서 명성을 얻었고, 내의원의 의원이 되었다. 그가 만든 웅담고熊膽膏란 고약이 당시에 널리 알려졌다.

피재길은 의사 집안의 아들이다. 그의 아버지는 종기 치료를 전문으로 했는데, 약재를 잘 배합하였다. 아버지가 돌아가셨을 때, 재길은 나이가 아직 어려서 아버지의 의술을 전해 받지 못했다. 그래서 그의 어머니가 보고들었던 것으로 여러 처방을 그에게 가르쳤다. 재길은 의서를 읽은 적이 없었고, 다만 약재를 모아 고약을 다리는 방법만 알 뿐이었다. 모든 종기에 쓰이는 고약을 팔아 스스로 생활하면서 마을을 돌아다녔지만 감히 의원 축에는 끼일 수 없었다. 사대부들이 소문을 듣고 그를 불러다 그 고약을 써 보면 자못 효험이 있었다.

계축년(1793) 여름, 임금(정조)께서 머리에 부스럼이 나서 침이나 약을 잡다하게 써 보았으나, 오래 지나도 효험이 없었고 부스럼은 얼굴과 턱의 여러 부위로 점점 번져 나갔다. 때는 한여름이라 임금의 일상생활이 편치 않았다. 여러 내의內醫들은 어찌할 바를 몰랐고, 조정의 신하들은 날마다 반열을 이루어 문안을 여쭈었다.

재길의 이름을 임금께 아뢰는 사람이 있어 불러 들이라고 명하여 증세를 물어 보니, 재길은 신분이 미천한 사내여서 두려워하고 땀을 흘리며 대답을 하지 못했다. 그랬더니 곁에 있던 내의들이 모두 속으로 비웃었다. 임금께서 앞으로 가까이 와서 진찰하게 하면서 말했다.

"두려워 말고 너의 의술을 다하거라."

"신에게 한 가지 처방이 있어 시술해 볼 만합니다."

재길이 이렇게 말하자, 물러가서 약을 지어 올리라고 명하였다. 그리하여 웅담을 여러 약재와 배합해 고아서 고약을 만들어 붙였다. 임금께서 물었다.

"며칠이면 낫겠느냐?"

"하루면 통증이 그치고, 사흘이면 나을 것입니다."

얼마 후에 한결같이 그의 말처럼 되었다. 임금께서 약원에 유시諭示[1]하여 말하였다.

"약을 붙이고 조금 지나자 지난날의 통증이 씻은 듯이 사라졌으니, 지금 세상에 숨은 의술과 비방祕方이 있을 것이라고는 생각지도 못했다. 의원은 명의라 할 만하고, 약은 신방神方이라 할 만하다. 그의 노고에 보답할 방법을 의논하라."

내의원의 신하들이 먼저 내의원 침의鍼醫에 차정差定[2]하고 6품의 품계를 내려 정직正職(문·무관의 실직實職)에 제수할 것을 여쭈어 청하니 임금께서 허락하였다. 즉시 나주 감목관羅州監牧官[3]을 제수하니, 내의원의 의원들이 모두 놀라고 탄복하여 손을 모으고 그의 재능에 양보하였다. 이에 재길의 이름이 온 나라에 알려졌고, 웅담고熊膽膏는 드디어 천금 가는 처방이 되어 세상에 전해졌다.

사신은 말한다.

"나(홍양호)는 약원에서 근무하다가 처음 피재길을 보았다. 체구는 왜소했고 눈으로는 글자를 몰랐다. 약재의 약성을 뽑아서 물어 보아도 대부분 성질이 차가운지 따뜻한지, 독이 있는지 없는지도 구별하지 못했다. 그러니 어찌 병증에 따라 알맞은 약을 투여할 수 있겠는가? 그가 배운 것은 오직 몇 종류의 고약으로, 잡다한 종기에 쓰인다. 가끔 우연히 맞아떨어졌으나 사람들은 기이하게 여기지 않았다. 임금이 병에 걸려 한번 시험삼아 붙여서 귀신같이 공을 거두었으니, 이것이 어찌 그의 재주가 뛰어나서이겠는가? 아마도 이른바 '그렇게 함이 없는데도 그렇게 된 것'⁴⁾이리라. 그런데 그 방법이 의경醫經에 보이지 않으니, 어찌 옛날의 현인이면서 의술에 은거했던 사람이 남 모르게 전하던 신비한 방법이겠는가? 바로 피재길이 직접 터득하여 공을 세우고 이름을 이룬 것이다. 그러니 어찌 기이한 일이 아니리오?"

『이계집』⁵⁾

1) 유시(諭示) : 관청 같은 데서 백성을 타일러 가르친다는 뜻.
2) 차정(差定) : 사무를 맡긴다는 뜻.
3) 감목관(監牧官) : 지방의 목장牧場에 관한 일을 맡아 보던 종6품의 관직. 뒤에는 부사府使나 첨사僉使가 겸직하였다.
4) 『맹자』에 나오는 구절이다. "그렇게 함이 없는데도 그렇게 되는 것은 天(천운)이요, 이르게 함이 없는데도 이르는 것은 命(운명)이다(莫之爲而爲者, 天也, 莫之致而至者, 命也)"(「만장 상」).
5) 이계집(耳溪集) : 조선 후기의 문인 홍양호洪良浩(1724~1802)의 문집. 홍양호의 본관은 풍산豐山, 자는 한사漢師, 호는 이계耳溪, 초명은 양한良漢, 시호는 문헌文獻. 대사간 · 대사헌 · 이조판서 등을 역임하였다. 학문과 문장에 뛰어났다.

신 침의
申針醫

생몰년 미상. 조선 후기, 서울에서 활동했던 의원. 그 당시 원리침圓利針(둥글고 예리한 침)과 삼릉침三稜針(끝이 세모로 된 침)을 이용한 치료로 이름이 높았다고 한다.

신 노인은 의술(황기지술黃岐之術)[1]에 통달했는데, 특히 침구법針灸法(침 질과 뜸질을 하는 법)에 능하여 당시에 훌륭한 의원으로 일컬어졌다. 내(유재건)가 어렸을 때 의학에 뜻이 있어 『동인경』[2]을 가지고 신 노인에게 지도를 받으러 갔더니, 십이경맥[3]과 점혈법點穴法(침자리를 잡는 법)을 정밀하게 강론해 주었다. 나는 신 노인이 침을 꺼내 병을 치료하는 것을 보았다. 원리침은 순금으로 만든 것이었는데 까끄라기처럼 가늘었고, 삼릉침은 쇠로 된 바늘에 황금으로 된 자루였다. 다른 일반 침과 달라서 내가 물었더니, 노인이 말했다.

"나의 스승님은 침을 잘 놓으셨는데, 일본에 가서 병을 치료해 낫게 하자 일본 의원이 자기보다 의술이 낫다면서 이 침 두 개를 선물로 주었네. 스승님께서는 이 침으로 병을 치료하여 기이한 효험을 많이 보았기에 항상 그것을 보배처럼 아끼셨네. 돌아가실 때 내게 물려주셔서, 나도 이 침으로 수많은 사람의 질병을 치료하며 지금까지 간직하고 있는데, 오랜 세월 동안 손으로 문지르며 시술하여 이제 까끄라기처럼 아주 가늘게 된 것이라네."

신 노인이 죽은 뒤 그의 아들이 또한 그 침으로 여러 해 동안 병을 치료하였다.

『이향견문록』

1) 황기지술(黃岐之術) : 의술을 가리키는 말이다. 황제黃帝와 기백岐伯은 의술의 비조
   鼻祖로 일컬어진다.
2) 동인경(銅人經) : 동인침혈침구경銅人鍼血鍼灸經. 중국 송나라 인종 때 유덕惟德이
   편찬한 책. 조선시대에 전의감典醫監에서 실시한 의과醫科 초시初試의 한 과목이었
   다.
3) 십이경맥(十二經脈) : 원문에서는 십이경락十二經絡으로 되어 있으나, 십이경맥의
   오기로 보인다. 십이경맥은 인체에서 기혈의 순환하는 경로를 수·족手足 각각 삼양
   삼음三陽三陰으로 나눈 것이다. 경락은 인체에서 기혈이 순환하는 경로를 통칭하는
   것으로 경맥(12경맥)과 낙맥(15낙맥)으로 이루어진다.

이동 李同

생몰년 미상. 조선 후기의 의원. 일자무식이었으나 침과 뜸의 명수였다. 사람의 몸에서 나는 손톱, 털, 때, 오줌 등을 이용하여 치료하였으며, 정조의 치질을 치료하여 후한 상을 받았다. 만년에 눈이 어두워도 실수하는 바가 없었다고 한다.

이동은 이름을 몰라 소자小字(아이 때의 이름)로 불려졌다. 일자무식이었으나 종기를 치료하는 의원(瘍醫양의瘍醫)으로 이름이 온 세상에 알려졌다. 그의 치료법은 침 놓고 뜸 뜨는 것 외에 손톱, 머리털, 오줌, 똥, 침, 때 따위에 지나지 않았다. 비록 풀, 나무, 벌레, 물고기 등을 쓰는 경우도 있었지만, 모두 한 푼의 값어치도 없는 것이었다. 그는 항상 사람들에게 말했다.

"한 몸 속에 저절로 좋은 약재가 갖추어져 있는데, 무엇 때문에 다른 물건을 쓰겠는가?"

정조가 일찍이 치질을 앓아, 이동에게 살펴보라고 명하였다. 이동은 갓을 벗고 엎드려서 환부를 살폈는데, 머리털이 빠져서 상투를 틀 수 없었다. 임금이 웃으며 탕건(갓 아래 받쳐 쓰는 관)을 하사하여 머리에 쓰게 하였다. 병이 정상으로 회복된 뒤에 호조戸曹의 돈 십만 전을 하사하니, 사람들이 영광스럽게 여겼다.

일찍이 어떤 집에 가서 주인과 이야기를 나누다가, 부인의 기침소리를 듣고 말했다.

"이 사람은 속으로 악창惡瘡을 앓고 있는 사람이구나."

주인이 깜짝 놀라며 말했다.

"이 사람은 내 누님이오. 여전히 건강한데, 무슨 병이 있단 말이오?"
"기침소리를 들어 보니 종기가 한창 곪았습니다. 며칠만 지나면 고칠 수 없습니다."

주인은 시험 삼아 데려가서 보였다. 옆구리 사이에 침을 놓으니 과연 고름 두어 되를 쏟아 내고 병이 나았다. 그의 신통한 의술이 대체로 이와 같았다.

늙어서 눈이 어두워지니 손으로 환부를 더듬어 치료하였으나, 백에 하나의 실수도 없었다.

호산거사壺山居士(조희룡)는 말한다.

"일찍이 들으니, 이동은 어렸을 때 가난하고 의지할 데가 없어 임국서林國瑞의 마부가 되었다가, 그로부터 실마리만 듣고서 의술을 터득하였다. 임국서는 과연 어떠한 의원인가? 옛 의방醫方을 읽어서 종신토록 실행했으나 적적하여 특이한 재능이 있다는 소문이 들리지 않았다. 그런데 이동은 배운 게 없이도 임국서의 의술을 터득하여, 도리어 임국서를 아래에 있게 했다. 그렇다면 어떻게 자신의 의술을 신묘하게 하였을까? 소오줌·말똥·찢어진 북가죽을 옥찰玉札[1)]·단사丹砂[2)]·적전赤箭[3)]·청지靑芝[4)]처럼 썼으니, 아아! 또한 기이하도다. 사람들은 간혹 그를 비웃어 옛 처방이 아니어서 천하다고 한다. 허윤종許胤宗[5)]의 방풍防風[6)], 조경趙卿의 개초芥醋(겨자와 초), 전을錢乙[7)]의 황토黃土, 갈가구葛可久[8)]의 오동잎 등이 어찌 옛 처방이고 귀한 것인가? 이동이 사용했던 재료들을 사람들은 간혹 써 보고 잘 듣지 않으면 문득 그를 비난하곤 한다. 옛사람들은 병의 증세에 따라 처방을 내렸는데, 그 책이 집집마다 가득하다. 그런데 지금 옛 처방을 살펴서 시술하는데도 세상의 질병이 다시 여전한 것은 무엇 때문인가? 그러므로 '증세가 같아도 병이 다르고 병이 같아도 증세가 다르니, 오직 의원이 뜻으로 터득하는 것이 어떠한가에 달려 있다'고 하는 것이다. 만일 옛사람이 말한 적이 없는 증세라면 또한 장차 어떻게 시술하겠는가? 뜻(意)은 넓어지기(博) 어렵고 넓어지면(博) 이치에 맞기(理) 어려운 법이니, 의원은 자기의 뜻을 터득해야만 바야흐로 국수國手라고 불려지게 될 것이다. 가탐賈耽[9]의 슬가蝨瘕(이 때문에 생기는 피부병), 서사백徐嗣伯[10]의 침달針疸(황달에 침을 놓는 것), 서지재徐之才[11]의 합정질蛤精疾(조개의 정액을 밟아 발꿈치가 붓는 병), 주고周顧의 교룡가蛟龍瘕(교룡의 알을 먹고 얼굴이 누렇게 뜨고 배가 붓는 병) 등이 바로 이런 것이다."

『호산외기』

1) 玉札(옥찰) : 한약재인 지유地楡의 딴 이름. 짚신나물과에 딸린 다년초로, 연한 잎은 먹으며 땅속의 뿌리는 외치약外治藥으로 쓰인다. 오이풀.
2) 丹砂(단사) : 수은과 유황의 화합물. 채료彩料나 선약仙藥의 재료로 쓰인다.
3) 赤箭(적전) : 난초과에 속하는 기생식물. 화살깃 모양의 잎이 줄기의 마디마다 난다. 뿌리는 천마天麻라 하여 약재로 쓴다. 수자해좆. 정풍초定風草.
4) 청지(靑芝) : 태산泰山에서 난다고 전해지는 귀한 약재. 눈·간·기氣를 보강하는 데 쓰인다. 용지龍芝.
5) 허윤종(許胤宗) : 당나라의 벼슬아치로 의술에 뛰어났다. 왕태후가 풍을 맞아 말을 못하게 되었을 때, 황기와 방풍을 달려 김을 쐬자 저녁 무렵 말하게 되었다고 한다.
6) 방풍防風 : 미나리과에 속하는 풀로 중풍 약재로 쓰인다.
7) 전을(錢乙) : 송나라의 의원. 왕자의 경풍驚風을 황토탕黃土湯으로 고쳤다고 한다.
8) 갈가구(葛可久) : 명나라의 의원. 이름은 갈가손葛可孫, 가구는 자. 사지가 뒤틀리는 병을 나뭇잎 따위로 고쳤다고 한다.
9) 가탐(賈耽) : 당나라의 문신. 지리와 음양술에 능통했다고 한다.
10) 서사백(徐嗣伯) : 남제南齊의 의원. 자기가 판단한 특별한 처방으로 병을 잘 고쳤다.

어느 할미가 몸이 아프고 온몸에 검은 종기가 생겼는데, 서사백이 탕제를 지어 복용시
키니 처음에는 더욱 악화되었다가, 얼마 후 검은 종기를 쏟고 사흘 뒤에 완전히 나았
다고 한다.

11) 서지재(徐之才) : 북제北齊의 의원. 어떤 사람이 발꿈치에 통증이 있었으나 그 원인
을 아는 사람이 없었는데, 서지재가 합정질이라고 진단하였다. 발꿈치를 갈라 보니 과
연 느릅나무 열매만 한 대합 두 개가 나왔다고 한다.

최운 崔雲

생몰년 미상. 조선 후기에 활동했던 의원. 점술과 관상술에도 뛰어났으며, 집안이 대대로 의원의 업을 이어갔다.

최운이란 노인은 의술을 좋아하였고, 또한 점술(복서卜筮)과 관상술(상결相訣)도 곁들여 통히여 손수 베껴 놓은 것들이 매우 많았다. 내(유재건)가 일찍이 그 손자의 집에서 『보감寶鑑』 등을 초록한 책을 볼 수 있었는데, 자획字劃이 퍽이나 정밀하였다.

박 무성자[1]가 일찍이 최 노인에게 편지를 보냈다.

"선생께서 쓰신 의서醫書의 서문을 읽어 볼 수 있었는데, 첫머리에 '건도乾道는 남성을 이루고, 곤도坤道는 여성을 이룬다'[2]고 하셨으니, 선생의 식견이 탁월하고 고명하신 것에 대해 우러러 찬사를 드립니다. 일찍이 듣건대, 선생께서는 『대학大學』에 공부를 쌓고 쌓으시어 격물치지格物致知를 깨우쳐서 이치를 분석하고 이해할 수 있었다고 합니다. 다만 아마도 이런 것은 사람마다 알 수 있는 게 아닐 것입니다."

손자 윤륜倫은 자가 치효致孝인데, 선조의 의업醫業을 계승하여 의원으로 한 시대에 이름이 있었다. 또 그의 아들 종진宗震 역시 의술에 능했으며, 무과武科에 급제하여 찰방察訪 벼슬을 지냈다.

『이향견문록』

1) 박무성자(朴無聲子) : 조선 후기의 위항시인委巷詩人 박상우朴常愚. 자는 춘장春
長. 무성자는 그의 호.

2) 송나라 학자 주돈이周敦頤(1017~1073)의 「태극도설太極圖說」에 나오는 말이다.
"건도는 남성을 이루고 곤도는 여성를 이루어, 두 기운이 교감하여 만물을 화생化生
하니 만물이 낳고 낳아 변화가 무궁해진다(乾道成男, 坤道成女, 二氣交感, 化生萬
物, 萬物生生, 而變化無窮焉)."

이희복
李喜福

생몰년 미상. 어머니의 병 때문에 의술을 배워 뒷날 명의가 되었다.

동추同樞 이희복은 자가 자후子厚이며, 유복자로 태어났다. 어머니가 병이 많았기 때문에 『경악서』[1]를 읽어 그 이지를 깊이 깨달아 훌륭한 약재를 써서 효험을 보아 장수하게 되었다.

내(유재건)가 어렸을 때 의술에 뜻이 있어 때때로 그를 찾아가 의논하였다. 그는 매번 다음과 같이 말했다.

"장 경악의 고견高見은 단계[2]와 하간[3]의 허물을 씻었으니, 명나라에서 제일 가는 훌륭한 의원이다. 대개 그의 의술은 신장을 보하는 것을 위주로 하였는데, 인삼과 숙지황[4]을 잘 다스려지는 세상의 어진 재상으로 여겼고, 대황[5]과 부자[6]를 어지러운 세상의 훌륭한 장수로 여겼다. 그가 쓴 「전충록傳忠錄」[7]과 「구정록求正錄」[8] 등의 책은 모두 『소문』[9]과 『영추』[10]를 근본으로 했고, 전염성 열병熱病(상한傷寒)에 관한 처방은 장중경張仲景[11]을 위주로 하였다."

근년에 그 책을 사와서 그 치료법을 사용하는 사람이 많은데, 크게 효험이 있다고 한다.

『이향견문록』

1) 경악서(景岳書) : 명나라의 명의인 장개빈張介賓이 쓴 의서醫書. 경악은 그의 호.

2) 단계(丹溪) : 원나라 때의 양의良醫인 주진형朱震亨. 단계는 그의 호.

3) 하간(河澗) : 금나라 때의 양의인 유완소劉完素. 하간은 그가 태어난 곳으로 그의 별호이다.

4) 숙지황(熟地黃) : 생지황生地黃을 술에 담갔다가 여러 번 찐 약재. 보혈補血・보음補陰에 효과가 있다. 지황地黃은 약용으로 재배하는 현삼과의 여러해살이 풀이다. 지황의 뿌리 중에 날것을 생지황, 말린 것을 건지황乾地黃, 찐 것을 숙지황이라 한다.

5) 대황(大黃) : 장군풀의 뿌리. 대소변을 잘 나오게 하거나 혈액 순환을 돕는 약으로 쓰인다.

6) 부자(附子) : 바곳의 뿌리. 양기를 돕고 오한・신경통・관절염 등에 쓰이나 극약이다.

7) 전충록(傳忠錄) : 장개빈이 지은 『경악서』의 첫부분으로, 그 내용은 자신의 의학 이론에 대한 설명으로 이루어져 있다.

8) 구정록(求正錄) : 장개빈이 지은 『유경부익類經附翼』의 편명으로, 이 글도 자신의 의학 이론으로 이루어져 있다.

9) 소문(素問) : 중국 고대의 제왕인 황제黃帝와 그의 명의였던 기백岐伯의 문답을 기록한 의서醫書.

10) 영추(靈樞) : 침구針灸에 관한 내용으로 된 옛 의서.

11) 장중경(張仲景) : 후한 때의 명의인 장기張機. 중경은 그의 자. 그가 쓴 의서로 『상한론傷寒論』이 유명하다.

송학천 宋學天

생몰년 미상. 그의 이력은 자세히 알려져 있지 않으나, 의술이 특이했고 귀기탕歸芪湯
으로 이름을 날렸다고 한다.

송학천은 한 시대에 훌륭한 의원으로 이름이 있었는데, 특이한 의술로
칭송을 받았다. 당시 사람들 중에 기이한 병을 앓거나 병이 오래 묵은 사
람들이 찾아와서 병세를 물어 보고 기이한 효험을 본 일이 많았다. 또한
운기運氣[1]의 이치도 잘 깨치고 있었다. 어느 해인가 서울에 질병이 많았
는데, 송학천은 귀기탕[2] 한 가지 처방을 여러 증세에 사용해 효험을 많이
보았다고 한다.

『이향견문록』

---

1) 운기(運氣) : 운명. 사람에게 닥쳐 오는, 인력人力으로는 어찌할 수 없는 길흉화복吉
   凶禍福.
2) 귀기탕(歸芪湯) : 일명 당귀보혈탕當歸補血湯. 당귀當歸와 황기黃芪를 원료로 하며,
   '혈血이 허하여 생기는 열'(血虛發熱)을 치료하는 탕약이다.

조광일 趙光一

생몰년 미상. 침의鍼醫로 이름이 높았던 의원. 이 때문에 호를 침은鍼隱이라 하였다. 여러 가지 침을 주머니에 넣어 가지고 다니면서 창상瘡傷을 많이 치료하였다. 성품이 강직하고 부귀를 탐하지 않기로 소문이 났으며, 민간에 머물면서 가난한 사람을 치료해 주는 것을 낙으로 삼았다.

의원은 구류九流[1]의 하나이니 대개 잡류雜流이다. 내가 듣기를, '최고의 의醫는 나라를 다스리는 것이고, 그 다음은 병을 다스리는 것이다'[2] 하였다. 이것은 무슨 까닭으로 하는 말인가? 나라를 다스리는 것은 병을 다스리는 것과 같아서 의醫의 도道가 있다.

그런데 선비는 반드시 영달해서 윗자리에 있어야 나라를 다스릴 수 있다. 혹 곤궁해서 시험하지 못하면 음양陰陽, 허실虛實, 약석藥石 사이에 그 기술을 부쳐, 여러 사람을 구제하는 공을 널리 베푸니, 나라를 다스리는 것에 버금간다. 그래서 옛날의 어질면서 불우했던 사람은 종종 의醫에 은거하였다. 내(홍양호)가 일찍이 그런 사람을 남 모르게 찾아 보았으나 찾을 수 없었다. 근래에 나는 호우湖右(충청도) 지방에서 임시로 살고 있는데 풍토에 적응할 수 없었다. 그래서 그 지방 사람들에게 의원을 물었더니 모두들, "좋은 의원이 없습니다" 하였다. 그래도 억지로 청했더니 조생趙生이라 대답하였다.

조생의 이름은 광일이다. 그는 선조가 태안泰安의 대성大姓(족속이 번성한 집안)이었으나, 집이 가난해 나그네로 떠돌다가 합호合湖(충남 연기군 합강리의 금강 유역)의 서쪽 물가에 우거하였다. 별다른 재능은 없고 침술로 이름이 나서 자기 호를 '침은鍼隱' 이라 하였다. 조생의 발걸음은 일찍이 지위가 높은 사람의 집에 닿은 적이 없었고, 그의 문에도 현달한 사람이

다녀간 자취가 없었다. 그런데 내가 일찍이 조생의 오두막을 지나자니, 맑은 새벽에 어떤 늙은 할미가 남루한 옷차림으로 엉금엉금 기어 그의 집 문을 두드리면서 말했다.

"저는 어떤 마을 백성인 아무개의 어미입니다. 제 아들이 어떤 병에 걸려 거의 죽게 되었으니 제발 목숨을 살려 주십시오."
"그럽시다. 앞서 가면 내 따라가리다."

조생은 즉시 응답하고 그 자리에서 일어나 뒤따라갔는데, 걸어가면서 조금도 귀찮아하는 기색이 없었다.
일찍이 진흙길에서 그를 만났는데, 당시 비가 내려 길이 진창이었다. 조생은 구약나물 약초를 머리에 이고 나막신을 끌면서 서둘러 가고 있었다. 그에게 어디로 가느냐고 물었더니 이렇게 대답했다.

"어떤 마을 백성 아무개의 아버지가 병에 걸려 지난번에 내가 한번 침을 놓았는데, 아직 효험이 없어서 이날 다시 가서 침을 놓아 주겠노라고 약속을 했습니다."
"그대에게 무슨 이익이 되기에 몸소 그렇게 수고를 하는가?"

내가 괴이하게 여기며 물어 보았으나, 조생은 웃으면서 대답하지 않고 갔다.
그의 사람됨이 대략 이와 같았다. 나는 마음속으로 그를 기이하게 여기며 그가 오가는 것을 살펴보고는 드디어 그와 친해져 교류하게 되었다.
그의 사람됨은 소탈하고 까다롭지 않아 남과 거슬리는 게 없었고, 오직 스스로 의원노릇 하는 것을 좋아했다. 그의 의술은 옛 처방을 따르지 않고서 탕약을 지었고, 항상 작은 가죽 주머니 하나를 가지고 다녔다. 그

속에는 구리침과 쇠침 10여 개가 들어 있었는데, 긴 것, 짧은 것, 둥근 것, 모난 것 등 다르게 만든 것이었다. 그 침으로 악창惡瘡을 터트리고, 부스럼이나 멍든 것을 치료하고, 어격瘀隔[3]을 통하게 하고, 풍기風氣(중풍)를 소통시켰으며, 절름발이와 곱추를 일으켜 세웠는데, 곧바로 효험이 나타나지 않은 적이 없었으니, 대개 침술에 정통하여 그 이치를 터득한 사람이다.

내가 조용히 그에게 물어 보았다.

"의술은 천한 기술이고 민간民間은 비천한 곳이네. 그대의 재주로 어찌 귀하고 현달한 사람들과 사귀어 명성을 얻지 않고, 민간의 하찮은 백성들을 좇아 교류하는 건가? 어찌 스스로를 소중히 여기지 않는가?"

조생은 웃으면서 대답했다.

"장부는 재상이 되지 못하면 차라리 의원이 되는 게 낫습니다. 재상은 도로써 백성을 구제하고, 의원은 의술로써 사람을 살립니다. 출세함과 못함의 차이는 현격하지만 공은 같습니다. 그러나 재상이 적절한 때를 얻어서 자기의 도를 행함에는 좋을 때도 있고 나쁠 때도 있습니다. 사람의 양식을 먹이고 그 책임을 맡아야 하니, 하나라도 얻지 못하면 허물과 죄가 뒤따릅니다. 의원은 그렇지 않아 자기의 의술로 자기의 뜻을 행하여 얻지 못함이 없고, 치료할 수 없으면 놔두고 떠나도 저를 허물하지 않습니다. 저는 그래서 이 의술에 즐거이 거처합니다. 저는 이 의술을 행하면서 이익을 구하지 않고 제 뜻을 행할 뿐입니다. 그래서 귀천을 가리지 않습니다. 저는 세상의 의원들이 자기의 의술을 믿고 남에게 교만한 것을 미워합니다. 그들은 문 밖에 말 탄 사람들이 서로 이어지고, 집에 술과 고기를 베풀어 대접하면서 서너 번 요청한 뒤에야 가려 합니다. 또한 그들이 가는 곳도 귀하고 권세 있는 집이 아니면 부 잣집입니다. 만약 가난하거나 권세가 없으면, 병을 핑계로 거절하기도 하고 집에 없다고 핑계를 대어 피하기도 하면서 백 번을 요청해도 한 번도 일어서지 않으니, 이것이 어찌 어진 사람의 인정이겠습니까? 제 가 오직 민간을 돌아다니면서 귀함과 권세를 구하지 않는 까닭은 이런 무리들을 징계하기 위해서입니다. 저 귀하고 현달한 사람들이 어찌 우 리보다 못해서이겠습니까? 제가 불쌍하게 여기는 사람은 오직 민간의 궁한 백성들뿐입니다. 또한 제가 침을 잡고 민간을 돌아다닌 지 십여 년이 되었습니다. 날마다 여러 사람을 치료하기도 하고 다달이 열서너 명을 살리기도 하여, 살려 낸 사람을 전부 헤아려 보면 수천 명은 될 것 입니다. 저는 올해로 마흔 살 남짓하니, 다시 수십 년 동안 만 명은 살 려 낼 수 있겠지요. 살려 낸 사람이 만 명에 이르면 제 일도 끝이 납니 다."

 나는 처음 그의 말을 듣고는 눈이 휘둥그래졌다. 그리고 한참이 지나 서야 감탄하며 말한다.

 "요즈음 사람들은 한 가지 재주만 있어도 세상에 팔리기를 구하고, 남에게 적은 혜택을 베풀고도 채권 증서를 가지고서 그 값어치를 책임 지우며, 권세와 이익을 우러러보면서 취할 것이 없으면 침을 뱉으며 돌 아보지도 않는다. 조생은 의술이 높되 명성을 구하지 않고, 시술을 널 리 하였으나 보답을 바라지 않으며, 사람의 위급함을 구하러 달려감에 반드시 궁하고 세력 없는 사람을 먼저 하니, 그는 남보다 훨씬 어질다 하겠다. 나는 '천 명을 살리면 반드시 남 모르게 받는 녹禄으로 먹고살 리라' 하는 말을 들었으니, 조생은 아마도 이 나라에서 훗날의 보답이 있을 것이다."

이에 보고들은 것을 서술하여 그를 위해 전을 지어 태사太史(사관史官을 가리키는 말)의 구함에 응한다.

『이계집』

1) 구류(九流) : 아홉 갈래의 학파. 유가儒家, 도가道家, 음양가陰陽家, 법가法家, 명가 名家, 묵가墨家, 종횡가縱橫家, 잡가雜家, 농가農家.
2) 『국어國語』「진어晉語」에 나오는 말이다.
3) 어격(瘀隔) : 어혈瘀血. 피가 순하게 돌지 못하고 한곳에 뭉쳐 생기는 병. 흔히 타박상 에 의하여 생긴다.

홍익만
洪翼鼋

생몰년 미상. 조선 후기에 돌림병을 잘 치료했던 의원이다. 다른 사람의 위급한 일을 보면 주저 없이 찾아가 치료해 주었으며, 그런 일로 공치사하는 것을 무척 싫어하였다고 한다.

옛날에는 사람을 볼 때 오직 행실만 보았고, 사람을 취할 때 오직 능력만 보았다. 그런데 세상의 풍교가 쇠되하자 인물을 헤아리는 것이 행실과 능력에 있지 않고 가문에 있게 되었다. 가문이 높으면 비록 용렬하고 자질구레하며 어리석어 아는 것이 없더라도, 서로 추천하면서 제멋대로 우쭐거린다. 가문이 낮으면 비록 기상과 의기로 인정받고 훌륭한 인품으로 강개하더라도, 배척하고 어둠 속에 빠뜨린다. 어찌 한쪽으로 치우친 도가 아니겠는가?

홍익만은 돌림병을 고치는 의원이다. 그는 돌림병을 치료할 때 평범한 약을 즐겨 사용했는데, 간혹 교묘하게 발휘되고 기이하게 적중하였다. 익만은 성품이 평탄하고 넓어서 경계가 없었다. 위급한 사람을 보면 평소 서로 알고 지내지 않았더라도, 진실로 자기 힘으로 할 수 있는 것이라면 조금도 아끼지 않고 위급한 것을 구해 주었다. 그렇게 변홍탁卜弘鐸, 전시우田時雨, 최린崔獜 등의 병을 고쳐 주었으니, 대부분 다른 사람이 미칠 수 없는 것이었다. 일찍이 말했다.

"무릇 사람은 다른 사람에게 덕을 베풀면 스스로 공치사하는 낯빛이 있는데, 이런 사람은 천한 장부이다. 나는 그것을 부끄러워한다."

그래서 임술·계해년의 역질에서 익만은 살린 사람이 많았는데도, 떠난 뒤 다시 돌아보지 않았으니 하나의 사물에 스스로 얽매이지 않은 것이다. 세상에서는 이것 때문에 더욱 익만을 어질다고 여겼고, 익만의 명성은 드디어 크게 알려졌다. 공경公卿과 대부와 선비들도 사귐에 서로 예의를 다했다.

어떤 조정 관리가 상소를 하였는데 언사가 임금의 뜻에 거슬려 거의 죽을 뻔했다. 그런데도 익만은 기상이 매우 커서 손바닥을 치면서 말했다.

"어질도다! 저와 같음이여. 저 사람이야말로 바로 선비로다."

뒷날 이 조정 관리가 역병에 걸렸을 때 익만은,

"비록 백 사람이 죽을 수는 있어도, 이 사람이 죽어서는 안 된다."

하면서 찾아가 그를 보살폈는데, 열흘 만에 다 나았다. 그 조정 관리가 물었다.

"그대는 누군가?"
"저는 홍익만입니다. 제가 마음속으로 공에게 복종하였기 때문에 와서 구해 드린 것입니다."

일찍이 교외에서 길을 가다가 밤이 깊어 길을 잃었는데, 칠십 남짓 되어 보이는 노인이 앞에서 맞이하며 절을 하였다. 그러자 익만이 물었다.

"노인은 무엇을 하는 사람이오?"
"저는 이 지역 사람입니다. 바야흐로 날씨가 매우 추운데다가 공은 또한 피로하실 터입니다. 이 늙은이에게 막걸리 한 말이 있으니, 공께서는 드시지 않겠습니까?"

"그럽시다."

드디어 그와 함께 갔는데, 갑자기 사라져서 보이지 않았다. 홀연 토굴 안에 시신 네다섯 구가 어지러이 널려 있었는데 그 중 하나가 그 노인이었다. 시렁 위를 돌아보니 한 말쯤 되는 술이 있었다. 마침내 술을 가져다 마시고는, 시신을 모두 거두어 장사 지낸 뒤에 떠났다.

익만은 키가 칠 척 남짓 되었고 눈썹이 수려하고 광대뼈가 우뚝하며 술을 잘 마셨다. 매번 사람을 만나면 문득 먼저 술이 있는지 물었는데, 있다고 하면 앉고 없다고 하면 일어나 떠나가서 다시는 안부를 묻지 않았다.

홍국신洪國藎은 숙종 때 비변사[1]의 아전이었다. 항상 마음속으로 허적許積[2]의 사람됨을 미워하였다. 하루는 허적이 국신에게 초서를 쓰게 했는데, 글자 쓴 것이 잘못되자 허적이 꾸짖었다. 국신은 갑자기 붓을 내던지더니 일어나서 말했다.

"제가 만일 글을 잘 지을 수 있다면, 어찌 공의 앞에 머리를 구부리고 도필리刀筆吏(글씨만 쓰던 하급 관리)가 되었겠습니까? 스스로 물러나기를 청하나이다."

그러자 허적은 웃으며 말했다.

"어찌 그리 성급한가?"

그리고는 하인으로 하여금 글씨를 쓰게 했다.

하루는 허적의 아들 허견許堅[3]을 길에서 만났는데 절을 하지 않았다. 허견은 화가 나서 그를 때리려 하였는데, 허적이 불러서 말했다.

"절하지 않은 사람이 누구더냐? 홍국신이더냐?"

"그렇습니다."

"그 사람은 나도 두려워하지 않는데 하물며 너쯤이랴."

그리고는 급히 사과하고 가까이하지 말게 했다.

나라에서 북한산에 성을 쌓기로 의견을 세우자, 국신은 상소하여 불가함을 말했는데, 외람되이 자기 임무에서 지나친 것이라고들 여겼다. 익만은 그의 아들이다.

『자저』[4]

---

1) 비변사(備邊司) : 조선시대에 군국기무軍國機務를 관장한 문무文武 합의 기구. 비국備局, 주사籌司라고도 한다.

2) 허적(許積) : 1610~1680. 조선 중기의 문신. 본관은 양천. 호는 묵재默齋·휴옹休翁. 자는 여거汝車. 병조판서, 호조판서 등을 지냈다.

3) 허견(許堅) : ?~1680. 허적의 서자. 역모죄로 처형당했다. 이때 허적도 연좌되어 함께 사사되었다. 뒷날 무고로 밝혀져 허적은 신원되었으나, 허견은 비록 반역을 하지는 않았다고 해도 불순한 마음을 품고 있었다는 이유로 신원되지 않았다.

5) 자저(自著) : 유한준兪漢雋(1732~1811)의 문집. 본관은 기계杞溪, 초명은 한경漢炅, 자는 만천曼倩·여성汝成, 호는 저암著菴·창애蒼厓. 조선 후기의 문장가로 서화에도 재능이 있었다. 벼슬은 형조참의에 이르렀다.

허각 許恪

?~1805. 자는 근보謹甫이고 아산牙山 사람이다. 어려서부터 총명하였으나, 세상 밖에 뜻이 있어 집을 나갔다가 도중에 이인異人을 만나 의술과 여러 술법을 전수받았다고 한다. 그 후 기이한 사적을 많이 남겼다.

허각은 자가 근보謹甫이고 아산牙山 사람이다. 그의 선조 황滉은 우재 尤齋[1]의 뛰어난 제자가 되었디. 그러나 그 후손은 현달하지 못한 채 여러 세대가 지나 허각에 이르렀다. 허각은 어렸을 때 총명함이 보통 사람을 뛰어넘어서 한번 보면 모두 기억하였다. 그런데 뜻이 세상 밖(方外)에 있어서 집을 떠났으나 어디로 가야 할지 모르고 방황하였다. 도중에 어떤 세 사람이 함께 길을 가다가 허각을 보고는 손가락으로 가리키면서,

"괜찮은 아이 같아, 가르칠 만하겠어."

하고는, 고향과 나이와 이름을 물었다. 그리고는,

"너, 우리를 따라다니련?"

하고 물었다. 허각은 기뻐하며 그들을 따랐다.

세 사람은 '전田 처사, 한韓 처사, 석石 처사'이다. 이 세 처사는 모두 도술道術이 있었지만 깊숙이 숨기고 드러내지 않았으며, 사람들과 말할 때는 콩과 보리도 구분하지 못하는 사람처럼 하였다. 허각은 그들을 모두 사사하였다. 먼저 침과 경락과 진맥의 비결을 가르쳐 주면서 말했다.

"우리의 도는 반드시 여기로부터 들어간다. 사람의 오장육부, 경락, 음양, 허실, 잡병, 그리고 여러 증상들을 알아서 증상에 따라 침을 놓는다면 효험을 보지 못하는 게 없을 게다."

허각은 그렇게 그들의 의술을 모두 터득했다. 그런 다음에는 하늘을 걸어다니고 기이하게 숨는 학문을 전수해 주면서 말했다.

"죽을 때까지 행해야 한다."

허각은 그렇게 집으로 돌아와 평범하게 살면서 이것으로 업을 삼았다.
하루는 강론을 듣고 장차 가까이 할 것을 기약하고 자기의 능력을 시험해 보기로 하였다. 사서삼경을 구해서 옛 학문을 연구하였는데 밤낮을 쉬지 않았다. 12일이 되자 남김 없이 암송하여 마침내 풀이하게 되었다.
그런데 심장에 바람이 들어 간병²⁾이 잘 낫질 않았다. 허각은 스스로에게는 침을 놓을 수 없었으나, 간병에 걸린 다른 사람에게 침을 놓으면 곧바로 나았다. 그래서 그것을 부인에게 가르쳤으나 정밀하지 못하여 대충 효과를 보았을 뿐이었다.
결국에는 처자를 이끌고 피접하러 동쪽으로 가서 진위振威³⁾의 협곡에 있는 마을에 이르렀다. 마을에는 겨우 두세 가구가 살고 있었다. 최 아무개란 자가 있었는데 그를 머물게 하면서 자기 자식들의 선생이 되어 줄 것을 부탁하고, 집 한 칸을 주어서 처자들을 거처하게 했다. 허각은 따로 능한 것이 없어 오직 방석을 짜고 새끼 꼬기만 했는데, 자기는 하나도 가지지 않고 다른 사람에게 주었다.
집 뒤에 조그마한 산봉우리가 있는데, 허각은 꼭대기에 이르러 몇 개의 돌을 얹어서 강왕康王의 길을 만들고, 매일 밤 반드시 산에 올라 법을 행하였다. 나무꾼이 간혹 돌을 집어서 절벽 아래로 던졌으나, 다음날 보면 번번이 원래 있던 자리로 되돌아와 있었다. 이러기를 한 해 남짓이 되었다. 옆집의 어떤 부인이 허각이 밤에 다니는 것을 의심하여 엿보려고 그의 거처에 이르러, 풀숲에 숨어서 그가 하는 것을 훔쳐보았다. 허각은 막 북두성에 제사를 지내고 법을 베풀어 귀신을 불러 내다가, 부인이 엿보는 것을 느끼고 신졸神卒로 하여금 앞으로 끌고 오게 하여 꾸짖으며 말했다.

"몰래 엿본 자는 눈이 멀게 되니, 너는 다시는 사물을 보지 못할 게다."

부인은 집으로 돌아오자마자 눈이 멀었다. 남편이 이유를 자세히 물어서 상황을 알아차리고는 밤낮으로 애걸했다. 그래서 허각이 기꺼이 용서해 주고 침을 놓으니 바로 나았다. 기괴하고 황홀한 것이 대부분 이런 일이었다.

협곡의 남쪽에 '가곡佳谷'이란 곳이 있는데, 이안옹易安翁 최병옥崔秉玉이 살았다. 최옹과 허각은 절친한 교분을 맺어 정성을 다해 서로를 대우하였다. 최옹이 일찍이 학질을 앓았는데 백방으로 치료해 보았으나 낫질 않았다. 친한 사람 중에,

"침 놓는 사람 아무개가 있는데 학질에 침을 놓아 낫지 않은 적이 없었고, 나도 그 효과를 보았으니 그대로 해 볼 만하네."

하고는 붓으로 혈穴 수십 곳을 표시해 주고 갔다. 허각이 와서 최옹을 보았더니, 최옹은 들은 것을 이야기해 주고 그 혈에 침을 놓아 달라고 했다. 허각이 그대로 침을 놓았으나, 며칠이 지나도 낫질 않았다. 그러자 최옹은 고통스러워하면서 말하였다.

"처방이 효험이 없으니 그만두고 침을 놓지 말아 주오."

허각은 웃으며 말했다.

"진실로 그 사람의 말과 같다면 낫지 않는 사람이 없어야 하는데, 지금 효험이 없는 것은 무엇 때문이오?"

얼마 안 되어 허각이 다시 와서 말했다.

"내 침으로 시험해 보려는데, 괜찮겠소?"

그리고는 몇 개의 혈에다 침을 놓으니 바로 나았다. 그러자 최옹은 크게 꾸짖으며 말했다.

"처음부터 자기 의술을 숨긴 채 나의 독한 학질에 무관심하였고, 또 그 방법에 반드시 효험이 없다는 것을 알면서도, 헛되이 남의 살갗을 고통스럽게 한 것은 무엇 때문이오? 천하에 잔인한 사람이구려."

허각이 웃으며 말했다.

"나는 오직 명령만 따랐을 뿐인데 처방에 효험이 없다고 어찌 나를 탓하는 게요?"

최옹의 가공家公[4]은 나이가 70여 세인데 밖에서 돌아오다가 독한 병에 걸려, 집에서 십 리 떨어진 곳의 여관에 머물러 있다가 장차 죽을 판이었다. 최옹이 허각을 데리고 가서 보살피려 했는데, 도착하니 이미 죽어 있었다. 사람들이 모두 장사 지내려고 했는데, 허각이 최옹에게 몰래 말했다.

"서둘지 마오. 아직은 살릴 수 있소. 내게 하늘이 금한 하나의 혈이 있는데, 이것을 받는 사람은 마땅히 비단 백 단⁵⁾을 써야 하오. 그러나 그대의 집은 가난하여 갖출 수 없을 테니, 종이로 대신하겠소."

침을 놓자마자 살아났는데, 그 뒤로 나이 90이 되어서 죽었다. 이에 사람들이 모두 '허각은 죽은 사람도 살릴 수 있다'고 하였다. 그러나 이웃에 병자가 있어서 치료를 청하더라도 뜻이 맞으면 가고, 맞지 않으면 죽어도 가려 하지 않았다. 이 때문에 그를 원망하는 사람이 많아서, 얻어맞거나 욕을 먹기도 했지만 끝내 고치지 않았다. 그래서 아픈 곳에 침 놓는 것이 종종 신인神人과 같았는데도 감히 청하지 못했다. 사람을 만나면 반드시 먼저 자신을 비난하면서 말했다.

"나는 개·돼지만도 못하다."

음주를 즐기고 글도 잘 지었으나 끝내 다른 사람에게 보여 주지 않았다. 일찍이 다음과 같은 시를 지었다.

농부 어부와 자취 뒤섞이니 이름 없어도 좋고	畊漁迹混無名好
세월 속에 바둑 두며 높이에 얽매이지 않네	冷煖碁間不着高
세상일과 푸른 하늘은 믿을 게 못 되고	世事靑天非信物
사람의 정은 부질없이 미친 파도 일으키네	人情白地起狂濤

그 말이 격렬하고 솔직하여 세속의 기운이 있다. 전 처사는 다음과 같

은 시를 지었다.

　　　세상 사람은 나의 심사心事 묻지 않고　　　　　世人莫問吾心事
　　　새소리 듣고 산을 바라보다 돌아가는 걸 잊었네 聽鳥看山自忘還

　　대개 옛날이나 지금의 속세를 버리고 은거하는 사람이다.
　　허각은 나이 53세에 죽었다. 전 처사는 이미 구십여 세가 되었는데, 죽
은 것은 알지 못한다. 그가 허각보다 높다는 것에는 차이가 있다.
　　논평하여 말한다.

　　"공자가 말한 '은벽함을 찾고 괴이함을 행하는 사람(素隱行怪)'[6]이
허 처사의 무리가 아니겠는가? 그러나 곧은 절개가 속세를 뛰어넘으니
사람마다 모두 도달할 수 있는 게 아니다. 허각과 나는 절친했는데 나
는 아버지의 나이로 존경하고 섬겼으며, 허각은 나를 보기를 친구처럼
하였다. 내게 재능이 있어서 의술을 전해 주고 싶다며 자주 얼굴빛으로
드러냈으나 내가 원하지 않았다. 을축년乙丑年(1805)에 나는 접반사를
따라 심양瀋陽에 들어가게 되었다. 허각은 칠원漆院의 은행나무 아래에
살았는데 인사차 들렀더니, 힘쓰라며 격려해 주고 또 안경[7]을 구해오
라고 부탁했다. 그런데 5달이 지나 돌아오니 허각의 묘지가 이미 만들
어져 있었다. 허각에게는 불초한 아들이 있었는데, 나를 따라 배우기를
몇 해가 지났으나 성취하지 못하고, 여전히 가학家學으로 아픈 데 침을
놓아 얼마간의 효력을 보았을 따름이다. 지금 두 아들은 모두 죽었고,
손자 한 명은 굶주리며 떠돌아다녔는데 지금은 있는 곳을 알지 못한
다."(이상은 청산淸山 김선신金善臣의 글)[8]

　　나는 일찍이 허 처사를 만난 적이 있었다. 처사는 얼굴이 야위였으나

몸은 헌걸찼고, 항상 베로 만든 도포를 입고 짚신을 신은 채 단정하게 손을 모으고 천천히 걸어다녔는데, 도인道人의 기운이 밖으로 드러나서 진실로 공경스러웠다. 청산淸山(김선신)의 맏형인 목여穆如가 나에게 말해 주었다.

"처사는 나이 약관이 안 되어 사마시를 보았으나 실패했다오. 그에 분개하여 12일 만에 칠서七書를 외우고는 동당시東堂試를 보러 가다가 길에서 세 어른을 만났지요. 마침내 그들을 좇아 배워서 그들의 술법을 모두 터득하였으나, 그것을 숨기고 오직 침술로 스스로를 감추었소."

정조 임자년(1792), 처사는 울타리를 같이하는 최생에게 침을 맞으라고 권했다. 최생이 그 까닭을 묻자 처사는 웃으며 아무 말 없이 최생의 온 집안 사람들에게 침을 놓아 주었다. 그 뒤 온 마을에 역질이 크게 일어나 역질을 앓지 않는 이가 없었는데, 유독 허 처사와 최생의 두 집안사람들만 면할 수 있었다. 그 다음해 처사가 최생에게 말했다.

"내가 앞으로 병을 앓을 게요."

최생이 놀라서 그 까닭을 물었더니 처사가 대답했다.

"작년에 우리 두 집안만 역질에서 벗어났기 때문에, 마을 사람들이 모두 지금 그것을 의심하고 있소. 그래서 사람들의 의심을 풀어 주려 하는 게요."

얼마 뒤 과연 병들어 누웠는데 늙은이 어린이 할 것 없이 앓지 않는 이가 없었다. 그리고 겨울이 되기 전에 돌림병이 크게 일어나 죽는 사람이 계속 이어졌다. 목여의 아내 이씨가 병들어서 절명했는데, 처사가 마침 이르렀다. 그래서 처사를 맞이하여 병세를 진맥하게 했다. 처사는 목여로 하여금 이씨를 돌려 눕히게 하고 등에 침을 놓고는, 침을 꽂아 둔 채로 물러나 앉았다. 한참 지나자 구슬 같은 땀이 침 끝 위로 솟아났는데, 마치 벼이삭 위에 아침 이슬이 맺혀 있는 것 같았다. 처사는 드디어 침을 뽑아 내고는 나와서 말했다.

"걱정 마오."

이씨는 마침내 살아났다.

순조 을축년(1805) 여름, 나는 목여와 서울의 흥덕촌興德村에서 시문을 짓는 모임을 가졌는데, 목여의 집에서 부리던 종이 와서 목여의 아버지가 등에 악성 종기를 앓고 있다는 소식을 전해왔다. 나는 목여와 급히 석애石崖로 가서 나의 외가에서 말을 빌려 떠나는 것을 도왔다. 헤어질 때 나는 목여에게 말했다.

"허둥대지 말고, 꼭 처사를 맞이해 가서 간호하오."

목여는 알았다는 대답만 하고 떠났다. 그 뒤로는 내가 목여의 말을 들은 것이다. 목여는 이렇게 말했다.

"떠날 때 지나가다가 처사를 만나보았는데, 처사가 '서울로 올라가는 게요? 아니면 집으로 돌아가는 게요?' 하고 묻더이다."

그래서 목여는 아버님의 악창 때문에 밤을 도와 내려가고 있다고 대답했다 한다. 그랬더니 처사는,

"그대는 빨리 가구려. 나 또한 가서 영결인사를 드리겠소."

목여는 이 말을 듣고는 정신이 달아나고 상심하여, 빨리 달려서 평택현의 여관에 도착했다. 그런데 처사가 와서 앉아 있는데, 좀 오래 된 듯했다. 목여가 또 황급히 집에 돌아갔더니, 처사가 또한 먼저 와 있었다. 그러나 감히 진맥을 청하지 못했으니, 그것은 그의 뜻을 거스를까 염려되었기 때문이다. 그렇게 며칠을 머물면서도 끝내 병소에 들어가지 않았다.

하루는 목여와 청산이 함께 의원을 찾아가 약을 구하려고 읍내로 들어가려 할 때 처사가 말했다.

"나는 지금 돌아가려 하오. 돌아갈 때 한번 대인의 얼굴을 뵙고 영결인사를 드리고 싶소."

목여는 아내 이씨에게 창틈으로 엿보게 하였다. 처사는 병소에 와서 손으로 위아래를 어루만지더니 발바닥에 이르러 침을 놓고는 밖으로 나왔다. 마침 목여가 읍내에서 돌아왔는데, 처사가 말했다.

"걱정 마오. 내가 침을 놓았으니 독은 절로 없어지고 병의 뿌리는 절로 뽑혀서 얼마 안 있으면 건강을 회복하실 게요."

그리고는 인사를 하고 떠나갔다. 목여의 아버님 병환은 과연 바로 났았으나, 처사는 그해 7월 20일에 세상을 떠났으니, 영결인사란 말은 곧 자기의 일을 가리킨 것이었다.

처사가 일찍이 청산에게 말했다.

"나는 도를 전하고자 영남을 두루 다녔는데 뜻에 맞는 사람이 없었소. 지금 그대를 보니 매우 총명하고 성품 또한 강직하고 굳세니 틀림없이 나의 도를 배울 만하오."

그러나 청산은 그러려 하지 않았다. 내가 그 까닭을 물으니 청산이 대답했다.

"처사는 매우 고상하고 강직하여, 찾아와 병을 치료해 달라고 청하는 사람이 있어도 일체를 단호히 거절하였소. 이 때문에 맞기도 하고 욕을 먹기도 했으나 끝내 움직이지 않았소. 나는 그렇게 할 수가 없소. 그래서 원하지 않았던 것이오."

내가 처사의 아들에게 물어 보았다.

"돌아가신 대인이 세상을 떠나신 뒤, 스승과 제자 중에 와서 조문한 사람이 있었소?"
"베옷을 입은 한 노인이 와서 곡을 하였는데 매우 슬피 하였습니다. 생각건대 아버님이 따라다닌 분이라고 여겼습니다. 촌가의 탁주로 대접해 드렸더니, 마시고는 표연히 떠나가셨습니다. 아마도 도가 있는 선비 같았습니다."

목여의 집에 처사의 침방鍼方이 있기에 내가 가져와서 상자 속에 보관하고 있는데, 어떤 병에는 어떤 혈에 침을 놓는다는 것에 불과했으니, 그 신묘한 의술은 전하는 사람이 없게 되었다.
지금 청산이 지은 「허처사전」에 내가 보고들은 바를 대략 갖추어서 미산서실薇山書室에서 쓴다. 때는 기유년(1849) 가을 칠월 그믐이다. (이상은

미산薇山의 글)

『속제해지』⁹⁾

1) 우재(尤齋) : 송시열宋時烈(1607~1689)을 말하는 듯하다.
2) 간병(癇病) : 소아병의 하나. 경기, 경풍.
3) 진위(振威) : 경기도 평택군 지역에 있었던 조선시대까지의 현.
4) 가공(家公) : 아버지와 할아버지의 경칭.
5) 단(端) : 포백布帛의 길이 단위.
6) 색은행괴(素隱行怪) : 『중용中庸』(제11장)에 나오는 말이다. "공자께서 말씀하셨다. '은벽함을 찾고 괴이함을 행하는 것을 후세에 칭찬하는 이가 있는데, 나는 이러한 짓을 하지 않는다(子曰, 素隱行怪, 後世, 有述焉, 吾弗爲之矣)."
7) 애체(靉靆) : 안경의 딴 이름.
8) 이 부분까지는 청산靑山 김선신金善臣의 글이고, 뒷부분은 미산薇山의 글인데 미산은 누구인지 자세하지 않다.
9) 속제해지(續齊諧志) : 조선 후기에 편찬된 편찬자 미상의 야담집.

이헌길
李獻吉

생몰년 미상. 조선 후기의 의학자. 본관은 전주, 자는 몽수蒙叟, 호는 완산完山. 마진麻
疹(홍역)을 독자적으로 연구하였다. 1775년, 한양에 마진이 유행하였을 때 『마진기방麻
疹奇方』을 편술하여 보급함으로써 명성이 높았다. 전염병의 하나인 마진 치료에 많은
공을 세웠고, 마진에 처방한 승마갈근탕升麻葛根湯은 어린아이에게 응용되고 있는 뛰
어난 처방이다.

이헌길은 자가 몽수夢叟이고, 또 다른 자는 몽수蒙叟이다. 가계는 왕가
王家 출신으로 공정왕恭靖王(정종)의 별자別子 덕천군德泉君 후생厚生[1]이
그의 선조이다. 후생의 후손은 대대로 빛났는데, 총재冢宰(관료 중의 우두머
리) 준準[2]이 더욱 저명하다. 몽수는 어려서부터 총명하고 기억력이 뛰어
났으며, 장천長川 이철환李嚞煥 선생을 따라다니며 많은 책을 널리 보았
다. 그러다가 얼마 후 『두진방痘疹方』을 보고는 홀로 마음을 가라앉히고
깊이 생각하여 연구하되 남들이 모르게 하였다.

건륭[3] 을미년(영조 51, 1775) 봄에 일이 있어 한양에 이르니, 마침 마마
가 크게 번져 요절하는 백성이 많았다. 몽수는 병을 구제하려고 마음먹
었지만, 그때는 상복을 입고 있었기 때문에 어찌할 수가 없었다. 그렇게
묵묵히 돌아가는데 막 교외로 나왔을 때, 관을 메거나 들것을 지고 지나
가는 사람이 잠깐 사이에 백여 명이나 되는 것을 보았다. 몽수는 마음속
으로 측은하게 여겨 스스로에게 말했다.

"내가 병을 고칠 수 있는 의술을 가지고 있는데도 예법禮法에 구애되
어 모른 체하고 떠난다는 것은 불인不仁한 짓이다."

마침내는 친척집으로부터 돌아와 그 비법을 베풀었다. 이에 몽수의 처

방을 받은 자 중에 위태한 자는 편안하게 되었고, 거꾸로 된 자는 순탄하게 되었다. 열흘 동안에 명성을 크게 떨치니 울부짖으며 가련하게 애걸하는 자가 날마다 대문과 골목을 메웠다. 그래서 존귀한 자라야 겨우 그 집에 들어가고, 미천한 자는 요행히 계단 아래에 이르러도 더러는 해가 진 뒤에야 비로소 그의 얼굴을 보게 되었다. 그러나 몽수는 마마에 대해 이미 환히 알고 있어서 몇 마디만 들어도 미리 그 증상을 헤아렸기 때문에, 한 가지 처방을 주어 돌아가게 하면 즉시 효과를 보지 못한 자가 없었다.

몽수가 때때로 문을 나가서 다른 집으로 가면 수많은 남녀가 앞뒤에서 옹호하였는데, 그 몰려서 가는 모양이 마치 벌떼가 움직이는 것과 같았다. 그래서 그가 가는 곳에는 뿌연 먼지가 하늘을 가려서, 사람들은 모두 바라만 보고도 이 몽수가 온다는 것을 알았다.

하루는 못된 무리가 꾀어서 어느 궁벽한 곳으로 끌고 가더니 문을 잠그고 종적을 감추었다. 이에 온 성 안이 떠들썩하게 이 몽수가 있는 곳을 찾았다. 그 소재를 알려 주는 사람이 있자, 여러 사람들이 곧 그 문을 두드려 부수고 나오게 하였다. 어떤 사람은 사나운 기색을 띠고 면전에서 욕을 하기도 했고 심하게는 때리려고도 하였으나, 몽수는 마침내 사람들의 힘을 입어서 풀려날 수 있었다. 그러나 몽수는 따뜻한 말씨로 사과하고 재빨리 처방을 알려 주었다.

얼마 후 몽수는 혼자 감당하지 못하게 되자, 마마를 치료하는 여러 가지 방법을 입으로 불러 주어 사람들로 하여금 살펴 행하게 하였다. 그러자 궁벽한 시골의 선비들이 다투어 베껴 마치 육경六經⁴⁾처럼 믿게 되었는데, 비록 의술에 어두운 사람이라도 그 말대로만 하면 효험을 보지 못한 적이 없었다.

세상에 전하는 말에 의하면, 어떤 아낙이 자기 남편을 구해 주기를 청하자 몽수가 이렇게 말했다고 한다.

"당신 남편의 병은 매우 심하오. 다만 한 가지 약이 있는데 당신은 쓰지 못할 게요."

그 아낙이 간절히 청하였지만 몽수는 끝내 말해 주지 않았다. 아낙은 남편을 살릴 수 없다고 생각하여 독약을 사 가지고 집으로 돌아가 술에 타서 선반 위에 올려 놓았는데, 이는 장차 남편을 따라 죽으려고 한 것이었다. 그 아낙이 문 밖에 나가 울고 들어와 술을 찾아 보니 술잔이 이미 비어 있었다. 그 남편에게 물었더니 목이 말라서 마셨다는 것이었다. 황급히 이 몽수에게 달려가 구해 달라고 하자, 몽수가 말하였다.

"기이하구나! 내가 말한 한 가지 약이란 지금 마신 그 독약이오. 당신이 그것을 사용하지 못할 것이라고 여겨 알려 주지 않았던 것이오. 지금 당신 남편이 살아난 것은 천행이오."

집에 돌아가서 보니 남편의 병은 나아 있었다.
몽수는 성품이 너그럽고 솔직하였다. 그런데 일찍이 12년 뒤에 마마가 다시 퍼지게 될 것이라고 말했는데, 그 시기에 이르러 그 말대로 되었다. 천연두에 관한 것도 기이하게 적중한 일이 많았다.
외사씨外史氏는 논한다.

"내가 몽수를 보니 그 사람됨이 광대뼈가 튀어나온 코주부였는데, 담론을 좋아하고 항상 웃었다. 예전 사람 가운데 유독 윤휴尹鑴[5]를 흠모하여 일찍이 말하기를, '백호白湖(윤휴의 호)는 덕을 이룬 정암靜菴(조광조의 호)이고, 정암은 덕을 이루지 못한 백호이다' 하였다. 이것은 대개 고론古論의 나머지였으나, 군자는 그렇게 여기지 않았다."

『여유당전서』

1) 이후생(李厚生) : 1377~1465. 조선 정종의 열넷째 아들. 세조 때 원종공신으로 보우 공신補祐功臣에 추증되었다.

2) 이준(李準) : 1545~1624. 조선 중기의 문신. 본관은 전주, 자는 평숙平叔, 호는 뇌진 자懶眞子 · 서파西坡, 시호는 숙헌肅憲. 정여립鄭汝立의 모반을 평정하는 데 공을 세워 전성군全城君에 봉해졌다. 형조판서 · 공조판서 등을 역임하였고, 뒷날 영의정 에 추증되었다.

3) 건륭(乾隆) : 청淸나라 고종의 연호. 1736~1795.

4) 육경(六經) : 여섯 가지 경전, 곧 『시경詩經』 『서경書經』 『역경易經』 『예기禮記』 『악 기樂記』 『춘추春秋』. 이 중에 『악기』는 없어지고 지금은 오경만 남았다.

5) 윤휴(尹鑴) : 1617~1680. 조선 중기의 학자 · 문신. 본관은 남원, 자는 희중希仲, 호 는 백호白湖 · 하헌夏軒. 이조판서 · 대사헌 등을 역임하고, 경신환국으로 남인이 실 각되자 갑산甲山에 유배되어 사사되었다. 종래의 주자朱子의 해석 방법을 탈피하고 경전을 독자적으로 해서하여 당시 학계에 큰 파문을 일으켰다. 뒷날 신원되어 영의정 에 추증되었다. 저서로 『백호집』이 있다.

정희태 丁希泰

생몰년 미상. 조선 후기의 내의원 의원으로 예산 출신이다. 그는 의술을 배움에 사람의
기혈氣血에 근원을 두었다. 지조와 기개가 드높아 비록 권세가들이 초청하여도 절대 아
첨을 하지 않았으며, 독서를 좋아하여 역학易學에 매우 정통하였다.

정희태는 예산禮山 사람이다. 천성이 효성스러워 부모의 병환에 손가
락을 베어 피를 넣어드리다가, 피를 지나치게 흘린 관계로 일생 동안 몸
이 수척하였다. 또한 예교禮敎를 좋아하였다. 의술을 배움에 사람의 기혈
氣血에 근원을 두어 경락經絡, 골수骨髓, 음양陰陽, 표리表裏로 온갖 질병
의 원인과 생사生死의 여부를 잘 알았다. 더욱이 진맥의 오묘한 이치를
터득하였으며, 온갖 약을 조제하여 종종 신기하게 질병을 치료하였다.
그는 또 지조와 기개가 드높아 비록 권세가들이 맞이하여 초청하더라도
일체 아첨하지 않았고, 병자의 병을 논하는 것 이외에는 한마디도 나누
지 않았다.

내의원의 의원으로 선발되자, 수의首醫(내의원 의원의 우두머리)인 강명길
康命吉[1]의 사람됨을 비루하게 여겨 예우하지 않았다. 강명길이 내의원의
옛 준례를 내세워 꾸짖자, 정희태는 이렇게 대꾸하였다.

"옛 준례가 어찌 다 옳겠습니까?"

그런 까닭에 정희태가 임금의 안후를 진찰하고 약물藥物을 논하여 여
러 번 효험을 보이자, 정조 임금은 그가 의술에 정통함을 익히 알고는 여
러 번 상을 내리려 하였으나, 강명길이 번번이 그의 단점을 헐뜯어 그의

재주를 다하지 못하게 하였다. 그러나 조금도 뜻을 낮추지 않았으며, 원망하고 탓하는 말을 일체 하지 않았다. 밑에 있는 동료들이 모두 높은 품계에 올라 군수에 임명되어도 벼슬 보기를 오물처럼 여겼으며, 당대의 어진 사대부들이 친구처럼 대우해 주어도 교만하거나 자랑하는 기색이 없었다.

이술원李述源[2]이 일찍이 염병에 걸려 위태롭게 되었는데, 정희태는 이때 내의원에서 숙직중이었다. 그래서 동료에게 휴가를 바꾸어 달라고 부탁하였으나 동료가 승낙하지 않자, 정희태는 가서 이술원을 구원하려고 사직을 청하였다. 내의원 제조提調는 그의 의로움에 탄복하여 사직을 허락하지 않고 뜻대로 가서 치료하게 하였다. 정희대는 곧바로 이술원의 처소로 달려가 정성을 다해 병을 치료하여 그 덕에 다시 회생시켰다.

동시대의 순암醇菴 오재순吳載純[3], 그리고 그의 아들 영재寧齋 윤상允常과 노주老洲 희상熙常이란 두 명현은 모두 그를 지극히 사랑해 마지않았다. 그는 인물을 잘 알아보는 안목이 있었는데, 일찍이 영재(오윤상)를 평하기를 당대의 제일 가는 인물이라 하였다.

독서를 좋아하였으며 더욱이 역학易學에 정통하였다. 몇 칸짜리 낡은 집은 비바람도 가리지 못하였으나, 오똑하게 앉아 손에 책 한 권을 들고서는 금석金石 소리처럼 낭랑하게 읽어 나갔다. 『역설易說』을 지었는데 마음을 스승 삼아 스스로 진리를 터득하여, 구차하게 정자程子의 『역전易傳』과 주자朱子의 『본의本義』를 따르지 않았다. 노주 오희상이 그에게 먼저 사서四書를 읽은 다음 『주역周易』을 연구하라고 권하자, 그는 그 말을 독실히 믿었으나 늙어서 사서의 이치를 깊이 공부하지 못한 것을 한스럽게 여겼다.

평소 채소와 좁쌀밥도 제대로 잇지 못할 정도였는데도, 공청公廳에 모일 때마다 동료들이 좋은 음식을 가져와서 먹으라고 권하였으나 젓가락도 대지 않았다.

최생崔生이란 자가 호조戶曹에서 일하고 있었는데 공원貢員[4]과 다투어 송사를 하였으나, 호조의 장관이 다른 사람의 사주를 받아 돌이킬 수가 없었다. 최생이 정희태에게 고민을 말하니, 정희태는 즉시 호조에 가서 장관에게 말했다.

"대감의 지혜는 자산子産[5]과 비교하여 누가 낫습니까? 자산이 그럴 듯한 속임수에 넘어간 일을 대감은 어찌 면할 수 있겠습니까?"

그랬더니 호조의 장관은 놀라서 사과하고는 즉시 판결을 번복하였다. 그래서 최생이 천금을 가지고 가서 사례하였으나 정희태는 웃으면서 물리치고는 말했다.

"내가 그대를 위해 주선한 것은 그대가 정직하면서도 억울하게 패소하였기 때문이었네. 그대가 어른을 대하는 것이 옳지 않으니 다시는 나를 찾지 말게."

최생은 감히 더 이상 말하지 못하였다. 이때 그의 온 집안 식구들이 굶주림으로 쓰러져 있었는데도 이와 같이 지조를 바꾸지 않았다. 이것이 이른바 '지사志士는 죽어서 시신이 도랑에 버려짐을 잊지 않는다'[6]는 것이리라.

나(홍직필)[7]는 김종선金宗善[8] 공에게 그의 사람됨을 평하여 말했다.

"그는 의원들 가운데 선비입니다."
"어떤 선비가 이 사람에게 미칠 수 있겠는가?"

나는 일찍이 정희태에게 이렇게 말했다.

"그대가 별세한 뒤에 그대의 전傳을 지어주겠소."

그러자 그는 웃으면서 말했다.

"돌아보건대 전할 만한 사실이 없으며, 또한 후세에 이름이 전해지기를 원치 않습니다."

그는 등창이 났을 때 약을 물리치고 복용하지 않았다. 내가 찾아가 문병하니, 그는 내 손을 붙잡고 말했다.

"사람의 일이 이에 이르렀습니다."

그러나 죽음을 슬퍼하는 기색이이라곤 전혀 없었다. 내가 약으로 치료하라고 권하였으나 끝내 듣지 않고 죽으니, 당시 나이가 70여 세였다. 사대부들 중에 슬퍼하고 애석하게 여기지 않는 이가 없었으며 앞다투어 부의를 올려 상례를 도왔다.

매산거사梅山居士(홍직필)는 논한다.

"여항의 사람으로 행실을 닦아 입신양명하고자 하는 이들은 종종 인위적으로 하려는 게 있어서 천리天理에 순수하지 못하다. 정희태는 독서할 때 홀로 선을 행하는 군자의 의리를 생각하고 세상에 구차히 영합하지 않았다. 종신토록 삼베옷과 채식도 실컷 입거나 먹지 못하고 죽었으니, 진실로 계차季次[9]와 원헌原憲[10]에게 부끄러움이 없다 하겠다. 그런데 이 두 사람은 모두 공자孔子를 직접 사사하였으니, 항상 빈천貧賤하면서도 자신의 지조를 바꾸지 않은 것은 당연한 것이다. 정희태는 천성이 매우 고결하여 애쓰지 않아도 저절로 법도에 맞았으며, 명성이 온 세상에 퍼져 칭찬하지 않는 이가 없었다. 그러나 명예를 얻는 데 마음이 없었으니, 이는 하기 어려운 일이다. 진실로 군자의 대도大道를 들었다면 단지 훌륭한 의원에만 그치지 않았을 것이다. 애석한 일이로다! 그러나 옛사람의 말에, '의원이 인자하지 않으면 의탁할 수 없고, 총명하고 이치를 통달하지 않았다면 임무를 감당할 수 없고, 청렴결백하고 양순하지 않으면 믿을 수 없다. 이치를 꿰뚫고 사리에 통달하여 하찮은 것이라도 빠뜨리지 않아야 하니, 이와 같아야 비로소 훌륭한 의원이라 할 수 있다' 하였다. 정희태야말로 이러한 도리를 갖춘 사람이라 하겠다."

『매산집』

1) 강명길(康命吉) : 1737∼1801. 조선 후기의 의관. 본관은 순천, 초명은 명휘命徽, 자는 군석君錫. 1799년 왕명으로『제중신편濟衆新編』8권을 편찬하였다. 1801년 정조의 병을 잘못 치료하였다 하여 죽임을 당하였다.

2) 이술원(李述源) : 1679∼1728. 자는 선숙善叔, 호는 화촌和村, 본관은 연안延安, 시호는 충강忠剛.

3) 오재순(吳載純) : 1727∼1792. 조선 후기의 문신. 본관은 해주海州, 자는 문경文卿, 호는 순암醇庵 · 우불급재愚不及齋, 시호는 문정文靖. 학문에 뛰어나 제자백가에 두루 정통하였다. 정조의 총애를 받으면서 오랫동안 문형文衡과 전조銓曹를 맡았다.

4) 공원(貢員) : 조선 후기에 보부상 조합의 실무를 맡아 보던 사람.

5) 자산(子産) : 춘춘시대 정鄭나라의 대부 공손교公孫僑의 자. 그는 정사政事를 볼 때 은위恩威를 병행하며, 정도正道를 밟았으므로 공자孔子는 그를 가리켜 혜인惠人이라 하였다. 다음은 맹자孟子의 말이다. "옛날에 어떤 사람이 살아 있는 물고기를 정나라 자산에게 선물하자, 자산이 연못 관리인에게 그것을 연못에 기르게 하였다. 그런데 연못 관리인은 그것을 삶아먹고서는, '처음 놓아 주자 비실비실하더니, 조금 있다가는 기운을 차려 유유히 가더이다' 하고 아뢰었다. 그랬더니 자산은 '살 곳을 얻었구나! 살 곳을 얻었구나!' 하였다. 연못 관리인이 나와서는 '누가 자산을 지혜롭다 하는가? 내가 이미 물고기를 삶아먹었는데, 자산은 살 곳을 얻었구나! 살 곳을 얻었구나! 하더군'

하고 말하였다. 그러므로 군자는 그럴 듯한 방법으로 속일 수는 있으나, 도道가 아닌 것으로 터무니없이 속이기는 어렵다.(昔者, 有饋生魚於鄭子産, 子産, 使校人畜之 池. 校人烹之, 反命曰, '始舍之, 圉圉焉, 少則洋洋焉, 攸然而逝.' 子産曰, '得其 所哉! 得其所哉!' 校人出曰, '孰謂子産智? 予旣烹而食之, 曰, 得其所哉! 得其所 哉!' 故君子, 可欺以其方, 難罔以非其道.)"(『孟子』「萬章 上」)

6) 『맹자孟子』「등문공하文公下」에 "지사는 자신의 시신이 도랑에 버려질 것을 잊지 않고, 용사는 자기 머리를 잃는 것을 잊지 않는다(志士, 不忘在溝壑, 勇士, 不忘喪其元)"하는 구절이 나온다.

7) 홍직필(洪直弼) : 1776~1852. 조선 후기의 문신. 자는 백응伯應·백림伯臨, 호는 매산梅山, 시호는 문경文敬. 사마시에 실패한 후 학문에 정진하여 대학자가 되었다. 저서로 『매산집梅山集』 52권이 있다.

8) 김종선(金宗善) : 1766~1810. 조선 후기의 문신. 본관은 청풍淸風, 자는 성보城甫, 호는 송재松齋.

9) 계차(季次) : 춘추시대 제齊나라 사람 공석애公晳哀의 자. 공자孔子의 제자로 절개를 굽히면서 벼슬하지 않아 공자의 칭찬을 받았다.

10) 원헌(原憲) : 춘추시대 송宋나라 사람. 자는 자사子思. 공자의 제자. 매우 가난하였으나 의지가 견고하여 이를 감내하며 깊이 도道를 닦았다.

오창렬 吳昌烈

생몰년 미상. 조선 후기의 의원. 호는 대산大山. 내의원의 내의가 된 뒤로 여러 벼슬을 거쳐 과천현감에 이르렀다. 시를 잘 지었다. 당시 전각으로 이름난 그의 아들 소산小山 오규일吳圭一과 함께 추사 김정희와 친분이 두터워, 추사가 제주도에 유배되어 있던 시절 종종 약을 지어 보내기도 하였다. 추사가 제주도 유배 시절 오창렬에게 보낸 편지 중에 다음과 같은 구절이 있다. "연초에 까닭 없이 온통 병들어 꼭 죽을 줄로만 알았는데, 무슨 사연으로 되살아났는지 모르겠네. 그러나 지금까지 칠팔십 일을 앓는 동안 원기를 크게 빼앗겨 다시 여지가 없네. 게다가 입과 코의 풍화風火는 한결같이 줄어들지 않고 벌써 삼 년이나 되었으니, 이는 또 무슨 병이고 무슨 재앙이란 말인가? 날마다 코 푸는 걸 일삼는데 그것이 돌처럼 딱딱하게 굳어 있고, 입술은 타들어 가 한 점 윤기도 없고, 눈은 짓물러 눈곱이 덕지덕지 붙어 있으며, 온몸이 한 곳이라도 편한 곳이 없다네. 이러고서야 어떻게 오래 갈 수 있겠는가? 지황탕地黃湯은 보여준 방문에 의거하여 시험해 보고 있으나, 힘이 부쳐 도저히 견디기 어려울 듯하네."

오창렬은 즐겁고 화평한 군자(愷悌君子)[1]이다. 자는 경언敬言이고, 호는 대산大山 또는 우매도인又梅道人이다.

어려서 매우 가난하였으나 독서를 좋아하여 초목草木과 조수鳥獸의 이름에 해박했다. 만년에는 의원의 업에 정진하여 약원藥院(내의원의 별칭. 궁중의 의약을 맡은 관청)에 들어가게 되었는데, 임금의 총애와 은택이 높고 지극해 여러 차례 승진하여 과천현감에까지 이르렀다. 겸하여 시도 잘 지었다. 두 차례 중국에 들어가 이름난 석학들과 교유하였기에, 그들이 우리나라 사람을 만나면 대산의 안부를 묻고 그의 시를 외우며 탄식하는 자도 있었다. 시로써 의술을 감추고 의술로써 시를 감추었으나 두 분야 모두 임금의 인정을 받았다. 내전에 들어가 진료하다가 틈이 나면 허다하게 시를 짓게 하였는데 번번이 왕의 뜻에 맞았다. 예순여섯 살에 죽었으며, 시집 몇 권이 집에 보관되어 있다.

세 명의 자식을 두었는데, 맏아들 규일圭一은 전각篆刻에 정밀하여 내부內府에 소장된 것 중에는 그의 손으로 새긴 것이 많으며, 지금은 가각감假閣監[2]으로 있다.

호산거사(조희룡)는 말한다.

"대산과 더불어 사십 년을 교유하여 그 사람됨을 상세히 알고 있는데, 『시경』의 '즐겁고 화평한 군자(愷悌君子)'란 것은 대산에게 해당될 말이다. 산사山寺와 별장을 대산과 함께 유람한 시집에 날짜가 또렷이 기록되어 있건만 대산의 묘소에는 풀이 묵어 있다. 내가 이 책을 엮을 때 따라서 읽던 소리가 아직도 귓가에 생생한데, 어찌 지금엔 급작스레 전傳 속의 인물이 되었단 말인가? 이것이 숨겨진 빛을 발하게 하는 데는 부족하지만 그 대강이나마 남겨서 고인을 천고의 역사에 보이게 할 뿐이다."

『호산외기』

---

1) 개제군자(愷悌君子) : '즐겁고 화평한(樂易) 군자'란 뜻이다. 『시경』에 자주 나오는 말로, 『시경』에는 '豈弟君子(개제군자)로 나온다.
2) 가각감(假閣監) : 임시로 임용한 각감이란 뜻인데, 각감은 규장각에 소속된 잡직의 하나로 어진御眞을 봉안한 곳의 수직을 맡았다.

이제마
李濟馬

1838(헌종 4)~1900. 본관은 전주, 자는 무평務平, 호는 동무東武. 어려서부터 학문에
두각을 나타냈을 뿐만 아니라 의약과 복서卜筮에도 능통하였으며, 병법을 좋아하여 무
인이 되고자 호를 동무라 짓기도 하였다. 또한 『주역』을 애독하였는데 태극설太極說의
태양太陽·소양少陽·태음太陰·소음少陰의 사상원리四象原理를 응용함으로써, 사람도
기질과 성격에 따라 사상인으로 구분할 수 있을 것이라 생각하고, 오랫동안 연구하고
실험하였다. 1888년(고종 25) 한때 군관직을 맡기도 하였으나 곧 사퇴하였다. 1892년
진해현감에 임명되었는데 재임중 현민들을 대상으로 평소 연구하던 사상인의 원리를
실천해 보기도 하였다. 1893년 진해현감을 사직하고 서울로 돌아온 뒤로는 사상의서 저
술에 몰두하여, 이듬해 4월에 『동의수세보원』 상하 2권을 완성하였다. 1896년에는 함흥
에서 일어난 최문환崔文煥의 난을 평정한 공으로 고원군수에 추천되기도 하였으나 끝
내 부임하지 않았다. 그 뒤로도 계속 사상의설四象醫說 연구와 문하생 지도에 힘을 쏟
았고, 1900년에는 다시 『동의수세보원』을 개편하기 시작하였다. 그러나 그 일을 미처
완성하지 못하고 함흥에서 죽자, 그 이듬해 문인들이 모여 그가 생전에 개편을 마치지
못한 『동의수세보원』의 증보판 4권 2책을 출판하였다. 이 증보판은 성명론性命論·사단
론四端論·확충론擴充論·장부론臟腑論·의원론醫源論·광제론廣濟論·사상인변증론
四象人辨證論 등 7편으로 되어 있다. 그의 사상의설은 종래의 음양오행설의 철리적哲理
的 공론을 배격하고 임상학적인 방법에 따라 환자의 체질을 중심으로 치료법을 제시했
다는 점에 의의가 있다. 곧 '같은 병이라도 환자의 체질에 따라 처방을 달리하여야 한
다'는 이론이 그 핵심이다. 이것은 종래 한방의학의 전통을 깨뜨린 새로운 시도였다. 그
의 저서로는 『동의수세보원』과 『격치고格致藁』가 있으며, 아래에 소개한 글은 그의 「사
상인변증론四象人辨證論」이다.

태음인太陰人·소음인少陰人·태양인太陽人·소양인少陽人은 요즈음
의 안목으로 보아, 한 고을 인구 만 명을 수치로 논하면 태음인이 오천 명
이고, 소양인이 삼천 명이며, 소음인이 이천 명 정도다. 태양인의 숫자는
극히 적어서 한 고을 중 3·4명 내지 10여 명 정도일 뿐이다.

태양인은 체형體形의 기상氣像이 뇌추腦頹(머리골의 모양. 두상頭狀)의 기
세起勢는 왕성하고 건장하며 허리둘레의 입세立勢(서 있는 형세)는 연약하
다. 소양인은 체형의 기상이 흉금胸襟의 포세包勢(벌어진 형세)는 왕성하고
건장하면서 방광膀胱의 좌세坐勢(앉아 있는 자세)는 연약하다. 태음인은 체

형의 기상이 허리둘레의 입세는 왕성하고 건장하면서도 뇌추의 기세는 연약하다. 소음인은 체형의 기상이 방광의 자세는 왕성하고 건장하며 흉금의 포세는 허약하다.

태양인은 성질이 의사소통에 장점이 있고 재간은 교제에 능하다. 소양인은 성질이 굳세고 씩씩한 데 장점이 있고 재간은 일처리하는 데 능하다. 태음인은 성질이 성취에 장점이 있고 재간은 거처에 능하다. 소음인은 성질이 단정하고 정중함에 장점이 있고 재간이 당여黨與(한편이 되는 당류黨類)에 능하다.

태양인은 체형을 원래 분별하기 어렵지는 않으나, 그 숫자가 드물기 때문에 가장 분별하기 어렵다. 그 체형과 뇌추의 기세가 강하고 왕성하며, 성질이 활달하고 또한 과단성이 있다. 병은 열격噎膈(음식물을 토하는 증상)·반위反胃(위암)·해역증解㑊證(다리가 아픈 증상) 등이 있는데 역시 스스로 분별하기 쉬우며, 그 병이 중하고 위험한 경지에 이르기 전에는 별로 큰 증세가 없으므로 완전히 병이 없는 건강한 사람과 같다. 소음인 노인도 역시 열증噎證이 있으니, 태양인으로 잘못 알고 치료해서는 안 된다.

태양인 여자의 체형은 건장하나 간이 작고 겨드랑이가 좁으며 자궁이 빈약하므로 아이를 잘 낳는 이가 드물다. 육축六畜(소, 말, 양, 닭, 개, 돼지)으로 이치를 살펴보면 태양에 속하는 암소와 암말은 체형이 튼튼하나 역시 새끼를 잘 낳는 놈이 드문 것을 통해서 그 이치를 미루어 알 수 있다. 소양인의 체형은 위쪽은 장성하나 아래는 허하고, 가슴은 실하나 발은 가볍다. 사납고 용맹을 좋아하며, 그 숫자도 많아서 사상인四象人 중에 가장 분별하기 쉽다.

소양인 중에는 혹은 키가 작고 고요하며 아담하여 그 외형이 흡사 소음인과 같은 자가 있으니, 그 병세의 한열寒熱을 잘 살펴서 자세히 증세를 잡아야 할 것이요, 잘못 알아 소음인으로 치료해서는 안 된다. 태음인과 소음인 중에는 간혹 체형이 대략 서로 비슷하여 분별하기 어려우나,

병증을 살펴보면 반드시 분별하지 못할 것도 없다. 태음인은 허한虛汗(원기가 쇠약하여 나는 땀)이 나면 건강하고, 소음인은 허한이 나면 큰 병이다. 태음인이 굳세고 면밀하면 큰 병이고, 소음인이 굳세고 면밀하면 건강하다. 태음인은 흉격胸膈에 정충증怔忡症이 있고, 소음인은 손발에 문란증悗亂症이 있다. 태음인은 눈초리에 상인증上引症(위로 끌어 올라가는 증세)이 있고, 또 눈동자에 내동증內疼症(안쪽 신경의 자극으로 쑤시고 아픈 증세)이 있으나, 소음인은 이러한 증세가 없다. 소음인은 평시에 호흡이 고르나 사이사이 한 차례씩 긴 한숨이 있는데, 태음인은 이러한 긴 한숨이 없다. 태음인은 학질(말라리아) · 오한중에도 냉수를 마실 수 있으나, 소음인은 학질 · 오한중에 냉수를 마시지 않는다. 태음인은 맥이 길면서 팽팽하고, 소음인은 맥이 느리면서 약하다. 태음인은 살이 단단하고, 소음인은 살이 연하다. 태음인은 용모 · 사기詞氣(말하는 기운) · 기거동작에 위의威儀가 있어 정돈되고 의젓하며, 소음인은 용모 · 사기 · 체임體任(동작, 몸가짐)이 자연스러우면서 간소하고 소탈하며 약삭빠르지 않다.

소음인은 체형이 왜소한데 간혹 큰 사람도 많이 있어 더러는 8 · 9척이나 되는 장대한 자도 있다. 태음인은 체형이 장대한데 간혹 6척이 되는 왜소한 자도 있다.

태음인은 늘 겁심怯心이 있다. 겁심이 가라앉으면 편안하게 처신하고 깊이 헤아려서 도道에 나아갈 것이나, 겁심이 더욱 많아지면 풀어진 마음이 막혀서 죽게 된다. 만일 겁심이 파심怕心에 이르면 큰 병이 발생하여 정충증이 생길 것이다. 이 정충증은 태음인의 질병 중에 중증이다.

소양인은 늘 구심懼心이 있다. 구심이 가라앉으면 편안하게 처신하고 깊이 헤아려 도에 나아갈 것이나, 구심이 더욱 많아지면 풀어진 마음이 막혀서 죽게 된다. 만일 구심이 공심恐心에 이르면 큰 병이 나서 건망증이 생길 것이다. 이 건망증은 소양인의 질병 중에 위험한 증세이다.

소음인은 늘 불안정한 마음이 있다. 그 불안정한 마음이 가라앉으면

지라의 기운이 곧 살아날 것이다.

태양인은 늘 급박한 마음이 있다. 그 급박한 마음이 가라앉으면 간혈肝血이 곧 조화로울 것이다.

소음인은 인후증咽喉症이 있다. 그 병은 매우 중하면서도 완병緩病이지만 등한히 내버려둬서는 안 되니, 마땅히 삼계팔물탕蔘桂八物湯을 쓰거나 혹은 노루의 간과 금사주金蛇酒를 써야 할 것이다.

태양인 중에는 8·9일 동안 대변불통증大便不通症이 있다. 그 병은 위태한 증세는 아니어서 의혹할 것은 없으나 역시 약을 쓰지 않을 수 없으니, 마땅히 미후등오가피탕獼猴藤五加皮湯을 써야 한다.

태양인은 소변이 왕성하고 많으면 완실完實(충분히 지장하여 꽉 참)하여 병이 없다. 태음인은 땀이 잘 통하면 완실하여 병이 없다. 소양인은 대변이 잘 통하면 완실하여 병이 없다. 소음인은 음식이 잘 소화되면 완실하여 병이 없다.

태양인은 열격이 되면 위완胃脘(위의 내강內腔)의 상초上焦[1]가 바람처럼 산활散豁(막히지 않고 통함)한다. 태음인은 이질痢疾에 걸리면 소장小腸의 중초中焦가 안개처럼 꽉 막힌다. 소양인은 대변이 불통하면 흉격이 반드시 열화烈火와 같다. 소음인은 설사가 그치지 않으면 배꼽 밑이 반드시 얼음처럼 차가울 것이다. 그러므로 그 체질을 밝게 알고 또 그 증세를 밝게 안다면, 약을 응용함에 있어서 반드시 의심할 게 없을 것이다.

인물의 형용을 자세히 헤아려서 두세 차례 미루어 짐작해도 미혹되는 것이 있으면, 병증을 참고하여 분명히 보아서 의심이 없는 연후에 약을 써야 한다. 경솔하게 한 첩의 약이라도 잘못 알고 써서는 절대 안 된다. 중증과 험증에는 한 첩 약이 반드시 사람을 죽인다.

화타華陀[2]는 말하였다.

"양생養生의 술법은 매양 수고를 적게 할 것이요, 크게 피로하여서는 아니 된다."

어떤 노인은 말하였다.

"사람은 하루에 두 차례 먹을 것이요, 너덧 차례 먹어서는 안 된다. 또 이미 먹은 뒤에 또 더 먹지 말 것이니, 그렇게 하면 반드시 장수하지 않을 수 없을 것이다."

나는 그 뒤를 이어 말한다.

"태음인은 바깥을 살펴서 늘 겁심怯心을 안정시켜야 할 것이요, 소양인은 안을 살펴서 늘 구심懼心을 안정시켜야 할 것이요, 태양인은 한 걸음을 물러서면서 늘 급박한 마음을 안정시켜야 할 것이요, 소음인은 한 걸음을 나아가 늘 불안정한 마음을 안정시켜야 할 것이다. 이렇게 한다면 장수하지 않을 수 없을 것이다."

나는 또 말한다.

"태양인은 늘 노심怒心과 애심哀心을 경계하여야 하고, 소양인은 늘 애심과 노심을 경계하여야 하고, 태음인은 늘 낙심樂心과 희심喜心을 경계하여야 하며, 소음인은 늘 희심과 낙심을 경계하여야 한다. 이렇게 한다면 장수하지 않을 수 없을 것이다."

대순大舜은 스스로 밭 갈고 농사 짓고 질그릇 굽고 고기 잡음에 남에게 배워서 잘하지 못하는 것이 없었다. 공자孔子는 말하였다.

"세 사람이 함께 길을 가면, 그 중에는 반드시 나의 스승이 있다."(『논어』「술이述而」)

이것으로 미루어본다면, 천하 뭇 사람의 재능을 성인聖人은 반드시 널리 배우고 상세히 물어서 겸한 까닭에 능히 훌륭하게 변화시킨 것이다. 태음인 · 소음인 · 태양인 · 소양인의 식견이나 재주 · 국량은 제각기 장점이 있어서, 문필文筆 · 사어射御(활쏘기와 말타기) · 가무歌舞 · 읍양揖讓(읍하여 겸손한 뜻을 표시함)으로부터 바둑 · 장기의 작은 기량과 잗다란 동작에 이르기까지, 온갖 일을 하는 것이 각 방면으로 다르기 때문에 모두 도달하는 경지를 달리하니, 참으로 뭇 사람의 재능이 조화 기운데 많고도 넓은 것이다.

『영추靈樞』[3]에 태소음양오행인太少陰陽五行人에 대한 이론이 있으나, 대략 외형만 얻고 오장의 이치는 얻지 못하였다. 대개 태소음양인이라는 말은 일찍이 옛날부터 있던 견해지만, 아직 정밀하게 연구되지는 못하고 있다.

『동의수세보원』

1) 상초(上焦) : 삼초三焦의 하나. 삼초는 한방에서 이르는 육부六腑의 하나로 상초上焦 · 중초中焦 · 하초下焦의 총칭. 상초는 심장 아래에, 중초는 위胃 속에, 하초는 방광 위에 있어서 수분水分의 배설을 맡는다고 한다.
2) 화타(華陀) : ?~208. 동한東漢 말기의 뛰어난 의원. 이름은 부敷라고도 하며, 자는 원화. 의학상 매우 높은 성취가 있었다 하는데, 특히 외과와 침구針灸에 정통했다. 그는 과감히 당시의 일반적인 사고방식과 달리 외과 수술을 제창하였다.
3) 영추(靈樞) : 영추경맥익靈樞經脈翼. 명나라 하영夏英이 편찬하고 그림을 그렸다.

의녀
醫女

의녀는 조선시대 부인들의 질병을 치료하기 위해 두었던 여자 의원이다. 이 제도는 태
종 6년(1406) 허도許道의 건의로 실시되었다. 참고로 허도의 건의 내용은 다음과 같다.
"그윽이 생각건대, 부인이 병이 있는데 남자 의원으로 하여금 진맥하여 치료하게 하면,
혹 부끄러움을 머금고 나와서 그 병을 보이려 하지 않아 죽음에 이르게 됩니다. 원하건
대, 창고나 궁사宮司의 동녀童女 수십 명을 골라서, 맥경脈經과 침구針灸의 방법을 가
르쳐 이들로 하여금 치료하게 하면, 살리기 좋아하는 전하의 덕에 보탬이 있을 것입니
다."(『태종실록』 6년 3월 16일) 그런데 이들 의녀들은 연산군 이후 궁중 연회에 기생과
함께 불려 들어가 시중을 들기도 했다.

1.

조정에서 각 사司, 각 관官의 나이 어린 계집종을 뽑아 혜민서[1]에 소속
시키고, 의서를 가르쳐 '여의女醫'라 부르며 부인의 병을 치료하게 했다.

한 여자가 제주도에서 왔는데, 의술은 알지 못하나 다만 충치를 잘 뽑
는지라 사대부집에서 다투어 서로 맞이하여 갔다. 그 여자가 죽자 또 한
여자에게 그 업을 전수시켰다. 나(성현) 또한 불러다가 이(齒)를 치료하게
하였는데, 얼굴을 위로하여 입을 열게 하고는 은숟가락으로 조그마한 흰
벌레를 꺼내지만 숟가락은 이에 들어가지 않고 이에서 피도 나지 않으
니, 그 쉬운 게 이러하였다.

또 이 기술을 다른 사람들에게 전하지 않아, 조정에서 죄를 다스려도
오히려 고하지 않으니, 이는 반드시 환술이요, 정업正業이 아닐 것이다.

『용재총화』

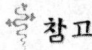 참고

『성종실록』을 보면, 이 이야기와 관련 있는 몇 가지 기록이 보인다.

제주 목사濟州牧使 허희許熙에게 조서를 내렸다.

"잇병을 고치는 의녀 장덕長德은 이미 죽고 이제 그 일을 아는 자가 없으니, 이·눈·귀 등 여러 가지 아픈 곳에서 벌레를 잘 제거하는 사람이면 남녀를 물론하고 뽑아서 보내라."(성종 19년 9월 28일)

우승지右承旨 권경희權景禧가 아뢰기를,

"제주의 의녀 장덕은 치충齒蟲을 제거시키고, 코와 눈 등 모든 부스름이 난 것도 제거시킬 수 있었는데, 죽을 무렵에 그 기술을 사비私婢 귀금貴今에게 전해 주었습니다. 나라에서는 면천시켜 여의女醫를 삼아 그 기술을 널리 전하고자 하여 두 여의로 하여금 따라다니게 하였는데, 귀금이 숨기고 전하지 아니하였습니다. 요즈음 황을黃乙이라는 자가 고독蠱毒을 잘 다스리는데, 숨기고 있다가 세 차례나 형문刑問한 다음에야 말하였습니다. 여의 분이粉伊는 그 기술을 배웠으나, 황을만 못하니 이는 그 기술을 다 전하지 아니한 것입니다. 청컨대 귀금을 고문하여 물어 보게 하소서."

하니, 명하여 귀금을 불러서 물어 보게 했다.

"여의 두 사람으로 하여금 따라다니게 하였는데, 네가 숨기고 전해 주지 않으니, 틀림없이 그 이익을 독차지하려는 게 아니냐? 네가 만약 끝까지 숨긴다면 고문을 가하면서 국문할 터이니 다 말하여라."

귀금이 대답했다.

"제가 일곱 살 때부터 이 기술을 배우기 시작하여 열여섯 살이 되어

서야 완성하였는데, 지금 제가 마음을 다해 가르치지 않는 것이 아니고 그들이 익히지 못하는 것일 뿐입니다."(성종 23년 6월 14일)

2.

송사문宋斯文은 용모가 못생겼고, 행동거지가 거칠고, 긴 수염이 더부룩하며, 눈이 사팔뜨기였다. 과거에 급제한 뒤부터 장년에 이르는 동안 외방교수外方敎授로 있다가 교체되어 혜민서 교수가 되었는데, 오로지 의녀를 가르치는 일을 맡았다.

의녀는 각 관사에서 나이 어린 계집종을 뽑아서 쓰는데, 그들이 예쁘게 단장하고 교태를 부리며 앞다투어 와서 글을 물을 때, 송사문이 그네들 사이에 있으면 마치 늙은 곰이 꽃 수풀 속에 쭈그리고 앉아 있는 것 같았다.

그의 거처는 악원樂院2) 옆에 붙어 있었는데, 날마다 왕래하다가 동료들을 만나,

"어디를 가는가?"

하는 질문을 받으면, 송사문은 소리 높여 읊었다.

거처는 장악원에 이웃하고	居隣掌樂院
직무는 혜민서를 띠었도다	職帶惠民署
아침에 화류지에서 나와	朝從花柳地
또다시 화류를 향하여 가도다	又向花柳去

이를 듣는 사람들이 모두 크게 웃었다.

1) 혜민서(惠民署) : 조선시대에 가난한 백성들의 병을 치료해 주던 관아.
2) 악원(樂院) : 장악원掌樂院. 조선시대 궁중에서 연주하는 음악과 무용에 관한 일을
   담당한 관청.

윤중년 尹仲年

윤중년은 말(馬)의 질병을 전문적으로 고치는 수의獸醫였는데, 수의로서는 드물게 기록이 남아 있는 사례이다.

말 의사(馬醫) 윤중년은 업으로 삼는 것이 자못 정묘했고, 눈을 고치는 데도 신묘하였다. 그는 말했다.

"대체로 말이 병 나는 것은 사람과 다름이 없다. 그래서 고치는 방법도 같으니, 간으로 간을 보하고, 콩팥으로 콩팥을 보하고, 허파로 허파를 보하고, 심장으로 심장을 보하며, 지라로 지라를 보한다. 오장이 모두 그러한데, 눈에 있어서만 그렇지 않겠는가. 나는 안정眼精(눈알)을 가지고 안정을 고치는 까닭으로, 백 번 약을 써서 낫지 않는 적이 없었다. 제비는 항상 하늘을 날아다니면서 온갖 벌레를 잡아 먹이로 하는데, 살은 벌써 소화가 되어도 안정만은 소화가 안 된다. 내가 제비 똥을 많이 구하여 냇물에 씻어 보니, 더러운 찌꺼기는 모두 없어지고 안정만 남았는데, 하루에 얻는 것은 대부분 아주 적은 양에 지나지 않았다. 그렇게 해서 그것을 갈아 약에 타서 앓는 눈에 넣으면 자연히 신효가 있다."

『청파극담』

고려시대

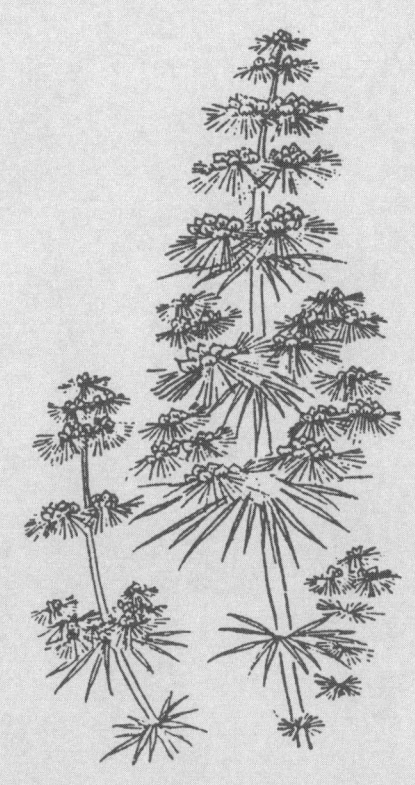

최사전
崔思全

1067(문종 21)~1139(인종 17). 고려 중기의 공신·의인. 탐진眈津 최씨의 시조. 시호는 장경莊景, 인종의 묘정에 배향되었다. 할아버지와 아버지가 모두 의술로써 벼슬을 하였다. 그도 처음 내의內醫가 되었다가 점차 승진하여 소부소감小府少監이 되었는데, 예종의 등창을 오진하여 죽게 하자 한안인·문공미의 처벌 요청에 의하여 2년간 귀양을 갔다. 이를 원망하여 두 사람을 이자겸에게 모함함으로써 귀양을 보내게 하였다. 뒤에 이자겸이 난을 일으키자 척준경을 설득하여 난의 평정하는 데 공을 세워, 그 상으로 높은 관직을 두루 역임하였다.

최사전은 탐진 사람이다. 처음에 내의內醫가 되었다가 여러 번 벼슬을 옮겨서 소부수감이 되었다. 예종이 등창을 앓자 최사전을 불러서 보였는데, 사전은 이것이 가벼운 종기라고 생각하고 필시 우환이 없을 것이라고 여겨, 즉시 다스리지 않아서 왕의 목숨을 구하지 못하는 지경에 이르렀다. 재상 한안인[1]과 문공미[2]가 법으로 처리하자고 하였지만 인종은 다만 도형徒刑[3] 2년에 처했다. 사전이 그것을 미워하여 마침내 한안인과 문공미를 모함하는 말을 꾸며서 이자겸[4]의 무리에게 일러바쳤으니, 그 전말은 한안인의 전에 수록되어 있다.

얼마 후 군기소감에 제수되었다. 당시 이자겸은 이미 병사를 일으켜 궁궐을 범하고는 기세가 매우 횡포했다. 왕은 몰래 사전과 모의를 했다. 사전이 말하였다.

"자겸이 발호한 까닭은 오직 척준경[5]을 믿어서입니다. 만약 준경을 얻는다면 병권은 왕께 소속될 것이고, 자겸은 다만 한 사람의 사내일 뿐일 것입니다."

왕이 말하였다.

"준경은 국공國公(이자겸)의 심복이자 그의 딸과 혼인까지 한 사람이며, 그의 동생 준신俊臣과 아들 순純은 모두 관병官兵에게 살해되었으니, 이 때문에 그를 의심하는 것이오."

점을 쳤더니 길하다는 징조를 얻었다. 그래서 사전은 준경의 집으로 가서 충의로 이끌어서 말하였다.

"태조를 비롯한 여러 임금들의 신령이 하늘에 계시니 재앙과 복을 두려워해야 할 것입니다. 이자겸은 다만 후궁의 세력에 기대고 있을 뿐 신의란 없는 사람이어서 좋은 것과 나쁜 것을 함께할 수 없는 사람입니다. 공께서는 마땅히 한 마음으로 나라를 섬기셔서 영원토록 사라지지 않을 공을 세우십시오."

척준경이 마음속으로 그럴 듯하게 여겨서 마침내 계책을 정하고 이자겸을 제거하였다. 왕은 척준경의 공을 기록하고 상을 함께 내렸다. 사전을 병부상서에 발탁하고, 충위사공신의 칭호를 내렸으며, 수사공상서좌복야를 더 보태 주었다.

제制(칙명을 전하는 문서)에 이르기를,

"짐이 어려서 왕위에 올랐으나 외척이 권력을 전제하여 위세를 부리고 복을 내리는 일이 중상中傷에 의한 것이 많았다. 한안인을 죽이고 문공미·최홍재 등 50여 명을 유배 보내서, 조정에는 한 사람도 없는 지경이 되고 말았다. 그 위세가 온 나라를 뒤흔들었고 과인은 고립의 지경에 이르렀다. 이때부터 많은 붕당이 세워져서 재앙을 장차 예측하기 힘들게 되었다. 병오년 2월 가까이서 나를 모시던 신하들과 한두 사람의 대신들이 그 권력을 제거하기를 청하자 나는 감히 좇지 아니할 수 없었다. 그러나 그는 곧 악독하게도 궁궐의 건물과 창고 등을 침범하여 모두 불살라 버렸으며, 짐이 연덕궁延德宮으로 탈출하여 나가 있을 때 무릇 좌우에서 모시며 지키던 군사들을 목베어 죽이거나 혹은 유배시키는 등, 흉악한 불길이 더욱 치열하여 재앙의 변고를 헤아리기 어려웠다. 경은 몰래 준경을 이끌어 마음을 함께하여 계책을 정하여, 5월 20일 흉악한 반역자들을 쓸어 버리고 다시 종사를 안정시켰으니 그 공을 잊을 수 없다. 마땅히 담당 관리에게 명하여 삼한후벽상공신의 차례에 기록하노라."

하였다. 다시 벼슬을 옮겨서 참지정사 판상서형부사 진문하시랑 동중서문하평장사에 제수하였다.

그는 자신이 한미한 지위에서 일어나 임금의 총애를 지극히 받았다고 여기고 벼슬에서 물러날 것을 간절히 청하였다. 이에 왕은 그것을 허락하고 큰 저택 한 채를 하사하면서 조서를 내렸으니 다음과 같다.

"내 들으니, '빠른 바람이 불어야 굳센 풀을 알 수 있고, 나라가 어지러워야 곧은 신하를 안다'고 하였다. 병오년 화란이 궁궐 안에서 일어나 종사가 거의 위태로울 지경이었고 어지러운 형세는 이미 극에 달하였다. 짐의 좌우에 있던 충의로운 선비들은 칼날에 죽음을 면하지 못하였는데, 그 누가 힘을 내서 사직을 보위하겠는가. 오직 경만이 떨치고 나서서 몸을 돌보지 않고 다른 사람과 잘 도모하여 반역과 순리를 변론하고 재앙과 복을 깨우치니, 비록 준경과 같은 사납고 간교한 놈이라 해도 또한 눈물을 뿌리며 감격하여 종실을 높일 줄 알게 하여 재앙이 복이 되도록 하고, 다시 종묘사직을 편안케 하니 이는 경의 공이다. 경이 비록 물러나 살게 되었지만 내가 표창하고 장려하려는 마음에 있어서야 어찌 감히 느슨하겠는가."

마침내 개부의동삼사수태위주국을 더하여 주었다. 인종 17년(1139)에 졸하니 향년 73세였다. 조회를 3일 동안 열지 않았으며, 부의를 몇 등급 더하여 주었다. 시호는 장경이며, 인종의 묘정에 배향되었다.

『고려사』

1) 한안인(韓安仁) : ?~1122. 고려 때의 문신. 초명은 교여皦如. 자는 자거子居. 본관은 단주湍州. 시호는 문열文烈. 숙종 때 과거에 급제하여 여러 요직을 두루 거쳤다. 인종 이 즉위하자 권력을 독점하려던 이자겸 일파에 의해 승주昇州 감물도甘勿島에 유배 되었다가 죽임을 당하였다. 인종 때 이자겸 일파와 한안인 일파의 대립은 누대 문벌과 신진관료 세력과의 대표적인 대립 현상이었다.
2) 문공미(文公美) : ?~1137. 고려 때의 문신. 본관은 남평南平. 문과에 급제하였다.
3) 도형(徒刑) : 오형五刑의 하나. 복역 기한은 1년부터 3년까지 5등급에 나누고, 곤장 10대와 복역 반년을 한 등급으로 하였다.
4) 이자겸(李資謙) : ?~1126. 본관은 인주仁州. 누이동생은 순종의 비, 둘째 딸은 예종 의 비, 셋째와 넷째 딸은 인종의 비로 들임으로써 가장 강력한 외척 세력을 구축하였 다. 인종이 왕위에 오르자 조선국공朝鮮國公에 올랐다.
5) 척준경(拓俊京) : ?~1144. 고려 인종 때의 재상. 이자겸과 함께 군사를 일으켜 대궐을 범했으나 왕의 권유로 뜻을 바꿔 이자겸을 잡아 귀양 보냈다. 뒤에 정지상이 범궐犯闕 사실을 탄핵하여 귀양갔다.

왕면 王沔

?~1218(고종 5). 광릉공廣陵公. 고려의 왕족. 문종의 현손이다. 성품이 순박하고 침착하였으며 붓글씨와 문장에 뛰어났다. 그리고 전문 의원은 아니지만 의술에도 정통하여 의약품을 비축하고 병자들을 치료하여 모든 사람들의 존경을 받았다.

(조선공 왕도王燾의) 아들 면沔은 의종의 딸 화순궁주和順宮主에게 장가 들었으며, 신종이 수사공상주국광릉후를 제수하였다가 후에 공公으로 승진시켰다. 고종 5년(1218)에 졸하였다.

그는 성품이 순후침정純厚沈靜[1]하였고, 글씨를 잘 썼으며, 재주가 많았다. 의술에 더욱 뛰어나서, 약을 쌓아 두고 사람 살리는 것을 자기 일로 삼았다. 무릇 종기병이 있는 사람은 모두 그 문으로 나아갔지만, 조금도 꺼리는 기색이 없었으니 사람들이 모두 탄복하였다.

『고려사』

1) 순후침정(純厚沈靜) : 순박하고 인정이 두터우며 성격이 침착하고 고요하다는 말.

이상로 李商老

생몰년 미상. 고려 의종 때의 의원. 미천한 집안 출신으로, 기이한 승려에게 의술을 전
수받아, 의종·명종의 어의로 활약하였다. 서울에 올라와 고관의 종기를 고쳐 이름이 알
려지고, 다리 종기로 고생하던 의종을 완치시켜 양온령良醞令으로 발탁되어 內侍에 소
속되었다.

이상로는 중서사인中書舍人 중부仲孚의 아들이다. 중부가 묘청妙淸[1]과
사이 좋게 지낸 일에 연루되어 청주로 유배되자 상로가 따라갔다. 장년
이 되자 떠돌면서 술꾼들을 따라다녔다. 그러던 중 어떤 기이한 스님이
의술을 전수해 주어, 상로는 이 때문에 의술을 업으로 삼게 되었다. 뒷날
서울(개성)에 이르게 되었는데, 높은 관직에 있던 어떤 사람이 등창으로
앓다가 상로가 치료하여 효험을 보았다. 그리고 의종은 발병이 낫지 않
아 걱정하다가 그의 명성을 듣고는 불러서 침을 놓도록 하였는데 곧바로
나았다. 그래서 상으로 비단을 하사하고 관직의 등급을 뛰어넘어 양온령
良醞令을 제수하고 내시직에 소속시켜 후하게 대우하였다. 몇 년 되지 않
아 벼슬이 낭관郎官에 이르렀다.

명종조에는 태부소경太府少卿에 임명되었다. 그때 산업급제簞業及第
팽지서彭之緒가, 승선承宣 송지인宋知仁과 진사進士 진공서秦公緒가 남적
南賊 석령사石令史와 함께 몰래 난을 일으키려고 도모하고 있다고 왕에게
참소하였다. 왕은 내시 이존장李存章, 낭장郎將 차약송車若松[2] 등에게 명
하여 그들을 국문하게 하였다. 이 일에 연루된 사람이 매우 많아서 다시
내시 윤민첨尹民瞻과 상장군 최세보崔世輔[3]에게 명하여 검토하도록 하였
더니, 진위를 가리지 않고 모두 바다의 섬으로 귀양보냈으며, 또한 성문
을 닫고 그 무리들을 크게 수색하였다. 상로 역시 참소 사건에 연루되어

146

섬으로 귀양갔다. 많은 신하들은 그의 원통함을 알고 있었지만 두려워서 감히 말을 하지 못하였다. 얼마 뒤 소환되어 다시 내시직에 복직되었고, 뒤에 이부상서를 제수받았다. 이상로는 학식이 없는 사람이었으므로, 식자들은 걸맞지 않는 일이었다고 비판하였다.

『고려사』

1) 묘청(妙清) : ?~1135. 백수한을 통해 중앙 정계에 진출하여, 서경천도와 칭제건원稱帝建元과 금나라를 공격할 것을 주장했으나 김부식 등의 반대로 좌절되었다. 천도가 불가능해지자 서경을 기반으로 국호를 대위大爲, 연호를 천개天開라 하여 반란을 일으켰다.
2) 차약송(車若松) : ?~1204. 고려 신종 때의 장군. 금위禁衛에 들어가 명종 초에 낭장朗將을 거쳐 장군이 되어 내시 다방內侍茶房을 겸직함으로써, 무관이 문관을 겸직하게 된 시초가 되었다.
3) 최세보(崔世輔) : 고려 명종 때의 무신. 의종 때 금군禁軍의 대정隊正으로 있다가 유시流矢의 변變에 혐의를 받고 귀양갔으며, 무신이 득세하자 복직하고 명종 때 여러 벼슬을 거쳤다.

설경성
薛景成

생몰년 미상. 고려 충렬왕 때의 의원. 대대로 의업에 종사하던 집안 출신으로 충렬왕의
병을 고쳐 이름을 떨쳤으며, 원나라 세조와 성종의 부름을 받아 고려의 의술을 천하에
떨쳤다.

설경성은 계림 사람인데, 자칭 홍유후弘儒侯 설총薛聰[1]의 후예라고 하
였다. 대대로 의원을 업으로 하였으며 의술에 정통하였다.

처음 상약의좌尙藥醫佐 벼슬을 하다가 여러 번 관직을 옮겨 군부총랑軍
簿摠郎이 되었고, 동지밀직사사同知密直司事로 급작스럽게 승급하였으며,
지도첨의사사知都僉議司事로 옮기고 나서 벼슬을 그만두었다.

충렬왕은 병에 걸릴 때마다 반드시 설경성으로 하여금 치료하도록 하
였는데 이 때문에 유명해지게 되었다.

원나라 세조가 병이 들어 사신을 보내 의원을 구하였다. 안평공주安平
公主[2]가 노잣돈과 옷 두 벌을 하사하여 그를 파견하였다. 약을 써서 효과
가 있자 세조는 기뻐하면서 집과 재물을 주었고, 문을 지키는 사람으로
하여금 언제든지 출입할 수 있도록 하였다. 심지어 앞에서 바둑을 두게
하고는 친히 왕림하여 관람하기도 하였다. 2년을 머무른 후 돌아가겠다
고 고하자, 세조는 매우 후하게 상급을 하사하며 말하였다

"어찌 가족 생각이 없겠느냐? 너는 돌아가서 가족을 데리고 오너
라."

설경성이 돌아와서 아내와 함께 가려고 하였지만, 아내가 안 된다고

하여 이에 그만두었다. 얼마 뒤 세조가 그를 불렀으니, 이로부터 여러 차례 원나라를 왕래하였다. 세조는 더욱 후하게 대우하였고, 그 일을 전후로 하여 하사받은 것은 이루 다 기록할 수 없을 지경이다. 원나라 성종이 병을 앓자 또 그를 불렀는데, 이로 인해 원나라에 머물게 되었다.

충선왕이 왕위를 잇자 한국공주韓國公主가 조비趙妃[3]를 질투하여, 조비의 아버지 조인규趙仁規[4]의 죄를 무고하였다. 그래서 원나라는 사신을 보내어 국문하였는데 설경성을 부사副使로 삼았다. 설경성은 권력자와 내통하지 않았고, 특별히 찬성사贊成事 벼슬을 받고 치사하였다. 77세에 졸하였다.

설경성은 키가 크고 풍모가 아름다웠으며, 몸가짐과 성품도 근실하고 중후하였다. 비록 천자에게 지우知遇를 받고 고려 국왕의 총애를 입었지만, 일찍이 자손들을 위하여 은택을 구하지도 않았고 살림살이를 돌보지도 않았다.

아들 문우文遇는 과거에 급제하여 관직이 성균대사성成均大司成에 이르렀다.

『고려사』

1) 설총(薛聰) : 고승 원효대사와 요석공주 사이에 태어났다고 알려졌으며, 구결口訣을 만들어 구경九經을 우리말로 번역하여 가르쳤다고 한다. 이 때문에 우리나라의 학문이 본격적으로 시작되었다고 한다. 고려시대에 홍유후弘儒侯로 봉해져서 향교에 배향되었다.
2) 안평공주(安平公主) : 고려 충렬왕의 비. 원나라 세조의 딸. 원나라에 체류중인 세자 심諶(충렬왕)과 결혼하였고, 그해에 즉위한 충렬왕을 따라서 고려에 들어와 이듬해 원성공주元成公主에 책립되었고, 이해에 충선왕을 낳았다. 성종 때 안평공주, 무종 때 제국대장공주齊國大長公主에 추봉되었다.
3) 조비(趙妃) : 고려 충선왕의 비. 문하시중 조인규의 딸.
4) 조인규(趙仁規) : 1227~1308. 고려 때의 문신. 본관은 평양平壤. 자는 거진去塵. 시

호는 정숙貞肅. 평양의 미미한 가문 출신이다. 몽고어 통역관으로서 원나라에 있던 충렬왕과 깊은 친분을 쌓아 정치적으로 성장하였으며, 탁월한 몽고어 구사력으로 원나라 세조에게 신임을 받으면서 원나라 관직에 임명되어 정치적 지위를 더욱 높였다. 고려에서도 주요 관직을 두루 역임하였으며, 그의 딸이 세자비(충선왕의 비)로 간택되면서 국구國舅가 된 뒤로는 권력이 더욱 막강해졌다. 그러나 조비무고사건趙妃誣告事件으로 충선왕이 7개월 만에 퇴위되고 충렬왕이 복위하면서 그도 원나라에 끌려가 안서安西로 장류杖流되었다. 그 뒤 다시 복권되었으며, 그의 아들들이 모두 재상의 지위에 올라 가문을 번성하게 하였다.

통일신라 이전

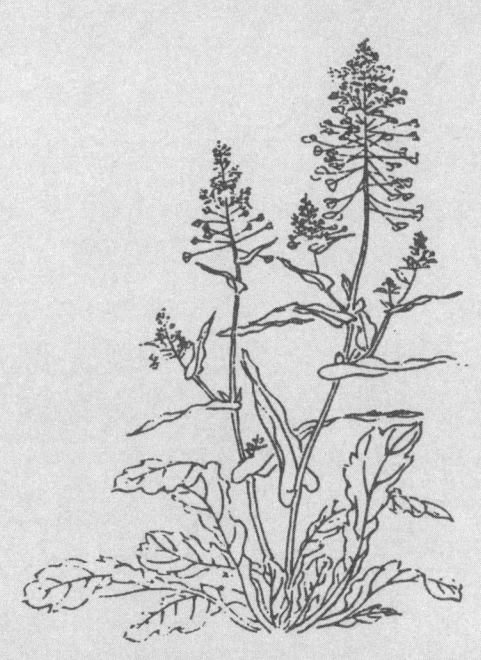

혜통
惠通

생몰년 미상. 신라의 승려. 해동 진언종眞言宗의 초조初祖이다. 665년(문무왕 5) 당나
라로 가서 인도의 고승 선무외善無畏에게 밀교密敎의 진의眞意를 전수받아 신통神通
으로 당나라 공주의 병을 고쳤으며, 신라에 돌아온 다음에도 여러 이적異蹟을 보였다.
그로 말미암아 신라에는 밀교가 크게 융성하였다.
현존하는 문헌상으로 볼 때 신라 이전에는 의료 활동이 승려들의 주술적인 행위와 매우
밀접하게 관련이 있었던 것으로 보인다. 물론 이들을 본격적인 의원이라 하기는 힘들지
만, 병을 치료했다는 점에 의의를 두고 본서에서는 승려로서 의료 활동에도 종사한 것
으로 추측되는 '혜통惠通, 혜공惠空, 묵호자墨胡子, 밀본密本'의 전기를 소개한다.

석 혜통釋惠通의 씨족은 자세하지 않다. 백의白衣[1]로 있을 때 집이 남
산 서녘 산기슭 은천동銀川洞 어구에 있었다(지금 남간사南澗寺의 동녘 동네
이다 – 원주). 어느 날 집 동쪽 시냇가에서 놀다가 수달 한 마리를 잡아 죽
여서 그 뼈를 동산 가운데 버렸는데, 이튿날 새벽에 그 뼈가 없어졌기에
핏자국을 따라 찾아가 보니, 그 뼈가 구혈舊穴로 돌아가 새끼 다섯을 안
고서 버티고 앉아 있었다. 혜통이 곧 그것을 바라보고 한참동안 놀라고
기이하여 감탄하면서 주저하다가, 곧 속세를 버리고 출가하여 이름을 바
꾸어 혜통이라 하였다. 당나라로 가서 무외삼장無畏三藏[2]을 뵙고 배움을
청했더니, 삼장이 말하였다.

"우이嵎夷[3]의 사람이 어찌 법기法器(불법을 수업할 자격)를 감당하겠는
가?"

그리고는 가르쳐 주지 않았다. 혜통은 쉽게 물러가지 않고 3년 동안
부지런히 기다렸으나 여전히 허락하지 않았다. 혜통이 이에 분개하여 뜨
락에 서서 머리에 화분火盆을 이고 있더니, 잠시 사이에 이마가 쪼개지면
서 우레 같은 소리가 났다. 삼장이 그 소리를 듣고 와서 보고는 화분을 거

두고 손가락으로 그 쪼개진 곳을 매만지며 신주神呪를 외우니, 상처가 아물어 평상시와 같아졌다. '王' 자와 같은 흔적이 생겼으므로 이에 왕화상王和尙이라고 불렀고, 큰그릇이라 여겨 인결印訣[4]을 전수하였다.

이때 당나라 황실의 공주가 병이 있어 고종高宗이 삼장에게 구원을 청하니, 삼장은 자기 대신 혜통을 추천하였다. 혜통이 명을 받아 따로 거처하면서 흰콩 한 말을 은그릇 속에 넣고 주문을 외워 흰 갑옷 입은 신병으로 변화시켜 귀신을 쫓았으나 이기지 못했다. 다시 검은콩 한 말을 금그릇 속에 넣고 주문을 외워 검은 갑옷 입는 신병으로 변화시켜 두 빛깔의 신병으로 하여금 힘을 합하여 쫓게 하니, 홀연 교룡蛟龍이 나타나서 달아났고 병은 드디어 나았다.

용은 혜통이 자기를 쫓아낸 것을 원망하여 본국本國(신라를 가리킴) 문잉림文仍林으로 와서 인명을 해치기를 더욱 잔혹하게 했다. 이때 정공鄭恭이 사신으로 당나라에 건너가 혜통을 보고 말했다.

"법사께서 쫓아낸 독룡毒龍이 본국에 와서 해독이 극심하니, 빨리 가서 제거하여야 합니다."

혜통은 곧 정공과 함께 인덕麟德 2년 을축乙丑(665)에 환국하여 독룡을 쫓아냈다.

독룡이 또 정공을 원망하면서 버드나무로 환생하여 정공의 집 문 밖에 자라났다. 정공은 알아채지 못하고 다만 버들의 빽빽함을 감상하며 매우 사랑하였다. 그 뒤 신문왕神文王이 죽고, 효소왕孝昭王이 즉위하여 산릉山陵(제왕·후비의 무덤)을 닦으려고 장로葬路(장례 행렬이 지나갈 길)를 다스릴 때, 정공의 집 버드나무가 길을 막고 있어 담당 관리가 베고자 하였더니, 정공이 노하여 말하였다.

"차라리 나의 머리를 벨지언정 이 나무는 치지 말라."

담당 관리가 조정에 아뢰니, 왕은 크게 노하여 사구司寇(형벌을 맡은 벼슬)에게 명을 내렸다.

"정공이 왕화상의 신술神術을 믿고는 장차 불손한 일을 꾀하려고 왕명을 거역하여 '나의 머리를 베라' 하였으니, 이제 마땅히 제가 좋아함을 좇으련다."

곧 정공을 죽이고 그의 집을 파묻어 버렸다. 조정에서 또 의론하였다.

"왕화상이 정공과 친분이 매우 두터워 응당 우리를 미워할 것이니, 마땅히 그를 먼저 도모하여야 한다."

곧 군사를 소집하고는 수색하여 잡으려 하였다. 이때 혜통이 왕망사王望寺에 있다가 군사가 이르는 것을 바라보고 지붕 위로 올라가 사병砂甁(주사가 든 병) 하나를 가지고 주사朱砂(광택이 있는 붉은 광물)를 갈아 붓에 찍어,

"내가 하는 것을 보라."

하고 소리치고는, 곧 사병 목에 한 획을 그으면서 말하였다.

"너희들은 각기 목덜미를 살펴보라."

군사들이 보니, 모두 붉은 획이 그어져 있어 서로 쳐다보며 경악하였

다. 혜통은 또 외쳤다.

"내가 만일 이 사병의 목을 끊는다면 너희들의 목이 끊어질 테니 어떻게 하겠느냐?"

그 무리들은 모두 도망쳐서 붉은 획이 그어진 목 그대로 왕의 앞으로 달려왔다. 왕은,

"화상이 신통한 수법을 지녔으니, 어찌 인력으로 도모할 수 있겠느냐."

하고는 그냥 내버려두었다.

왕녀王女가 홀연 병에 걸리자 왕이 혜통에게 조서를 내려서 치료하게 하여 병이 나았으므로 왕은 크게 기뻐하였다. 혜통은 이에,

"정공이 독룡의 더럽힘을 입어서 억울하게 국형國刑을 당했습니다."

하고 말하니, 왕은 그 말을 듣고 후회하여 이에 정공의 처자와 노복을 면죄시키고, 혜통을 국사國師로 삼았다.

독룡은 이미 정공에게 원수를 갚고 기장산機張山(경남 양산군 기장면에 있는 산)으로 옮겨가 곰신(웅신熊神)이 되어 참독하기가 더욱 심하여 많은 백성이 재앙을 입었다. 혜통이 그 산속에 이르러 독룡을 달래고 불살계不殺戒(살생하지 말라는 규율)를 주었더니, 곰신의 해가 그쳤다.

예전에 신문왕이 등창이 나서 혜통에게 진찰을 청했는데, 혜통이 와서 주문을 외우니 곧 나았다. 혜통이 이에 말했다.

"폐하께서 전생에 재상이 되었을 때 착한 사람 신충信忠의 죄를 잘못 판결하여 종으로 삼았으므로, 신충이 이를 원망하여 저승에서도 보복을 함이니 지금 이 등창 역시 신충의 저주에서 이루어진 것입니다. 마땅히 신충을 위하여 절을 세우고 명복을 빌어 원한을 풀어 주소서."

왕이 깊이 그렇게 여겨 절을 창건하고 이름을 신충봉성사信忠奉聖寺(경주에 있던 절)라 하였다. 절이 이루어지자, 공중에서 부르는 소리가 들렸다.

"왕이 절을 창건한 뒤로부터 고통을 벗고 하늘에 태어났으므로 원망은 이에 풀어졌나이다."

(어떤 본에는 이 일을 「진표전眞表傳」 속에 실었으나, 그릇된 것이다 – 원주)

공중에서 부르는 소리를 들은 그곳에 절원당折怨堂을 지었는데, 당과 절이 지금까지 남아 있다. 이보다 앞서 밀본密本의 뒤에 고승高僧 명랑明朗[5]이 있었는데, 용궁龍宮에 들어가 신인神印(범어梵語로는 '문두루文豆婁'인데, 여기서는 '신인'이라 하였다 – 원주)을 얻었고, 처음 신유림神遊林(지금의 천왕사天王寺이다 – 원주)을 창설하여 여러 차례 이웃 나라의 도적을 기도로 막았다. 지금 혜통 화상은 무외無畏의 진수眞髓를 전수하여 티끌 세계를 두루 다니면서 사람을 구제하고 만물을 감화시켰으며, 아울러 타고난 밝음으로 절을 창건하고 원망을 씻어 밀교의 풍도가 이에 이르러 크게 떨쳤다. 천마天磨의 총지암總持嵒[6]과 무악毋岳의 주석원呪錫院(전북 완산군 무악산에 있던 절) 등이 모두 그 아류이다. 혹은 이렇게 말하였다.

"혜통의 세속 이름은 존승尊勝 각간角干이다."

각간은 곧 신라에서 계급이 높은 재상인데, 혜통이 이러한 벼슬을 지냈다는 말은 듣지 못하였다. 혹은 또 이렇게 말하였다.

"그는 시랑豺狼을 잘 쏘아 잡았다."

모두가 다 알 수 없는 일이다.

『삼국유사』

1) 백의(白衣) : 무위무관無位無官의 사람. 속인俗人이 입는 옷, 전하여 속인.
2) 무외삼장(無畏三藏) : 선무외삼장善無畏三藏을 말한다. 원래는 인도 마가타국摩竭陀國의 임금인데 출가하여 중이 되었다. 중국에서 포교하기 위하여 당나라 현종 개원 4년에 장안에 와서 밀교의 포교에 노력하였다. 밀교의 법등法燈을 이어서 삼장三藏이라 일컬었다.
3) 우이(嵎夷) : 해가 돋는 곳. 여기서는 중국의 동쪽인 우리나라를 가리킨다.
4) 인결(印訣) : 인인人印, 비결이란 뜻. 즉 이심전심하는 심법心法의 비결을 이른다.
5) 명랑(明朗) : 신라 문무왕 때의 불승. 진언종의 별파인 신인종神印宗의 중흥 조사.
6) 총지암(總持嵒) : 개성에 있던 총지사總持寺를 말한다. 밀교의 유명한 도량이었다.

혜공
惠空

생몰년 미상. 신라 선덕왕 때의 신승神僧, 신라 10성聖의 한 사람. 아명은 우조憂助. 천
진공의 집에서 심부름하던 여인의 아들로 태어났다. 평생 신령스러운 기적을 매우 많이
남겼으며, 죽을 때도 공중에 떠서 입적하였는데 그 사리의 수가 헤아릴 수 없이 많았다
고 한다.

석 혜공은 천진공天眞公의 집에 고용살이를 하던 노파의 아들이다. 아
명兒名은 우조憂助(대게 방언方言이나 – 원주)이다. 천진공이 일찍이 종기가
나서 죽을 경지에 이르렀을 때, 병문하러 오는 자가 길거리를 메웠다. 그
때 우조의 나이는 일곱 살이었는데, 자기 어머니에게 물었다.

"집에 무슨 일이 있어서 손님이 이렇게 많습니까?"
"가공家公[1]께서 악질이 나서 장차 돌아가시게 되었는데, 너는 어찌
모르느냐?"

어머니가 이렇게 답하자, 우조가 말하였다.

"제가 낫게 해 드리겠습니다."

어머니는 그의 말을 이상하게 여겨 천진공에게 고하였더니, 천진공이
불러오게 했다. 침상 아래 앉아 아무런 말이 없었으나, 잠시 사이에 종기
가 터져 버렸다. 천진공은 우연일 뿐이라 여기고 그다지 기이하게 생각
하지 않았다.
우조가 이미 장성하여 천진공을 위하여 새매를 길렀는데, 천진공의 뜻

에 꼭 맞게 하였다. 처음 천진공의 아우 중에 관직을 얻어 외지에 부임하는 자가 있었는데, 천진공이 가려 뽑은 새매를 요청해 가지고 임소로 갔다. 어느 날 밤 천진공이 홀연 그 새매를 생각하여 내일 아침에 우조를 보내어 가져오게 하려 하였다. 우조는 이미 먼저 그 뜻을 알아채고 잠깐 사이에 새매를 돌려받아 해가 밝기 전에 천진공에게 바쳤다. 천진공은 크게 놀라 바야흐로 전날 종기를 낮게 하던 일이 모두 보통 사람으로서 측량할 수 없는 일임을 깨닫고, 우조에게 말했다.

"저는 지극한 성인聖人이 제 집에 몸을 의탁하고 있는 것을 모르고, 광언狂言과 비례非禮로써 모욕했으니 그 죄를 어떻게 씻을 수 있겠습니까. 원컨대 이제부터는 저의 도사導師[2]가 되어 저를 인도해 주십시오."

마침내는 자리에 내려가 절을 하였다.

우조는 신령스럽고 이상한 일이 이미 나타나자, 드디어 출가하여 중이 되어 이름을 혜공이라 바꾸고 늘 작은 절에 머물렀다. 매양 미친 듯이 크게 술에 취하여 삼태기를 지고 거리에서 노래하며 춤을 추었으므로 부궤화상負簣和尙이라 이름하고 그가 거하는 절을 부개사夫蓋寺라 하였으니, 부개夫蓋는 곧 '궤簣'(삼태기)의 우리말이다. 우조는 매양 절 우물 가운데 들어가 몇 달 동안 나오지 않았으므로 그의 이름으로 우물 이름을 삼았다. 우물에서 나올 때는 반드시 푸른 옷을 입은 신동神童이 먼저 솟아나므로, 절의 중들은 이것으로 그가 우물에서 나오는 줄을 알았다. 이미 나와서는 옷이 젖지 않았다.

만년에 항사사恒沙寺(지금 영일현迎日縣 오어사吾魚寺이다. 방언에 이르기를 항사恒沙라는 사람이 나왔으므로 항사동恒沙洞이라 하였다 – 원주)로 옮겼는데, 이 무렵 원효元曉가 여러 경전의 소疏를 지을 때 매양 우조에게 나아가 질의하였고, 혹은 서로 농말을 붙이기도 하였다. 어느 날 두 사람이 시내를 따라 물고기와 새우를 잡아먹을 때, 원효가 돌 위에 변을 보았더니 우조는 손으로 가리키면서 농담을 하였다.

"그대가 나의 물고기에 오줌을 갈기는구나."

그러므로 이 절을 '오어사吾魚寺'라 이름하였다. 혹자는 이 말이 원효의 말이라 하나 그릇된 것이다. 시골 사람들이 그 시내를 잘못 불러 '모의천茅矣川'이라 한다. 구참공瞿旵公이 일찍이 산에 놀러 갔다가 우조가 산길에서 죽어 뻗어 있고, 시체가 썩어서 벌레가 생긴 것을 보고 한참 동안 비탄悲歎해 하다가 말고삐를 돌려 성 안으로 들어올 때, 또 우조가 크게 취하여 시장에서 노래하면서 춤추는 것을 보았다.

또 어느 날 짚으로 새끼를 꼬아 가지고 영묘사靈廟寺[3)]에 들어가 금당金堂 및 좌우의 경루經樓(불경을 둔 다락)와 남문南門의 낭무廊廡(행랑채)에 얽어매어 두고 강사剛司(주지)에게 고하였다.

"이 새끼줄을 반드시 사흘 뒤에 풀어 보라."

강사는 이상히 여겨 그의 말을 따랐는데, 과연 사흘 뒤에 선덕왕善德王이 절에 행차하였는데, 지귀志鬼[4)]에게 심화心火(마음속에서 일어나는 울화)가 나서 그 탑을 태웠으나 새끼로 얽었던 곳만 면하였다.

또 신인조사神印祖師 명랑明朗이 금강사金剛寺(경주에 있던 절)를 새로 세우고 낙성회落成會를 열었을 때, 여러 용상龍象(지덕智德이 있는 높은 중)이 다 모였으나, 유독 우조만 가지 않았으므로 명랑이 곧 향을 태우고 경건하게 기도하였더니, 얼마 되지 않아 우조가 이르렀다. 그때 큰 비가 내렸으나, 우조는 의복이 젖지 않고 발에 진흙이 묻지 않았다. 우조는 명랑에게 말하였다.

"간절한 부름이 있었으므로 지금 왔다네."

우조는 이와 같은 영적靈迹이 자못 많더니, 죽을 때는 공중을 날으면서 사라졌고, 사리舍利도 이루 다 헤아리지 못할 만큼 많았다.

그는 일찍이 『조론肇論』5)을 보고 말하였다.

"이것은 옛날 내가 지은 것이다."

이로 미루어 그가 승조僧肇6)의 후신後身임을 알게 되었다.

『삼국유사』

1) 가공(家公) : 원래는 아버지의 경칭(敬稱)이나, 여기서는 자기집 주인을 말한 것이다.
2) 도사(導師) : 남을 인도하여 불도佛道에 들어가게 하는 스님. 또는 어리석은 중생에게 바른 길을 가르쳐서 깨달음의 경지에 들어가게 하는 사람.
3) 영묘사(靈廟寺) : 경주 서부동 북서쪽에 있던 절. 선덕여왕의 발원에 의해 창건되었다고 한다.
4) 지귀(志鬼) : 신라 선덕여왕 때의 사람. 지귀는 선덕여왕을 사모하였다. 어느 날 선덕여왕이 절에 가서 향을 피우고 지귀를 불렀다. 지귀는 탑 아래로 와서 왕을 모시고 있다가 갑자기 잠이 들었다. 왕은 가락지를 빼서 지귀의 가슴 위에 놓고 궁중으로 돌아갔다. 지귀는 잠에서 깨어난 뒤 답답해서 한참 동안 기절했다가 마음속에서 불이 나와 탑을 태웠다고 한다.
5) 조론(肇論) : 후진後秦의 승조僧肇가 지은 불서佛書.
6) 승조(僧肇) : 383~414. 중국 승려. 장안 사람. 구마라습 문하 4철哲의 한 사람. 처음에는 노장老莊의 학문을 좋아하여 심요心要라고 주장했다가, 뒤에 지겸支謙이 번역한 『유마경』을 읽고 나서 불교에 귀의하여, 구마라습을 스승으로 섬기어 역경 사업에 종사하였다. 교리를 잘 알기로 구마라습 문하에서 으뜸이었다.

묵호자
墨胡子

생몰년 미상. 신라의 승려. 신라 눌지왕(또는 미추왕) 때 신라에 불교를 전파하기 위하여 들어왔으며, 많은 신이한 사적을 남겼다. 묵호자는 아도阿道(고구려의 승려)와 생긴 모습이 비슷하고 둘 다 고구려를 거쳐서 신라로 왔으므로 둘을 동일 인물로 보는 설도 있다.

눌지왕(?~458, 신라 제19대 왕) 때, 승려 묵호자가 고구려로부터 일선군[1]에 왔다. 그곳 사람 무례毛禮[2]가 집 안에 굴을 파서 방을 만들고 그를 편히 모셨다. 이때 양梁나라에서 사신을 보내 의복과 향[3]을 주었는데, 임금이나 신하들이 그 향의 이름과 쓰임새를 알지 못해 사람을 보내 향을 가지고 여러 곳을 다니며 물어 보게 하였다. 묵호자가 이를 보고 그 이름을 말해 주면서 말했다.

"이것을 태우면 향기가 피어나고, 그러므로 그 정성이 신성한 곳에 이르게 되오. 이른바 신성이란 삼보三寶[4]에 지나지 않으니, 첫째는 불타佛陀요, 둘째는 달마達摩요, 셋째는 승가僧伽라오. 만일 이것을 태우며 원하는 바를 기원하면 반드시 영험이 있을 것이오."[5]

그때 왕의 딸이 병으로 위독했었다. 왕은 묵호자로 하여금 향을 태우며 서원하게 하였더니 왕녀의 병이 곧 나았다. 왕은 매우 기뻐하며 묵호자에게 예물을 후하게 주었다. 묵호자가 물러나 모례를 보고 자기가 받은 예물을 주면서 말했다.

"나는 지금 갈 데가 있어서 작별하고자 한다."

잠시 후에 그가 간 곳을 알 수가 없었다.

『삼국사기』⁶⁾

1) 일선군(一善郡) : 지금의 경상북도 선산.
2) 모례(毛禮) : 혹은 모록毛祿이라 한다(或作毛祿『삼국유사』주).
3) 고득상高得相의 영사시詠史詩에 이르기를, "양梁나라에서 승려를 보냈으니, 그 이
   름은 원표元表인데, 단향檀香과 경經과 상像을 보냈다" 하였다(高得相詠史詩云, 梁
   遣使僧曰元表, 宣送溟檀及經像.『삼국유사』주).
4) 삼보(三寶) : 불교의 삼보는 불보佛寶 · 법보法寶 · 승보僧寶를 말한다. 일체의 불타
   (Budha)가 불보이고, 불타가 설한 교법(Dharma)이 법보이며, 그 교법에 따라 수행하
   는 사람들(Samgha)이 승보에 해당한다. 불타와 달마와 승가는 범어를 음역한 것이
   다.
5) 눌지왕은 진晋 · 송宋 때에 있었는데 여기에 이르기를, "양나라에서 사신을 보냈다"
   한 것은 잘못된 것 같다(訥祗在晉宋之世, 而云梁遣使, 恐誤.『삼국유사』주).
6) 이 글은 『삼국유사』 권3 「홍법興法」에도 실려 있다.

밀본 密本

생몰년 미상. 신라 선덕여왕 때의 밀교승密敎僧. 일찍이 금곡사金谷寺에 머물면서 덕행德行으로 명성을 얻었다. 『삼국유사』에 밀교와 관련된 2편의 설화가 전한다.

선덕왕善德王 덕만德曼이 병에 걸려 위독할 때, 흥륜사興輪寺(경주에 있던 신라 때의 절, 아도가 창건했다고 함)의 스님 법척法惕이 조서를 받고 병수발을 든 지 오래되었으나, 효험이 없다. 낭시 밀본 법사密本法師는 덕행으로 온 나라에 소문이 났다. 좌우 사람들이 밀본으로 하여금 법척을 대신하기를 청하니, 왕은 조서를 내려 안으로 맞아들였다. 밀본이 신장宸仗(궁궐의 천자를 호위하는 곳) 바깥에서 『약사경藥師經』을 외어 한 권을 겨우 끝내자, 그가 지녔던 육환장六環杖(고리 여섯 개를 단 지팡이)이 침실 안으로 날아들어 늙은 여우 한 마리와 법척을 찔러 뜰 아래로 거꾸로 던지니 왕의 병이 곧 나았다. 이때 밀본의 이마 위에서 오색찬란한 빛이 나니, 보는 자들이 모두 놀랐다.

또 승상 김양도金良圖[1]가 어렸을 때, 홀연 입이 붙고 사지가 굳어져 말도 못하고, 움직이지도 못했다. 날마다 큰 귀신 하나가 작은 귀신들을 거느리고 와서 집안에 있는 음식이나 안주를 모두 먹어 버렸다. 무당이 와서 굿을 하면 귀신들이 다투어 모욕하곤 하니, 양도가 물리치려 하나 말을 할 수 없었다. 그의 아버지가 이름을 알 수 없는 법류사法流寺(경주에 있던 신라 때의 절)의 스님을 맞이하여 불경을 외우더니, 큰 귀신이 작은 귀신으로 하여금 철퇴로 스님의 머리를 때려 땅에 자빠뜨려 피를 토하고 죽게 하였다. 며칠 뒤에 사람을 보내 밀본을 맞아오게 하니, 그 사람이 돌아와 고하였다.

"밀본 법사께서 우리 청을 받아들여 곧 온다고 하였습니다."

뭇 귀신들이 이 말을 듣고는 모두 얼굴빛이 변하였다. 작은 귀신이 말하였다.

"법사께서 오시면 불리해질 테니, 피하는 게 좋겠습니다."

그러나 큰 귀신은 오만 자약自若하여 말하였다.

"무슨 해로움이 있겠는가?"

이윽고 사방의 힘센 귀신이 모두 금갑金甲과 긴 창을 가지고 와서 뭇 귀신들을 포박하여 가고, 또 무수한 천신天神들이 둘러서서 기다리더니, 얼마 안 되어 밀본이 이르러 경을 열지 않았는데도 병이 나아 말도 통하고 몸도 풀렸다. 밀본이 그 연유를 갖추어 말해 주니, 양도는 이로 말미암아 부처님을 독실하게 믿어 일생 동안 게을리 하지 않고, 흥륜사의 오당주吳堂主(오당의 주장 부처)·미륵존상·좌우보살 등의 소상塑像을 만들고, 아울러 그 불당에 금으로 그림을 가득 채웠다.

밀본이 일찍이 금곡사金谷寺(경북 월성군 금곡산에 있던 신라 때의 절)에 머물렀고, 또 김유신金庾信이 일찍이 한 노 거사老居士와 교분이 두터웠으나 세상 사람들은 그가 어떤 사람인지 알지 못했다. 그때 유신 공의 친척 수천秀天이 오랫동안 악질을 앓고 있었는데 유신 공이 그 거사를 보내 치료하였다. 마침 수천의 친구 인혜因惠 법사가 중악中岳[2]으로부터 찾아오더니 거사를 보고 거만하게 모욕하며 말했다.

"그대의 모습을 보건대 간사하고 아첨하는 사람이니, 어찌 남의 병을 다스릴 수 있겠소?"

"저는 김공의 명을 받들어 부득이하여 왔습니다."

거사가 이렇게 답하자, 인혜가 또 말했다.

"나의 신통한 기술을 보시오."

곧 향로를 받들고 향을 피우며 주문을 외우니, 잠시 후에 오색 구름이 이마 위에 둘리며 천화天花(하늘에서 내리는 꽃)가 흩어져 내렸다. 거사는 말하였다.

"화상의 신통력은 실로 불가사의였으나, 제자弟子 또한 변변치 못한 기술이 있어서, 청컨대 시험해 보고자 하오니 법사는 잠시 앞에 나서 주십시오."

인혜는 그 말에 따랐다. 거사가 손가락을 퉁겨 한마디 소리를 내자, 인혜가 공중으로 한 길 가량 거꾸로 솟았다가 한참 있더니 서서히 거꾸로 내려와 머리를 땅에 박았는데, 말뚝이 우뚝하게 박혀 있는 것과 같았다. 곁에 있는 사람이 밀어 내도 움직이지 않았다. 거사는 나가 버리고 인혜는 그렇게 거꾸로 서서 밤을 지새웠다. 그 이튿날 수천이 사람을 유신 공에게 보냈더니, 유신 공이 거사를 보내어 구출하여 풀렸다. 그 뒤부터 인혜는 다시는 기술을 팔지 않았다.

『삼국유사』

1) 김양도(金良圖) : ?~670. 김유신을 도와 백제, 고구려 및 그 유민을 토벌하였다.
2) 중악(中岳) : 신라 때 오악의 하나인 부악父岳(팔공산八公山)을 달리 이르는 말.

고대 중국의 명의

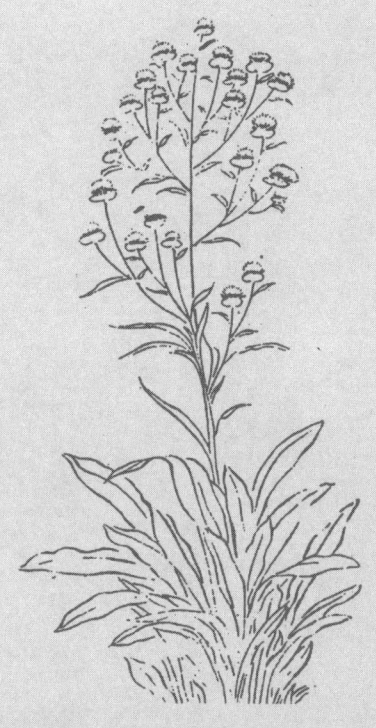

편작 扁鵲

중국 고대의 전설적인 명의名醫. 성명은 진월인秦越人. 흔히 인도의 기파耆婆와 함께 명의의 대명사가 되고 있으며, 진秦나라의 태의령승太醫令丞인 이혜李醯에게 죽임을 당했다고 한다. 오늘날 전하는 편작의 전기는 여러 명의의 일화가 편작에게 흡수되어 생긴 전설로 보인다. 당시 중국에서는 주술적인 무당으로부터 경험적 지식을 주로 하여 의료에 응용하는 의학이 확립된 시대에 해당하며, 편작의 전설은 진보적인 의원 그룹의 우상적인 존재로 집성되었던 것이다.

   편작은 발해군渤海郡의 막鄭 사람으로, 성은 진秦이요, 이름은 월인越人이다. 젊었을 때 넘의 객사에서 사상舍長(객관의 운영을 맡은 사람)이 되었다. 객사의 빈객 중 장상군長桑君이라는 사람이 들르곤 하였는데, 편작만이 그를 기인奇人이라고 여겨 융숭하게 대우했고 장상군도 편작이 보통사람이 아님을 알고 있었다. 장상군은 이곳에 출입한 지 10여 년 만에 편작을 불러 사사로이 앉아서 은밀하게 말했다.

   "나에게 비전秘傳의 의술이 있는데, 나이가 많아 그대에게 전수하고 싶소. 남에게는 발설하지 마시오."
   "삼가 그대로 하겠습니다."

   편작이 이렇게 대답하자, 장상군은 품속에서 약을 꺼내어 편작에게 주면서 말했다.

   "이것을 상지지수上池之水[1]로 마시고 30일이 지나면 어떤 사물이든 간파할 수 있을 게요."

   그리고는 비전의 의서醫書를 모두 꺼내어 편작에게 주고, 홀연히 모습을 감추었는데 거의 인간이 아닌 듯하였다.

편작이 그 말에 따라 약을 먹은 지 30일이 지나자 담 넘어 한쪽 귀퉁이에 있는 사람도 볼 수 있게 되었다. 이 시력으로 병자를 진찰하니 오장육부의 기혈氣血의 응고를 모두 볼 수 있었는데, 특히 진맥을 잘하는 것으로 이름을 떨쳤다. 그는 의원이 되자 제齊나라에 머물기도 하고, 조趙나라에 머물기도 했는데 조나라에 있을 때 편작이라고 일컬어졌다.

진晉나라 정공定公 때 대부大夫들의 위세는 강성했고 왕족의 위세는 약했는데, 조간자趙簡子[2]가 대부가 되어 국사國事를 마음대로 처리하고 있었다. 조간자가 병이 들어 5일 동안 계속 사람을 알아보지 못하자 대부들이 모두 걱정스러워했는데, 이때 편작을 불러들였다. 편작이 조간자의 집에 들어가 병자를 진찰하고 물러나자 가신家臣인 동안우董安于가 편작에게 용태를 물었다. 편작이 대답했다.

"혈맥이 순조로우니 그다지 걱정하지 않아도 됩니다. 옛날 진秦나라 목공穆公도 일찍이 이런 증세를 보였는데 7일이 지나자 깨어났습니다. 그리고 깨어난 그날 목공은 공손지公孫支와 자여子與(모두 진나라의 대부)에게 이렇게 말했습니다. '나는 천제天帝가 계신 곳에 갔었는데 아주 즐거웠소. 내가 그곳에 오래 머물렀던 까닭은 마침 천제의 명[3]을 받았기 때문이오. 천제께서 나에게, 진晉나라는 장차 크게 어지러워질 것이고 5세世에 걸쳐 안정되지 않다가 그 후에 패자霸者가 될 것이지만 패업을 다 이루기 전에 죽고 그 패자의 아들이 장차 네 나라의 남녀를 음란케 할 것이다 하고 말씀하셨소.' 공손지가 이 일을 기록하여 간직했는데, 『진책秦策』은 여기에서 나온 것입니다. 무릇 진晉나라 헌공獻公 때 내란이 일어난 것, 문공文公이 패권을 잡았던 것, 그리고 양공襄公이 진秦나라 군사를 효산崤山에서 깨뜨리고 돌아온 뒤 방종하고 음란했던 것, 이런 일들은 그대도 들었을 것입니다. 지금 주군의 병은 목공과 똑

같은 것으로 3일이 지나기 전에 반드시 나을 것이며, 낫게 되면 틀림없이 무엇인가를 말씀할 것입니다."

이틀 반이 지나자 조간자가 깨어나 대부들에게 말했다.

"나는 천제가 계신 곳에 갔었는데 아주 즐거웠고 중천中天에서 온갖 신神들과 놀았소. 그곳의 광악구주廣樂九奏[4)]와 만무萬舞[5)]는 삼대三代(하夏·은殷·주周의 세 왕조)의 음악과는 달라서 성조聲調가 사람의 마음을 감동시켰소. 그런데 곰 한 마리가 나타나 나를 잡아가려 하였소. 천제께서 나에게 그 곰을 쏘리 하시기에 내가 곰을 명중시키니 곰이 숙어 버렸소. 또 비羆(큰 곰)란 놈이 나타나서, 내가 비를 명중시키니 비도 죽어 버렸소. 천제께서 매우 기뻐하시며, 나에게 상자 두 개를 주셨는데 모두 쌍으로 되어 있었소. 나는 내 아들이 천제의 옆에 있는 것을 보았는데, 천제는 적견翟犬[6)] 한 마리를 나에게 맡기면서, '너의 아들이 장성하거든 이 개를 주라' 하셨소. 천제께서는 또 나에게, '진晉나라는 앞으로 대대로 쇠잔해져서 7세 뒤에는 멸망할 것이다. 영성嬴姓(조간자의 본래 성이 영嬴임)인 조씨趙氏가 주인周人(위衛나라 사람)을 범괴范魁 서쪽에서 깨뜨리겠지만, 그것도 오래가지는 않을 것이다' 하고 말씀하셨소."

동안우는 이 말을 듣고 기록하여 간직해 두었다. 그리고 편작이 말한 것을 조간자에게 이야기하자, 조간자는 편작에게 전지田地 4만 무畝를 상으로 주었다.

그 후 편작은 괵虢나라를 방문했는데, 괵나라 태자가 병사病死한 직후였다. 편작은 괵나라 궁문宮門 밑에 가서 의술을 좋아하는 중서자中庶子(관직명. 제후의 보좌역)에게 물었다.

"태자께서 무슨 병에 걸렸습니까? 온 나라에서 병을 쫓는 기도를 하느라 만사를 제쳐 두고 있더군요."

"태자의 병은 혈기의 운행이 순조롭지 못한데다 착란하여 발산하지 못하고, 이것이 갑자기 밖으로 터져 나와 내부를 해치며, 정기精氣가 사기邪氣를 제지하지 못하여 사기가 축적되고 발산되지 못하는 것이었습니다. 이러한 까닭에 양기陽氣는 완만해지고 음기陰氣가 급격해져서 갑자기 위로 치솟아 돌아가시게 된 것입니다."

"돌아가신 게 언제쯤입니까?"

"날이 밝을 무렵에서 조금 전까지 사이입니다."

"입관을 했습니까?"

"안 했습니다. 돌아가신 지 반나절도 안 되니까요."

"저는 제나라 발해의 진월인입니다. 집이 막鄭에 있어서 아직 태자의 모습을 뵙지도 못했고 앞에서 모실 기회도 얻지 못했습니다. 불행히도 태자께서 돌아가셨다고 들었는데 제가 살려 낼 수 있습니다."

"선생은 농담하지 마십시오. 어찌 태자를 살릴 수 있다고 하십니까? 제가 듣기로, '옛날 유부兪跗(황제黃帝 때의 명의)란 명의가 있었는데, 병을 고칠 때 탕액湯液(달여서 우려낸 액체. 탕약)·예쇄醴灑(단술. 감주甘酒. 예주醴酒)·참석鑱石(돌침인 참침鑱鍼과 폄석砭石)·교인撟引(수족을 펴 늘이는 일종의 의료 체조)·안올案杌(안마)·독위毒熨(약물을 펴서 붙이는 것)를 쓰지 않고, 한번 의복을 헤쳐서 외부에 나타난 징후에 따라 오장의 수혈輸血[7]이 있는 데를 보고는, 그 위의 가죽을 찢고 살을 가르며, 맥락을 통하여 힘줄을 이어 맺고, 뇌수腦髓(머릿골)를 누르고 황막荒幕(오장五臟의 격중막膈中膜)을 드러내고, 위장을 씻고, 오장을 흔들어 내고, 정신을 단련하고 육신을 다스렸'고 합니다. 선생의 의술이 이와 같다면 태자를 살려 낼 수 있겠지만, 그렇지 못한데도 태자를 살려 내려고 한다면 어린 아이에게도 통하지 않을 이야기입니다."

하루종일 이야기를 나누다가 편작은 하늘을 우러러보고 탄식하며 말했다.

"당신의 의술은 대통으로 하늘을 보고 좁은 틈 사이로 무늬를 보는 것과 같습니다. 그러나 저의 처방은 맥을 살펴보거나 안색을 바라보거나 육성을 듣거나 형용을 살필 것도 없이 병이 있는 곳을 말할 수 있습니다. 병의 바깥쪽을 듣고도 속을 논하며 속을 듣고도 바깥쪽을 논합니다. 병의 증세는 응당 밖으로 나타나게 마련이니, 일부러 천 리 밖의 먼 곳까지 가서 진찰하지 않고 다만 증세를 듣는 것만으로도 병을 진단할 수 있는 경우가 많으며, 덮어서 숨기려 하더라도 숨길 수 없는 일입니다. 그대가 제 말이 진실이 아니라고 여긴다면 당신이 시험 삼아 궁중에 가서 태자를 진찰해 보십시오. 그 귀가 울리는 소리가 들리고 코가 팽팽함을 볼 수 있을 것이며, 그 양쪽 다리를 따라서 음부에 이르면 아직도 따뜻할 것입니다."

중서자는 편작의 말을 듣고 눈앞이 아찔해져서 눈만 깜짝이면서, 혀가 굳어져서 움직이지 못했다. 이윽고 궁중에 들어가서 편작의 말을 괵나라 왕에게 보고했다. 괵나라 왕은 이 말을 듣고 크게 놀라서 중궐中闕(궁문宮門 안팎 두 문의 중문中門)에 나아가 편작을 맞아들이며 말했다.

"선생의 고의高義(거룩한 덕의德義)를 들은 지 오래되었습니다만 아직 뵐 기회를 얻지 못했습니다. 그런데 선생께서 이 조그마한 나라에 오셔서 다행히도 저를 도와 주시니 변방의 작은 나라를 다스리는 나에게는 참으로 다행입니다. 선생이 계셨기에 다시 살릴 수 있게 되었고, 선생이 계시지 않았다면 버려져서 오랫동안 처박혀 끝내 돌아올 수 없게 되었을 것입니다."

곽나라 왕은 말을 채 마치지도 못하고 가슴이 메어 흐느껴 우는데, 넋이 나간 듯 눈물이 줄줄 흘러 속눈썹까지 적셔도 스스로 그칠 수 없어 용모마저 변해 버렸다. 편작이 말했다.

"태자의 병세 같은 것이 이른바 시궐尸厥[8]이라는 것입니다. 양기가 음기 속으로 흘러들어 그것이 위胃를 움직이고, 경락經絡[9]에 엉겨붙었다가 다시 갈라져서 삼초三焦[10]의 하초下焦 곧 방광에 내려갑니다. 그래서 양맥은 아래로 내려가고 음맥이 위를 향해 치달려서, 팔회八會[11]의 기가 막히어 통하지 않게 되는 것입니다. 즉 음기는 위로 올라가나 양기는 체내를 운행합니다. 그래서 양맥은 안으로 내려가 고동을 치지만 위로 오를 줄 모르고, 음맥은 밖으로 올라가 음의 역할을 다하지 못합니다. 위에는 끊어진 양기의 낙맥絡脈이 있고 아래는 부서진 음기의 적맥赤脈이 있는 것입니다. 음기가 부서지고 양기가 끊어져 얼굴빛은 이미 파리해지고 맥脈이 어지러워지니, 몸은 죽은 것처럼 움직이지 않게 되는 것입니다. 태자께서는 아직 죽지 않았습니다. 무릇 양기가 음기 속으로 들어가 오장을 지탱하는 자는 살고, 음기가 양기 속으로 들어가 오장을 지탱하는 자는 죽습니다. 대개 이런 일들은 모두 체내에서 오장의 기운이 치솟을 때 갑자기 일어납니다. 훌륭한 의원은 이것을 취하여 쓰지만, 용렬한 자는 이것을 의심합니다."

편작은 제자 자양子陽에게 숫돌로 침을 갈게 하여, 몸 바깥 면에 있는 유혈踰穴, 곧 삼양三陽[12]과 오회五會[13]에 침을 찔렀다. 그리고 조금 있자 태자가 소생했다. 이에 편작은 제자 자표子豹로 하여금 5푼의 온기溫氣가 들어간 위약熨藥(고약)을 만들게 하고, 팔함八減의 약제(10분의 8로 감량한 약제)를 섞어 달여서 이것을 번갈아 두 겨드랑 밑에 발라 따뜻하게 찜질을 하니 태자가 일어나 앉았다. 다시 음양의 기를 조절하면서 탕약만 복용시키니 20일 만에 태자는 예전처럼 회복되었다. 이 일로 천하 사람들은 모두 편작을 죽은 사람도 살리는 사람이라고 여기게 되었다. 편작이 말했다.

"나는 죽은 사람을 살려 내지는 못한다. 이렇게 스스로 살아날 수 있는 사람을 내가 일어나게 했을 뿐이다."

편작이 제나라를 방문하니, 제나라 환후桓侯14)가 그를 빈객으로 대우하였다. 편작이 궁중에 들어가 환후를 알현하고 말했다.

"임금께는 병이 있는데 그 병은 피부에 있습니다. 치료하지 않으시면 장차 안으로 더 깊이 들어갈 것입니다."
"과인에게는 병이 없소."

편작이 밖으로 나가자, 환후는 좌우 있는 사람들에게 말했다.

"저 의원은 이익을 탐하는구나. 병이 없는 사람을 가지고 공을 세우려 하다니…."

닷새가 지난 뒤에 편작이 다시 알현하고 말했다.

"임금께는 병이 있는데 그 병은 혈맥 속에 있습니다. 치료하지 않으시면 아마도 안으로 더 깊이 들어갈 것입니다."
"과인에게는 병이 없소."

편작이 밖으로 나가자, 환후는 못마땅하게 여겼다. 다시 닷새가 지난 뒤 편작이 환후를 알현하고 말했다.

"임금께는 병이 있는데 위와 장 사이에 있습니다. 치료하지 않으시면 장차 안으로 더 깊이 들어갈 것입니다."

환후는 이 말에 대꾸도 하지 않았다. 편작이 물러나가자, 환후는 더욱 못마땅하게 여겼다. 다시 닷새가 지난 뒤에 편작은 다시 환후를 알현했는데, 환후를 바라보다가 달아났다. 환후가 사람을 보내 그 이유를 묻자 편작이 대답했다.

"병이 피부에 있을 때는 탕약과 고약으로 효험이 있고, 병이 혈맥에 있을 때는 금침金鍼이나 석침石鍼으로 고칠 수 있으며, 병이 장이나 위에 있을 때는 주료酒醪[15]로 고칠 수 있는데, 골수에 있게 되면 비록 사명司命[16]일지라도 어찌할 수 없습니다. 이제 임금의 병이 골수에 이르렀기에 내가 치료하자는 권유도 못한 것입니다."

닷새가 지난 뒤 환후는 몸이 아프기 시작했다. 사람을 보내 편작을 불렀으나 편작은 이미 도망가 버렸다. 환후는 마침내 죽고 말았다.

성인聖人은 질병의 미세한 증세를 미리 알아서 양의良醫로 하여금 조기에 치료하게 하여 병을 고치고 몸을 살릴 수 있다. 사람들은 질병이 많은 것을 근심하고, 의원은 병을 보는 방도가 적은 것을 근심한다. 그래서 여섯 가지 불치병이 있다. 교만하고 도리를 무시하는 것이 첫번째 불치병이요, 몸을 가벼이 하고 재물을 중히 여기는 것이 두번째 불치병이요, 의식衣食을 적절하게 하지 못하는 것이 세번째 불치병이요, 음양陰陽이 오장五臟에서 합병하고 기氣가 불안정한 것이 네번째 불치병이요, 형용이 파리해져도 약을 복용하지 않는 것이 다섯번째 불치이요, 무당의 말을 믿고 의원을 믿지 않는 것이 여섯번째 불치병이다. 이 가운데 한 가지라도 있으면 치료하기가 매우 힘들다.

편작의 명성은 천하에 알려졌다. 그가 한단邯鄲을 방문했을 때는 그곳에서 부인婦人을 귀하게 여기는 풍속이 있다는 말을 듣고 즉시 부인과婦人科 의원이 되었고, 낙양洛陽을 방문했을 때는 그곳 백성인 주周나라 사람들이 노인을 존경한다는 말을 듣고 즉시 귓병·눈병 및 냉증 등 노인병의 의원이 되었으며, 함양咸陽에 들어가서는 그곳 백성인 진秦나라 사람들이 아이를 사랑한다는 말을 듣고 즉시 소아과 의원이 되었다. 이렇게 각지의 풍속을 따라 자유로이 진료 과목을 바꾸었다. 진나라 태의령太醫令(의약 행정을 주관하는 최고 관리) 이혜李醯는 자기의 의술이 편작에 미치지 못하는 것을 알고 자객을 보내어 그를 찔러 죽였다. 그 후 오늘에 이르기까지 세상에서 진맥을 운운하는 사람들은 모두 편작을 따르고 있다.

『사기』

1) 상지지수(上池之水) : 아직 땅에 이르지 않은 물이란 뜻으로, 비와 이슬 또는 대나무에 고여 있는 물을 가리킨다.
2) 조간자(趙簡子) : 춘추시대 진나라 대부 조앙趙鞅(?~BC 458)을 말한다. 간자簡子는 시호이다.
3) 원문은 '學'인데, 여기서는 배운다는 뜻이 아니라, 임금의 명(敎命)을 받는다는 뜻이다.
4) 광악구주(廣樂九奏) : 수많은 종과 북을 합쳐 연주하는 구장九章의 음악.
5) 만무(萬舞) : 창을 들고 추는 춤. 많은 무희舞姬.
6) 적견(翟犬) : 고대 중국 북부의 적족翟族이 사는 지역에서 나는 개.
7) 수혈(輸穴) : 오장육부의 수혈腧穴을 말한다. 수혈은 오장의 맥이 모이는 곳으로, 인체에서 침과 뜸을 뜨는 곳이다.
8) 시궐(尸蹶) : 병 이름. 정신이 혼미하여 가사假死 상태에 빠지는 병. 몸이 마치 시체처럼 된다.
9) 경락(經絡) : 12경맥과 15낙맥. 기혈이 인체 안을 돌아다니는 맥관脈管.

10) 삼초(三焦) : 상초上焦 · 중초中焦 · 하초下焦. 상초는 횡격橫膈 윗부분으로 심장 ·
폐 등의 장기를 포함하고, 중초는 완복부脘腹部로 비장 · 위 등의 장기를 포함하며,
하초는 배꼽 이하.

11) 팔회(八會) : 장회臟會(장문章門), 부회腑會(중완中脘), 기회氣會(전중膻中), 혈회
血會(격수膈兪), 근회筋會(양릉천陽陵泉), 맥회脈會(태연太淵), 골회骨會(대저大
杼), 수회髓會(현종懸鐘)

12) 삼양(三陽) : 수족手足에 각기 삼양三陽과 삼음三陰이 있다. 삼양은 태양太陽 · 소
양少陽 · 양명陽明이고, 삼음은 태음太陰 · 소음少陰 · 궐음厥陰이다.

13) 오회(五會) : 오장으로 통하는 혈穴인 백회百會 · 흉회胸會 · 청회聽會 · 기회氣
會 · 노회臑會를 말한다.

14) 환후(桓侯) : 제나라에는 환후桓侯가 없다. 대체로 환공桓公으로 보고 있다.

15) 주료(酒醪) : 약주와 탁주. 여기서는 탕약을 말한다.

16) 사명(司命) : 별 이름. 운명과 수명을 맡은 신神.

180

순우의 淳于意

한漢나라 임치 사람이다. 일찍이 태창장太倉長이 되었으므로 태창공 또는 창공이라 불려진다. 당시 의술이 뛰어났으나 세상에 알려지지 않았던 양경陽慶을 만나 그에게서 의학 수업을 받았다. 그 뒤 순우의는 사람의 얼굴빛만 보고도 그 사람의 생사 여부를 알게 되었다고 한다. 그리고 문제 때는 죄를 얻어 형벌을 받을 뻔했으나, 그 딸의 간곡한 상소로 풀려나기도 했다. 여기에 실린 글에는 순우의가 병을 치료하던 과정과 병증을 판단했던 근거를 기록한 진료 기록이 비교적 상세히 다루어 있다.

태창공太倉公은 제나라 태창(국가의 양식 창고)의 장관으로 임치臨菑[1] 사람이다. 성은 순우淳于이고 이름은 의意이다. 젊었을 때 의술을 좋아했고 고후高后 8년(BC 180)에 다시 같은 군郡 원리元里의 공승公乘(여덟번째 작위 이름) 양경陽慶에게서 수업을 받았다. 양경은 그때 나이가 70여 세로 자식이 없어서 순우의로 하여금 이전에 배운 의술을 모두 버리게 하고, 다시 자기의 비방을 모두 그에게 전수해 주었으며, 황제黃帝와 편작扁鵲이 남긴 『맥서脈書』[2]를 전수했다. 그래서 순우의는 얼굴에 나타나는 오장五臟의 빛깔로 질병을 진단하여 병자의 생사 여부를 알았고, 의심스런 질병을 판단하였고, 치료법을 결정할 수 있게 되었으며, 또 약물론藥物論에도 매우 정통하였다. 수업을 받은 지 3년 만에 병자를 위하여 질병을 치료하고 생사를 판단하였는데 효험이 많았다. 그러나 이리 저리 제후들을 찾아다니며 집안일을 돌보지 않았다. 혹은 병자를 위해 병을 치료해 주지 않아 병자의 집에서 원망하는 사람들도 많았다.

문제文帝 중원中元 4년(BC 176), 어떤 사람이 천자에게 상소하여 순우의가 형벌을 받아야 할 죄를 지었다고 참소하여 서쪽 장안長安으로 보내지게 되었다. 순우의에게는 딸 다섯이 있었는데 그를 따라오며 슬피 울자, 순우의는 노하여 꾸짖으며 말했다.

"자식은 낳았으되 사내아이를 낳지 못해 위급한 일이 생겨도 쓸 만한 놈이 없구나."

이에 막내딸 제영繼縈이 아버지 말을 가슴 아프게 여겨, 아버지를 따라 서쪽 장안으로 가면서 천자에게 상소를 올렸다.

"제 아비는 관리가 되어 제나라에서는 청렴하고 공평하다고 일컬어졌는데, 지금은 법에 연루되어 형벌을 받게 되었습니다. 저는 아비가 죽으면 다시 살릴 수 없고 육형肉刑에 처해지면 다시 수족을 이을 수 없으니, 이비가 과실을 뉘우치고 갱생하려 해도 할 방법이 없어 끝내 어떻게도 할 수 없게 될 것을 매우 고통스럽게 생각합니다. 저는 원컨대 이 몸을 바쳐 관의 여종이 되어 아비의 죄를 속량시켜 아비로 하여금 허물을 고치게 하고 스스로 갱생할 수 있도록 하고자 합니다."

상소문을 읽고 나서 황제는 그 딸의 뜻을 불쌍히 여겼다. 그리고 그해 안에 육형의 법도 폐지하였다.

순우의가 용서받아 집에 있는데, 황제가 조서를 내려 순우의를 불러 사람들의 병을 치료해서 죽었건 살았건 효험이 있는 자가 몇이나 있었고, 또 병자의 이름은 무엇인지를 물었다. 조서의 내용은 다음과 같다.

"전前 태창장太倉長이었던 신하 순우의는 의술에서 능한 것이 어떤 것이고, 또 고칠 수 있었던 것은 어떤 병이었는가? 그것에 대한 책은 가지고 있는가? 그러한 의술은 모두 어디서 배웠는가? 몇 년이나 걸렸는가? 일찍이 효험이 있었던 것은 어느 고을 어느 마을 사람이었는가? 그 병은 무슨 병이었는가? 의약으로 치료한 그 병의 증세는 모두 어떠하였는가? 이러한 것들을 상세히 대답하라."

신하 순우의는 다음과 같이 대답했다.

저는 젊어서부터 의약 다루는 걸 좋아했고 의약술을 시도해 보기도 했으나, 대부분 아무 효험이 없었습니다. 고후 8년에 의원인 임치현 원리 사람 공승 양경을 만나, 당시 70세였던 양경에게 사사받을 수 있었습니다. 스승은 저에게 말하였습니다.

"네 의서를 모두 버려라. 좋지 않기 때문이다. 나는 고대 선인의 의도醫道를 알고 있으며 황제·편작의 『맥서』를 선수받았다. 얼굴에 나타난 오장의 빛깔로 병을 진단하여 사람의 생사를 알아 내며, 병의 의심스러운 것을 판단하여 그 치료법을 결정할 수 있고, 또 약물론藥物論에도 매우 정통하다. 내 집은 부유하며 마음속으로 너를 사랑하고 있으니, 내 비법의 의서를 모두 가르쳐 주고 싶다."

저는 그 자리에서 대답하였습니다.

"참으로 고맙습니다. 제가 감히 바라지도 못할 일입니다."

그리고는 자리를 피해 두 번 절한 뒤에 다시 뵙고 『맥서』, 『상경上經』, 『하경下經』,[3] 『오색진五色診』,[4] 『기해술奇咳術』,[5] 『규탁음양외변揆度陰陽外變』,[6] 『약론藥論』, 『석신石神』,[7] 『접음양接陰陽』[8] 등의 비방서를 받았습니다. 이것을 받아 1년 정도 읽고 해석하고 실험하다가, 다음해에 시험해 보니 효험은 있었으나 아직 정밀하지는 못했습니다. 이렇게 전심하기를 3년쯤 지난 뒤, 시험 삼아 사람을 치료하려고 병을 진단하고 생사를 판단하니, 그 효험은 매우 정밀하고 훌륭했습니다. 이제 스승이 죽은 지 이미 10여 년이 지났는데, 연구에 전심한 3년을 보태면 제 나이 39세 때의 일이 됩니다. 그동안 제가 진료한 내용은 다음과 같습니다.

1. 음주와 방사房事의 과도로 간질환을 얻은 경우[9)]

제齊나라 시어사侍御史(오조五曹를 관장하던 관직 이름) 성成이 스스로 두통을 앓고 있다고 하기에, 저는 진맥을 하고 나서 말했습니다.

"당신의 병은 악화되어 말로 하기 힘들 정도입니다."

그리고는 곧바로 물러나와서 성의 아우 창昌에게만 사실대로 말해 주었습니다.

"이 병은 저疽(몸속에 생기는 종기)입니다. 몸속의 장과 위의 중간에 발병하여 앞으로 닷새가 지나면 종기가 붓고, 다시 여드레가 지나면 고름을 토하며 죽을 것입니다."

성의 병은 음주와 방사로 인하여 얻은 병으로, 성은 곧 예측한 대로 죽었습니다. 성의 병인病因을 알게 된 까닭은 제가 그의 맥을 짚어 보고 간의 기氣 때문이라는 것을 알아 냈기 때문입니다. 간의 기가 탁하고 고요한 것은 내관內關의 병[10)]입니다. 『맥법』에 이르기를,

"맥이 길어 활과 같아서 사철을 통해 변하지 않는 것은 그 병이 주로 간장에 있고, 온화하면 그 병이 경맥經脈에 있으며, 변하면 낙맥絡脈에 고장이 난 것이다. 경맥에 고장이 있어 맥이 온화한 것은 그 병이 근수筋髓에 있고, 맥이 변화하고 끊기기도 하면서 변화가 심한 것은 그 병이 음주와 방사에 원인이 있다."

하였습니다. 그 후 닷새 만에 종기가 붓고 다시 여드레 만에 고름을 토하며 죽게 되리라고 알게 된 것은, 그 맥을 짚어 보았을 때 손의 소양맥少陽脈에 처음으로 변화가 있었기 때문입니다. 변화한다는 것은 경맥의 병입니다. 경맥의 병이 사람의 전신을 지나 낙맥으로 갑니다. 낙맥에 병이 생기면 이때에 이르러 소양관少陽關은 겨우 초관初關 일분一分[11)]에 미칠 뿐이니, 속에 열은 있어도 고름은 아직 나오지 않았던 것입니다. 관關의 5분에 미치면 소양의 한계에 이르며, 다시 8일이 지나면 고름을 토하고 죽는 것입니다. 그래서 소양관에 2분 미치면 고름이 생기고, 소양의 한계에 이르면 종기가

부어 고름을 모두 토하며 죽은 것입니다. 열이 오르면 양명陽明(경맥 이름)을 태워 짓물러 낙맥을 흐르게 하고, 낙맥을 흐르게 하여 진동하면 맥이 막히게 되며, 맥이 막히게 되면 짓무르게 됩니다. 그래서 낙맥이 교대로 뜨거워지며 열기가 머리로 치솟아 진동하게 되므로, 머리가 아파지는 것입니다.

2. 마음에 번민이 일 때 억지로 음식을 먹어 병을 얻은 경우

제나라 왕의 가운데 아들의 아이들을 돌보는 소자小子가 병이 나서 저를 부르니, 저는 진맥을 하고 나서 말해 주었습니다.

"기격병氣膈病(기가 가슴에 모여서 앓는 병)입니다. 이 병은 사람을 번민하게 하여 음식이 목구녕을 넘어가지 못하게 하고 때로는 거품을 토하게 합니다. 이 병은 조금이라도 마음에 번민이 일면 늘 음식 먹는 걸 싫어하기 때문에 생깁니다."

저는 곧 그를 위해 하기탕下氣湯(기와 열을 내리게 하는 처방)을 만들어 먹였습니다. 그랬더니 하루 만에 기가 내려가고, 이틀 만에 음식을 먹을 수 있게 되었으며, 사흘 만에 병이 나았습니다. 소자의 병인을 알게 된 것은, 그 맥을 짚으니 심기心氣가 타들어 가고 들끓으며 빨랐기 때문인데, 이것은 양락陽絡의 병입니다. 『맥법』에 이르기를,

"맥이 오는 것이 급하고 빠르며 맥이 가는 것이 늦고 일정하지 않으면, 병이 주로 심장에 있는 것이다. 온몸에 열이 나고 맥이 빠른 것을 중양重陽(양기陽氣가 겹쳐져, 혈맥의 순환이 성한 것)이라 하며, 이 중양은 심장을 자극한다. 그러므로 번민하여 음식이 통하지 않으면 낙맥에 고장이 난 것이며, 낙맥에 고장이 나면 피가 치솟아 나오고 피가 치솟아 나오면 죽는 것이다. 이것은 슬픈 마음 때문에 생기는 것이다."

하였으니, 이 병은 번민 때문에 생기는 것입니다.

3. 과도한 방사로 장 신경통을 얻어 대소변이 통하지 않는 경우

제나라 낭중령郎中令(궁중의 문호門戶를 관장하던 관원) 순循이 아팠을 때, 모든 의원은 기가 거꾸로 올라가 심협心脇에 들어간 것이라 여겨 침을 놓았지만, 저는 그를 진단하고 나서,

"이것은 산기疝氣[12]인데, 병자로 하여금 대소변이 통하지 않게 합니다."
하였습니다. 순이,

"대소변이 안 통한 지 사흘이 되었습니다."
하기에, 저는 화제탕火齊湯[13]을 먹였습니다. 그랬더니 한 번 먹자 소변이 통했고, 두 번 먹자 대변이 통했으며, 세 번 먹자 완쾌되었습니다. 이 병은 과도한 방사 때문에 생긴 것으로 제가 순의 병인을 알게 된 까닭은, 그 맥을 짚어 보았을 때 오른손 맥의 촌구寸口(장심掌心 뒤 한 치의 동맥)에 맥박이 급하고 오장의 기운이 맥에 나타나지 않았기 때문입니다. 촌구의 맥박이 크고 빠르니, 빠르게 되면 전신의 중간 부분 이하는 물이 끓듯이 뜨거워집니다. 왼손의 촌구는 아래의 심장을, 오른손의 촌구는 위의 폐장을 맡았는데, 좌우 어떤 맥에도 오장에 병이 있는 감응이 없습니다. 그래서 이것을 '용산湧疝'이라 하며, 체내에 열이 있기 때문에 오줌이 빨간 법입니다.

4. 흐르는 물에 목욕하여 심한 추위를 느낀 뒤 열이 나서 병을 얻은 경우

제나라 중어부中御府(궁중의 복어服御를 관장하는 관청)의 장관 신信이 아팠을 때, 제가 들어가 그 맥을 진찰하고 나서 말해 주었습니다.

"이것은 열병의 기입니다. 그러나 서열暑熱(더위) 때문에 땀을 흘려 맥박이 약간 쇠약해진 것이니 죽지는 않을 것입니다."

그리고는 또 말했습니다.

"이 병은 흐르는 물에 목욕한 다음 심한 추위를 느껴 얼마 후에 발열한 것입니다."

그러자 신이 말했습니다.

"예, 그렇습니다. 지난해 겨울 임금을 위해 초나라에 사신으로 가서 거현 莒縣(산동山東 지방) 양주수陽周水에 이르렀을 때, 거교莒橋가 심하게 붕괴되어 있어서 제가 수레로 건너가기를 주저하고 있는데, 말이 놀라 물속에 떨어지는 바람에 나도 물속에 빠져 거의 죽을 뻔했습니다. 곧 관리가 구하러 와서 나를 물속에서 구출해 냈는데, 옷은 흠뻑 젖고 얼마 동안 전신에 한기를 느꼈다가 불같이 열이 났습니다. 지금은 외출하여 찬바람을 쏘일 수조차 없습니다."

저는 곧 그를 위해 화제탕을 만들어 열이 내리게 했습니다. 한 번 마시니 땀이 마르고, 두 번 마시니 열이 내렸으며, 세 번 마시니 완쾌되었습니다. 그럭저럭 20일쯤 약을 복용시키니 몸에서 병이 없어졌습니다. 신의 병인을 알게 된 것은 그 맥을 짚어 보았을 때 양이 음에 합병되어 있었기 때문입니다. 『맥법』에 이르기를,

"열병은 음양의 기가 서로 뒤섞이어 엇걸리면 죽는다."

했는데, 그의 맥을 짚어 보니 음양의 기가 바뀌지 않았고 양은 음에 합병되어 있었습니다. 음에 합병되어 있는 것은 맥이 순하고 맑아서 치유되는 것이니, 열은 비록 완전히 가시지 않았어도 오히려 살 수는 있는 것입니다. 신腎의 기운이 때로는 탁해지기도 하고 드물게는 태음太陰의 맥구脈口에 있기도 하는데, 이것은 물의 기운 때문입니다. 신腎은 본디 물을 주관하므로 그것을 알게 된 것입니다. 만약 치료가 늦었더라면 한열병寒熱病(한기와 열기가 번갈아 일어나는 병)으로 전이되었을 것입니다.

5. 땀을 흘린 채 밖에 나가 땀을 식혀 부인병을 얻은 경우

제나라 왕의 태후가 아팠을 때, 저를 부르기에 궁에 들어가 그 맥을 짚어 보고 나서 말했습니다.

"풍단風癉(열병의 일종)이 얼마 동안 방광에 깃들여 있어서 대소변이 잘 통하지 않고 오줌 색깔이 붉은 것입니다."

저는 화제탕을 마시게 했습니다. 한 번 마시니 곧 대소변이 통했고, 두 번 마시니 병이 나았으며, 오줌 색깔은 이전과 같아졌습니다. 이 병은 땀을 흘리고 아직 마르기 전에 밖에 나가서 땀을 말렸기 때문에 생긴 것입니다. 말린다는 것은 옷을 벗고 땀을 식히는 것을 말합니다. 제나라 왕의 태후의 병인을 알게 된 것은 제가 그 맥을 볼 때, 맥의 태음구太陰口를 누르니 습기가 축축하게 느껴졌기 때문이니, 이는 풍기風氣입니다. 『맥법』에,

"맥을 짚어 진정시키면 크고 단단해지고, 가볍게 띄우면 크고 세력이 강해지는 것은, 이 병이 주로 신장에 있다."

했습니다. 이제 신장에 대해 그 맥을 짚어 보니 그 경우와는 정반대여서 맥이 크고 시끄러웠습니다. 맥이 큰 것은 방광의 기운이고, 시끄러운 것은 몸에 열이 있어서이며, 그 까닭으로 오줌이 붉은 것입니다.

6. 심하게 화를 낸 다음 방사를 하여 폐병을 얻은 경우

제나라 장무리章武里의 조산부曹山跗라는 사람이 아팠을 때, 제가 그 맥을 짚어 보고 나서 말했습니다.

"이것은 폐의 소단消癉(소갈병의 일종, 갈증이 나고 소변이 누렇게 되는 병)인데, 그 위에 한열병까지 더해졌습니다."

그리고는 곧바로 그 집안사람에게 일러 주었습니다.

"죽을 것입니다. 치료할 수 없습니다. 원하는 대로 양생養生하게 하십시오. 이 병은 고칠 수 없습니다."

의법醫法에 이르기를,

"사흘 뒤에는 발광할 것이다. 함부로 일어나서 달리려 하지만, 다시 닷새 뒤에는 죽을 것이다."

했는데, 예정한 기일대로 죽었습니다. 조산부의 질병은 심히 격노한 다음에 곧바로 방사를 했기 때문에 생긴 것입니다. 조산부의 병인을 알게 된 것은 제가 그 맥을 짚어 보니 폐의 기가 뜨거웠기 때문이었습니다. 『맥법』에

이르기를,

"맥박이 정상이 아니고 잘 뛰지 않으면 형체가 쇠약해진다."

했습니다. 이것은 오장은 높고 먼데 오장의 기가 상승하고, 맥박이 급해져서 병이 드는 것입니다. 그러므로 맥을 짚었을 때 정상이 아니고 변화가 심했습니다. 정상이 아니면 피는 본디 있을 장소에 있지 않고 변화가 심하면 때때로 뒤섞여 뛰어, 갑자기 시끄러워졌다가 또 갑자기 커집니다. 이는 폐와 간의 두 낙맥絡脈이 끊어진 것이므로, 낫지 못하고 죽는 것입니다. 한열병이 더해졌다는 것은 그 사람이 시탈尸奪되었다는 것을 말합니다. 시탈이란 송장처럼 살이 빠져 여위어 형체가 쇠약해지는 것입니다. 형체가 쇠약해진 사람에게는 침과 뜸을 놓는다기니 복약시키지 않습니다. 세가 왕신하기 전에 제나라 태의가 먼저 조산부의 병을 진찰하고, 그 다리의 소양少陽맥구脈口에 뜸을 뜬 다음 반하환半夏丸을 먹였습니다. 그래서 병자는 곧바로 설사를 하여 뱃속이 비게 되었는데, 또다시 발의 소음맥에 뜸을 떴습니다. 이것이 간의 기운을 심하게 손상시켰습니다. 이와 같이 거듭 병자의 기력을 잃게 하여 한열병이 더하게 되었습니다. 사흘 뒤에 발광할 것이라고 한 것은, 원래 간장의 낙맥 중 하나는 젖 아래 양명陽明(경맥의 명칭)에 연결되어 있는데, 낙맥이 끊어지면 양명의 맥이 열리고, 양명의 맥이 손상되면 곧 발광하면서 달리려고 합니다. 또 닷새 뒤에 죽는다고 한 것은, 간장과 심장은 맥의 위에서 서로 오분五分 떨어져 있어서 '닷새면 다한다'고 한 것이니, 다하면 곧 죽게 됩니다.

7. 과음過飲 · 과색過色으로 복통을 얻은 경우

제나라 중위中尉(도성 안을 경호하는 벼슬) 반만여潘滿如가 아랫배의 복통을 앓았을 때, 저는 그 맥을 짚어 보고 나서 말했습니다.

"유적가遺積瘕(뱃속에 응어리가 생기는 병)입니다."

그리고 저는 곧바로 제나라 태복太僕[14] 요요와 내사內史[15] 요謠에게 말했습니다.

"중위는 지금 방사를 그만두지 않으면 30일이면 죽을 것입니다."

20여 일이 지난 뒤 피오줌을 흘리며 죽었는데, 그 병은 과음하고 과색한 결과로 얻은 것입니다. 반만여의 병인을 알게 된 것은, 제가 그 맥을 짚어 보니 깊이 잠기어 작고 약한가 하면 갑자기 커지기 때문이었는데, 이것은 비장脾臟의 기운입니다. 우맥右脈의 촌구寸口의 기가 지극히 작고 가는 것은 가瘕의 징후로, 맥의 각 부의 수효 '6'(촌寸·오奧·척尺의 3부위에 좌우로 6부위)에 부위部位의 일수 '5'(1분이 1일이니, 5분은 5일)를 차례로 곱하여(6× 5=30), 곧 30일이면 죽게 되는 것입니다. 삼음三陰(좌맥의 소음少陰과 궐음厥 陰, 우맥의 태음太陰)이 동시에 뛰면 법대로 30일이면 죽지만, 동시에 뛰지 않으면 사기死期가 원래의 기일보다 일찍 오며, 한 번 뛰고 한 번 변하면 사 기가 가까운 것입니다. 그런데 그는 삼음이 함께 뛰었으므로 앞에서 말한 것과 같이 피오줌을 흘리며 죽은 것입니다.

8. 지나친 음주로 설사병을 얻은 경우

양허후陽虛侯의 승상 조장趙章이 아팠을 때 저를 불렀습니다. 의원들이 모두 이를 한중寒中[16]이라 여겼는데, 저는 그 맥을 짚어 보고 나서,

"동풍洞風입니다."

하고 말했습니다. 동풍이란 병은 음식물이 목구멍을 넘어가서 체내에 머물 사이 없이 바로 설사하는 병으로, 의법醫法에는,

"닷새 만에 죽는다."

했는데, 사실은 열흘이 지난 뒤에야 죽었습니다. 이 병은 지나친 음주가 원 인입니다. 제가 조장의 병인을 알게 된 것은 제가 그의 맥을 짚어 보니 맥이 오는 것이 매끄럽기 때문이었는데, 이것은 내풍기內風氣(풍風이 오장을 통철 洞徹하여 생기는 속 중풍)입니다. 음식물이 목구멍을 넘어가 그대로 설사하고 체내에 머물지 않을 경우, 의법에 '닷새 만에 죽는다' 한 것은 모두 앞에서

말한 분계법分界法[17]에 의한 것입니다. 열흘이 지난 뒤에야 죽어 사기를 넘긴 까닭은, 그 사람이 죽을 먹었기 때문에 내장이 튼튼했고, 내장이 튼튼했기 때문에 사기를 넘긴 것입니다. 제 스승은 말했습니다.

"병을 앓더라고 수월하게 먹는 자는 사기를 넘기고, 잘 먹지 못하는 자는 사기를 단축시킨다."

9. 땀을 내고 땅 위에 누웠기 때문에 풍병을 얻은 경우

제북왕齊北王이 아팠을 때 저를 부르기에, 맥을 짚어 보고 말했습니다.

"이 병은 풍궐風厥[18]인데, 가슴이 답답하게 차 있습니다."

곧바로 약주藥酒를 만들어 석 섬을 다 마시게 하니 병이 나았습니다. 이 병은 땀을 내고 땅에 누웠기 때문에 얻은 것입니다. 제북왕의 병인을 알게 된 것은, 제가 그 맥을 짚어 보았을 때 풍기風氣가 있었고, 심맥心脈(왼손의 촌구寸口)이 탁했기 때문입니다. 병법病法에 따르면,

"풍기가 양맥에 지나치게 들어가면 양기가 다하고 음기가 들어간다."

했습니다. 음기가 들어 가득 차면 한기가 오르고 열기가 내리기 때문에 가슴속이 붓습니다. 땀을 내고 땅에 누웠다고 한 것은, 그 맥을 짚어 보고 음기를 느꼈기 때문입니다. 맥이 음기인 경우에는 병이 반드시 내부에 들어 손발에 차가운 땀이 나기 마련입니다.

10. 오줌을 참고 방사하여 오줌을 지리는 부인병을 얻은 경우

제나라의 북궁北宮 사공司空의 부인 출어出於가 아팠을 때, 의원들은 모두 풍기가 내부에 들어갔고 병은 주로 폐에 있다고 여겨서 다리 소음맥에 침을 놓았습니다. 저는 그 맥을 짚어 보고 나서 말했습니다.

"병은 산기疝氣가 방광에 눌려 있어서 대소변이 잘 안 통하고 오줌은 붉으며, 한기를 만나면 오줌이 지리고 병자의 배가 팽팽하게 팽창해 올 것입니다.

출어의 병은 오줌을 참고 방사하였기 때문입니다. 출어의 병인을 알게 된 것은 맥을 짚어 보니 크고 힘이 있었지만, 오는 것이 순조롭지 못했기 때문이었습니다. 이것은 궐음厥陰이 움직인 것입니다. 오는 것이 순조롭지 못한 까닭은 산기가 방광에 있었기 때문이고, 배가 팽팽하게 팽창한 까닭은 궐음의 낙맥이 아랫배에 걸렸기 때문입니다. 궐음에 고장이 있으면 맥이 아랫배에 걸려 움직이고, 움직이면 배가 팽창하여 붓는 것입니다. 저는 곧바로 발의 궐음맥 좌우에 한 군데씩 뜸을 떴습니다. 그러자 곧 오줌이 지리지 않게 되었으며, 오줌의 색깔이 맑고 아랫배의 아픔도 그쳤습니다. 다시 화제탕을 만들어 복용시키니, 사흘 만에 산기가 흩어지고 완쾌되었습니다.

11. 대취大醉하여 열이 거꾸로 오르는 부인병을 얻은 경우

옛날 제북왕濟北王의 유모가 발에 열이 나서 괴롭다고 하기에 저는,

"열궐熱厥입니다."

하고 알려 주었습니다. 그리고 나서 족심足心 각 세 곳에 침을 놓고 그곳을 만져서 출혈하지 않도록 하니 병은 얼마 안 되어 나았습니다. 이 병은 술을 마셔서 대취한 게 원인이었습니다. 제북왕이 저를 불러 가까이서 모시는 여자를 비롯하여 여종에게 이르기까지 진찰하게 하였습니다. 여종은 겉으로는 병이 없는 것 같았으나, 저는 영항永巷(궁녀들이 거처하는 곳)의 장관에게,

"저 여종은 비장을 앓고 있는 듯하므로 일을 시키지 마십시오. 의법醫法에 따르면 봄에는 피를 토하고 죽을 것입니다."

하였습니다. 저는 또 왕에게 물었습니다.

"재주 있어 보이는 저 여인은 무엇을 잘합니까?"

"저 아이는 각종 기예를 좋아하며 재능이 풍부하여 전래되는 기예를 새로 연구해 냈소. 작년에 저 아이를 민간에서 사들였는데, 값은 470만 전이었고 친구가 4명 있소."

그리고는 왕이 물었다.

"병은 없을 테지?"

"저 여자는 병이 심해 의법에 따르면 거의 죽게 되었습니다."

이에 왕은 그 여종을 불러서 살펴보았지만 안색에 별다른 변화가 없어서 병이 아니라 여기고는 다른 제후에게 팔지 않았습니다. 봄이 되어 여종은 칼을 받들고 변소에 가는 왕을 뒤따라갔는데, 왕이 변소를 떠나도 여종이 뒤따라오지 않자 사람을 시켜서 불렀더니, 변소에 엎어져 피를 토하고 죽어 있었습니다. 그 병은 땀을 지나치게 흘렸기 때문에 발생하였습니다. 땀을 흘리는 사람은 의법에 있는 것처럼 병이 내부에서 심해지지만 모발과 안색은 윤태하며 맥이 쇠약해지지 않습니다. 이것도 내관內關의 병입니다.

12. 바람을 쐬거나, 입을 벌리고 자거나, 식사한 뒤 양치질을 하지 않아 충치병을 얻은 경우

제나라 중대부中大夫가 충치를 앓았을 때, 저는 그의 왼손 양명맥에 뜸을 뜨고 곧바로 고삼탕苦蔘湯[19]을 만들어 하루에 석 되씩 양치질을 하게 했는데, 대략 5~6일 만에 완쾌되었습니다. 이 병은 바람을 쐬거나, 입을 벌린 채 잠을 자거나, 식사한 뒤에 양치질을 하지 않은 게 원인입니다.

13. 출산이 지연되는 경우

치천왕菑川王의 미인美人(비빈妃嬪의 칭호 가운데 하나)이 임신하여 만삭이 되었건만 아기를 낳지 못하자 저를 불렀습니다. 제가 가서 낭탕약莨碭藥[20] 한 숟갈을 술에 타서 복용시켰더니 잠시 뒤에 아기를 낳았습니다. 제가 다시 맥을 짚어 보니 맥이 시끄러웠습니다. 시끄럽다는 것은 아직 다른 병이 남아 있다는 뜻입니다. 그래서 곧 초석硝石[21]을 먹였더니 피가 나왔는데, 그 피는 콩 같은 것으로 대여섯 개나 되었습니다.

14. 땀을 흘리며 햇볕을 쬐다가 갑자기 큰 바람을 쐬어 비장에 병을 얻은 경우

제나라 승상의 사인舍人[22]을 모시던 종이 주인을 따라 궁내에 들어갔습니다. 저는 그가 소문小門 밖에서 식사하는 것을 보았는데, 안색을 바라보니 병색이 있었습니다. 저는 곧바로 환관인 평平에게 말했습니다. 평은 맥보는 것을 좋아하여 저에게 배운 적이 있습니다. 저는 곧 평에게 사인의 종이 앓고 있는 병에 대해 말해 주었습니다.

"이 사람은 비장의 기를 앓고 있는데, 봄이 되면 흉격이 막혀서 통하지 않고 음식을 먹지 못할 것입니다. 의법에 따르면 여름이 되면 피를 쏟고 죽을 것이라고 되어 있습니다."

그러자 평은 곧바로 승상에게 가서 아뢰었습니다.

"승상 사인의 종이 병들었는데 병이 심하여 사기死期가 얼마 남지 않았습니다."

"그대는 어떻게 그것을 아시오?"

"승상께서 궁에 들어오실 때 승상 사인의 종도 함께 궁중에 들어와 모두 소문 밖에서 식사를 하고 있었습니다. 그때 저와 창공은 서서 이들을 보고 있었는데, 창공이 저에게 그 종을 가리키며 병이 저토록 깊어지면 죽을 것이라 했습니다."

승상은 즉시 사인을 불러 그의 종에 대해 물어 보았습니다.

"자네의 종이 병을 앓고 있는가?"

"그놈에게는 병이 없습니다. 몸도 아픈 것 같지 않습니다."

그러나 봄이 되자 과연 아프기 시작했고, 4월에는 피를 쏟으면서 죽었습니다. 그 종의 병인을 알게 된 것은, 비장의 기가 두루 오장으로 옮겨져 각 부위를 상하게 하면서 서로 교착했으므로, 비장이 고장난 기색을 나타냈기 때문입니다. 멀리서 보면 생기가 없는 황색을 띠고, 가까이에서 보면 시든 풀빛같이 창백합니다. 여러 의원들은 이러한 사실을 잘 몰라 회충 때문이라고만 여기고, 비장이 상한 것은 모르고 있었던 것입니다. 봄에 발병을 한 것(봄은 오행으로 목木에 해당함)은 위胃의 기운이 황색이며, 황색은 오행에서 토土의 기운이니 토는 나무를 이기지 못하므로, 봄이 되면 죽는다고 한 것입니다. 여름이 되어서야 죽은 것은 『맥법』에,

"병이 중한데 맥박이 순조롭고 맑은 것을 내관內關이라고 한다. 내관의 병은 본인이 아무런 고통도 느끼지 못하며 마음도 명쾌하고 괴롭지 않다. 만약 한 가지 병이라도 겹치면 중춘仲春에는 죽을 것이며, 일시적으로 맥박이 순조로우면 한 계절을 연장할 수 있다."

한 그대로입니다. 초여름 4월에 죽은 까닭은 그를 진찰했을 때 맥박이 순조로웠고, 맥박이 순조로우니 병자이면서도 아직 실이 찌 있었기 때문입니다. 그 종의 병은 땀을 흘리며 뜨거운 햇볕을 쬐다가 갑자기 큰 바람을 쐬어 냉과 열의 급격한 변화에서 발병한 것입니다.

15. 머리를 감고 마르기 전에 잠을 잤기 때문에 기가 치솟아 병을 얻은 경우

치천왕이 아팠을 때, 저를 부르기에 가서 맥을 짚어 보고 말했습니다.

"이것은 궐상厥上(열이 역행하여 생기는 병)으로 중태입니다. 머리가 아프고 몸에 열이 나며 병자를 번민하게 합니다."

그리고 나서 저는 곧바로 냉수로 머리를 마사지해 주고, 발의 양명맥 좌우로 각각 세 군데에 침을 놓으니 얼마 안 되어 병이 나았습니다. 이 병은 머리를 감고 채 마르기도 전에 잠을 잤기 때문에 생긴 것입니다. 맥의 진찰 과정은 앞서 말씀 드린 바와 같습니다. 궐厥이라 한 까닭은 머리에 열이 나서 어깨에까지 역행하였기 때문입니다.

16. 무거운 것 드는 것을 즐기다가 병을 얻어 소변이 통하지 않는 경우

제나라 왕의 애첩 황희黃姬의 오라비 황장경黃長卿이 집에 연회가 있어

손님을 초대했는데 저도 초대를 받았습니다. 손님들이 자리에 앉고 아직 음식은 나오지 않았을 때 저는 왕후의 동생 송건宋建을 바라보면서 말하였습니다.

"공에게는 병이 있습니다. 4~5일 전 공께서는 허리와 늑골이 아파서 눕지도 엎드리지도 못했고, 게다가 소변도 잘 나오지 않았을 것입니다. 빨리 치료하지 않으면 병은 곧바로 신장으로 들어갑니다. 병이 아직 오장으로 들어가지 않았을 때 서둘러 치료하십시오. 병이 지금 막 신장으로 들어가려 하는데, 이것을 이른바 '신비腎痺'(콩팥을 막는 병)라고 합니다."

"그렇습니다. 저는 본디 허리와 등이 아팠습니다. 4~5일 전 비가 내릴 때 황씨의 사위들이 우리 집을 방문하여 창고 아래에 있던 돌을 들어올리면서 놀고 있었습니다. 저도 흉내를 내고 싶어 시험해 보았는데, 들어올릴 수 없어 곧바로 다시 내려놓았습니다. 그러고는 저녁때가 되자 허리와 등이 아파 왔고 소변도 잘 나오지 않았는데, 지금까지 낫지를 않았습니다."

송건의 병은 무거운 것 드는 것을 즐긴 것이 원인입니다. 송건의 병인을 알게 된 것은 제가 그의 안색을 살펴보니 태양太陽(허리의 뒷부분)의 색깔이 말라 신장 부분에서 허리 부분이 4분分 가량 말라 있었으므로, 그가 4~5일 전에 발병한 것을 알았습니다. 저는 곧 유탕柔湯(보강약補强藥)을 만들어 복용시켰는데, 18일쯤 해서 완쾌되었습니다.

17. 남자에게 욕정을 느끼면서 만족을 얻지 못하여 월경이 통하지 않는 경우

제북왕濟北王을 모시던 한녀韓女라는 궁녀가 병이 들어 허리와 등이 아프고 열이 나면서 오한을 느꼈습니다. 의원들은 모두 한열병이라고 진단했습니다만, 저는 맥을 짚어 보고 나서 말했습니다.

"체내가 냉하여 월경이 통하지 않기 때문입니다."

그리고 나서 좌약을 삽입하니 곧 월경이 통하고 병이 나았습니다. 그 병은 남자에게 욕정을 느끼면서 만족을 얻지 못하여 발병한 것입니다. 한녀의 병인을 알게 된 것은 그 맥을 진단할 때 신맥腎脈을 짚어 보니 맥박이 가늘고 연속하지 않았기 때문입니다. 가늘면서 연속하지 않는 맥은 잘 뛰지 않으며 단단하므로, '월경이 통하지 않는다' 한 것입니다. 간맥肝脈(좌맥左脈 관關의 부위 명칭)이 활처럼 되고 좌수左手의 촌구寸口를 벗어났으므로, '남자에게 욕정을 느끼면서 만족을 얻지 못했다' 한 것입니다.

18. 한습寒濕의 기가 엉키어 발산하지 못해서 요충병을 얻은 경우

임치 범리氾里의 여자 박오薄吾는 병이 심했는데, 의원들은 모두 한열병이 심한 상태로 당연히 죽을 것이라 여겨 치료하지 못했습니다. 저는 그 맥을 짚어 보고 나서 말했습니다.

"요가蟯瘕(요충에 의한 병)입니다."

요가라는 병은 복부가 커지고 그 상피上皮는 황색으로 거칠고 만져 보면 까칠까칠합니다. 제가 병자에게 원화芫華[23] 한줌을 먹이니 곧 몇 되 가량의 요충을 쏟고 나서 병이 나았으며, 30일 만에 본래대로 회복했습니다. 요충병에 걸린 것은 한습의 기가 원인입니다. 한습의 기가 엉키어 심하게 되어 발산하지 못하면 이것이 화하여 벌레가 됩니다. 제가 박오의 병인을 알게 된 것은 그 맥을 짚어 척尺[24]의 위치에 이르니, 그 척의 피부는 기름기가 없어 가시처럼 까칠까칠하고, 모발은 엉성하게 서 있어서입니다. 이 병은 요충의 기운 때문입니다. 그 얼굴에 광택이 있는 것은 체내의 오장에 사기邪氣가 없고 또 중병이 없기 때문입니다.

19. 배불리 먹고 빨리 달렸기 때문에 설사를 하는 경우

제나라 사마司馬 순우씨淳于氏가 병이 나서 제가 그 맥을 짚어 보고 말했습니다.

"분명히 동풍洞風을 앓고 있습니다. 동풍의 증세는 음식물이 목구멍을 넘어가자마자 바로 대변으로 배설하는 것입니다. 이 병은 포식하고 빨리 달렸기 때문에 생겼습니다."

"나는 왕가王家에 가서 말의 간을 먹었는데 엄청나게 포식을 했고, 술이 나오는 것을 보고는 빨리 도망하여 집으로 달려왔습니다. 그리고 나서 곧 바로 수십 차례나 설사를 했습니다."

"화제미즙火齊米汁을 만들어서 마시면 7~8일 만에 나을 것입니다."

그때 진신秦信이란 의원이 옆에 있었는데, 제가 그곳을 떠난 다음 좌우에 있던 각 도위閣都尉에게 물었습니다.

"순우의는 사마 순우씨의 병을 무엇이라고 했습니까?"

"동풍이라며 고칠 수 있다고 합니다."

그러자 진신은 비웃으며 말했습니다.

"순우의는 모릅니다. 사마 순우씨는 의법醫法에 의하면 9일 후에는 죽게 됩니다."

그러나 9일이 지나도 죽지 않으니, 그 집에서는 다시 저를 불렀습니다. 제가 가서 용태를 물었더니 모두 제가 진단한 그대로였으므로, 곧 화제미즙을 조제하여 복용케 하니 7~8일 만에 병이 완쾌되었습니다. 그 병인을 알게 된 것은 맥을 짚어 보았을 때 모두가 의법에 부합했기 때문이며, 그 병이 순조로왔으므로 죽지 않았던 것입니다.

20. 낙마落馬하여 돌 위에 넘어져서 폐를 다친 경우

제나라 중랑中郎(임금을 곁에서 모시는 신하) 파석破石이 아팠을 때 저는 그의 맥을 짚어 보고 나서 말했습니다.

"폐를 상했으며 치료할 수 없습니다. 10일 이후의 정해일丁亥日에 혈뇨血尿를 누고 죽을 것입니다."

과연 11일 후에 혈뇨를 누고 죽었습니다. 파석의 병은 낙마하여 돌 위에 넘어진 것이 원인입니다. 파석의 병인을 알게 된 것은, 그 맥을 짚었을 때

폐의 음기가 발견되었고 맥박이 오는 것이 몇 갈래로 분산하여 한결같지 않았기 때문입니다. 게다가 얼굴빛도 변하였습니다. 그가 낙마한 것을 알게 된 것은 맥을 짚어 보고 번음맥番陰脈(음양이 자리를 바꾼 것)을 발견했기 때문입니다. 번음맥이란 것은 폐의 공허한 부분에 들어가 폐맥을 타고 올라간 것입니다. 폐맥이 산란한 사람은 본래의 얼굴빛이 변하게 됩니다. 예측한 때 죽지 않은 것은 스승의 말씀에,

"병이 들어도 수월하게 잘 먹는 자는 사기死期를 연장하며, 잘 먹지 않는 자는 사기를 단축시킨다."

했듯이, 그가 수수를 좋아했고 수수는 폐에 좋아 그것이 사기를 연장해 준 것입니다. 혈뇨를 눈 까닭은 진맥법에,

"병의 양생에 음기인 장소를 좋아하는 자는 피를 아래로 쏟고 죽으며, 시끄럽고 양기인 곳을 좋아하는 자는 피를 토하고 죽는다."

했는데, 이 병자는 고요하고 시끄럽지 않은 장소를 좋아했고, 또 오래 그곳에 안좌하여 상에 의지하며 엎드리고 잤으므로 피가 아래로 나오게 되었던 것입니다.

21. 체내에 열이 있어서 소변이 통하지 않는 경우

제나라 왕의 시의侍醫(궁중의 의원) 수遂가 병에 걸려 스스로 다섯 종류의 약석藥石(단사丹砂 · 웅황雄黃 · 백반白礬 · 증청曾靑 · 자석磁石의 다섯 가지)을 갈아서 복용했습니다. 제가 지나가다가 그에게 들르니 수는 저에게 말했습니다.

"저에게 병이 있으니 저를 진찰해 주십시오."

저는 즉시 진찰한 다음 말해 주었습니다.

"당신의 병은 체내에 열이 있기 때문이오. 의론醫論에, '체내에 열이 있어 소변이 통하지 않는 자는 다섯 종류의 약석을 먹어서는 안 된다. 돌은 약성藥性이 강렬하기 때문이다' 했소. 당신은 그것을 복용하여 소변이 잘 통

하지 않았던 것이오. 빨리 돌을 복용하는 걸 중지하시오. 곧 옹저癰疽(등창 같은 악성 종기)이 생길 안색이오.”

“편작이 말하길, '유순하고 온화한 음석陰石은 그것으로 음성의 병을 고치고, 강렬한 양석陽石은 그것으로 양성의 병을 고칠 수 있다' 했습니다. 무릇 약석에는 음양수화陰陽水火의 약제가 있는데, 체내에 열이 있으면 유화한 음석의 약제를 만들어 고치고, 체내가 차가워지면 강렬한 양석의 약제를 만들어 고칩니다.”

“당신이 말하는 것은 사실과 거리가 멉니다. 비록 편작이 그와 같이 말했다 하더라도 반드시 자세히 진찰해야 하오. 즉, 우선 도량度量을 세워 규구規矩를 정하고 저울로 달아 안색과 맥박을 아울러 생각하며, 표리表裏에 맥의 음양의 기가 충분한지 부족한지를 살피고, 색맥色脈 순역順逆의 법도를 생각하며, 병자의 기거동정 및 호흡의 상호반응을 참작한 뒤에야 비로소 치료의 가부를 말할 수 있는 것이오. 의론醫論에, '양성의 병이 안에 들어 있고 음성의 병이 밖으로 나타나 강렬한 약석 및 참석鑱石을 사용해서는 안 된다' 했소. 대체로 강렬한 약석이 체내에 들어가면 사기邪氣는 치우치며 완연히 쌓인 기운이 더욱 깊어지기 때문이오. 또 진찰법에, '두 가지 음기가 내면에 응하여 밖으로 나타나고 한 가지 양기가 외면에서 안으로 들어가 섞이는 경우에는 강렬한 약을 써서는 안 된다' 했소. 강렬한 약이 안에 들어가면 양기를 움직이는데, 그 때문에 음성의 병이 약해지면 약해질수록 양성의 병이 점점 두드러지게 되고, 사기는 외표外表에 흘러나와 경맥의 수혈脈穴에서 매우 괴로워하게 되며, 화가 폭발하듯이 나타나서 옹저癰疽이 되는 것이오.”

제가 이 말을 수에게 말한 지 백여 일 만에 과연 유방 위에 옹이 생겼고, 이것이 유방 위에 있는 결분缺盆(유방 위에 있는 뼈 이름)에 들어가서 죽었습니다. 이러한 것은 의론醫論의 대체적인 요지에 지나지 않으니, 반드시 순리대로 다스려야 합니다. 서투른 의사에게는 한 가지 익히지 않은 것이 있어 미숙하므로, 의서에 쓰여 있는 의미와 실제 병의 음양 관계를 잘못 보는 것입니다.

22. 방사의 과다로 폐장의 마비가 발생한 경우

제나라 왕이 예전에 양허후陽虛侯였을 때 병이 심했습니다. 의원들은 모두 궐궐이라 여겼지만, 저는 맥을 짚어 보고 폐장의 비痺(마비. 신체의 감각작용을 잃음)라고 진단했습니다. 그 병근病根은 오른쪽 겨드랑 아래에 있어서 크기가 술잔을 엎어 놓은 것 만하여, 그 때문에 병자로 하여금 천식으로 괴로워하게 하고 기는 역상시켜 음식을 먹을 수 없게 합니다. 그래서 저는 곧 화제죽火齊粥(하제탕과 죽)을 먹였더니 6일 만에 기가 내려갔고, 다시 환약을 복용시키니 그럭저럭 6일 만에 완쾌했습니다. 이 병은 방사의 과다에 원인이 있습니다. 진단했을 때 의경醫經의 해설로는 병세를 식별할 수 없었으나, 병근의 소재는 알아 낼 수 있었습니다.

23. 자주 술을 마셔 대취한 상태에서 큰 바람을 쐬어 풍병을 얻은 경우

저는 일찍이 안양安陽(지금의 산동성 조현曹縣의 동쪽 지역) 무도리武都里의 성개방成開方이란 사람을 진찰했습니다. 성개방 자신은 병이 아니라고 했지만 저는 그에게,

"답풍沓風(일종의 풍병風病)이란 병인데, 그 때문에 괴로워하게 될 것이고, 3년 만에 사지를 자유롭게 쓸 수 없게 되고, 목소리가 나오지 않게 될 것이며, 목소리가 나오지 않게 되면 죽을 것이오."

하고 말해 주었습니다. 지금 들으니, 그는 사지를 쓸 수 없게 되었고 목소리도 나오지 않게 되었으나 아직 죽지는 않았다고 합니다. 이 병은 술을 자주 마시고 대취한 상태에서 큰 바람을 쐰 것이 원인입니다. 성개방의 병인을 알게 된 것은 그를 진찰할 때 스승의 『맥법』과 『기해술』에,

"오장의 기가 상반相反하는 자는 죽는다."

한 것을 따라 그 맥을 짚어 보고 신맥腎脈이 폐맥肺脈과 상반되어 있는 것을 발견했기 때문입니다. 의법醫法에는,

"3년 만에 죽는다."

했습니다.

24. 과도한 방사로 장 신경통을 얻은 경우

안릉安陵(섬서陝西·함양咸陽의 동쪽) 판리阪里의 공승公乘 항처項處란 사람이 아팠을 때, 제가 맥을 짚어 보고 나서 말했습니다.

"모산牡疝(일종의 산기疝氣)이오."

모산은 흉격 아래 있으며 위로는 폐에 연결되어 있습니다. 이 병도 과도한 방사가 원인입니다. 저는 그에게 일러 주었습니다.

"조심하여 힘든 일을 하지 마시오. 힘든 일을 하면 반드시 피를 토하고 죽게 될 것이오."

항처는 그 뒤 축국蹴鞠(축국蹴踘. 공을 발로 차는 유희)을 했기 때문에 허리가 차가워지고 땀을 많이 흘리며 피를 토했습니다. 저는 그를 다시 진찰하고 말했습니다.

"내일 저녁 때 죽을 것이오."

과연 말한 대로 죽었습니다. 이 병은 과도한 방사로 발생한 것입니다. 항처의 병인을 알게 된 것은 그 맥을 눌러 보았을 때 번양맥番陽脈(음과 양이 거꾸로 된 맥)임을 발견했기 때문입니다. 이처럼 번양맥이 빈 속에 들어가, 한편으로는 번양맥이 느껴지고 다른 한편으로는 산통疝痛이 위로 폐까지 연결되는 것, 이것이 모산입니다.

신 순우의는 아룁니다.

"이 밖에도 진찰하고 생사를 판단한 일이라든가 치료하여 병을 치유한 일은 아주 많은데, 오래되어서 거의 잊고 있으며 또 온전히 기억하지 못하

여 함부로 아뢰지 못합니다."

황제가 순우의에게 물었다.

"진찰하고 치료한 병의 이름이 비슷한데도 진단이 다르고, 죽기도
하였고 죽지 않기도 하였으니 어찌된 일인가?"
"병명은 대부분 서로 비슷하여 구별하기 어렵습니다. 그래서 옛날의
성의聖醫는 자기 맥법을 만들어 도량을 사용하여 규구規矩로 측정하고
저울에 달며 먹줄로 재서 음양의 성쇠를 살피고, 사람의 맥을 분별하여
각각 명칭을 붙였습니다. 여기에다 위로는 천지에 순응하고 아래로는
인체에 조응했습니다. 그래서 온갖 질병을 분별하여 진단을 달리하였
던 것입니다. 의술을 체득한 자는 진단을 달리할 수 있으며, 그렇지 않
은 자는 이것을 혼동합니다. 그러나 맥법을 증험하기란 참으로 어려운
일입니다. 병자를 진찰하는 데 도량을 가지고 맥의 부위를 구별하며,
그것으로 같은 명칭의 병을 세분하여 그 병이 주로 있는 곳을 찾아 낼
수 있는 것입니다. 지금까지 제가 진찰한 것은 모두 진찰 기록이 있습
니다. 병명을 구별할 수 있었던 까닭은 제가 스승으로부터 의술을 습득
한 후에 스승이 죽었기 때문입니다. 그래서 저는 진찰한 것을 장부에
기록해 놓고, 생사를 판단하고 그 진찰의 적중 여부를 관찰하여, 이것
을 맥법과 대조해 보았습니다. 그래서 오늘날까지 이것을 알고 있는 것
입니다."

"병의 기간을 고려하고 그 생사를 예단했는데도 맞지 않았던 것은
무슨 까닭인가?"
"이는 모두 음식이라든가 희노喜怒의 감정이 절도를 잃었거나, 혹은
약을 합당하게 먹지 않았거나, 침과 뜸을 알맞게 놓지 않았기 때문입니

다. 그래서 예측이 빗나가 죽은 것입니다."

"그대는 정말로 병의 생사를 알고, 약제 효용의 마땅함을 논할 자격이 있으며, 제후·왕·대신 중에 그대에게 이런 것을 물어 본 사람이 있었는가? 또 제나라 문왕文王이 아팠을 때, 그대에게 진찰과 치료를 청하지 않았던 것은 무슨 까닭인가?"

"조왕趙王·교서왕膠西王·제남왕濟南王·오왕吳王 등이 모두 사람을 보내어 저를 불렀으나 저는 감히 가지 않았습니다. 문왕文王이 아팠을 때 저는 집안이 가난했기 때문에 남의 병을 치료하고자 했는데, 저는 진실로 관리가 저를 관직에 묶어 두지나 않을까 염려했습니다. 그래서 호적을 여러 곳으로 옮기고 가업을 돌보지 않았으며 온 나라를 유력遊歷하면서 의술 잘하는 사람을 찾아 오랫동안 그분들을 섬겼습니다. 몇 분의 스승을 찾아뵙고 그를 섬기며 그 비전을 다 배우고 그 의서의 깊은 뜻을 찾고 또 그것을 해석하며 연구했습니다. 당시에 저 자신은 양허후의 나라에 있어서 양허후를 섬겼습니다. 양허후가 입조할 때는 저도 따라서 장안으로 가곤 했는데, 그 때문에 안릉의 항처 등의 병도 진찰할 수 있었습니다."

"제나라 문왕이 병에 걸려 다시는 일어나지 못한 까닭을 알고 있는가?"

"문왕의 병세를 진찰하지는 못했으나, 제가 들은 바에 의하면 문왕은 천식을 앓아서 두통이 심하고 시력을 잃었다고 합니다. 저는 마음속으로 이를 연구해 보고 그것은 병이 아니라고 생각했습니다. 살이 찌고 정기를 축적하여 몸이 자유로이 움직이지 못하고, 살과 뼈가 균형을 이루지 못하게 되어서 기침이 생기므로, 의약으로는 치료할 수 없다고 생각했습니다. 『맥법』에 '사람은 20세쯤에는 맥의 기세가 종종걸음치는 것 같아야 하고, 30세쯤에는 빨리 걷는 것 같아야 하고, 40세가 되면 편히 앉아 있는 것 같아야 하고, 50세가 되면 편히 누워 있는 것 같아야 하고, 60세 이상이 되면 기세를 깊숙이 감춰야 한다'했습니다. 문왕은 아직 20세도 되기 전이라 맥의 기세가 바야흐로 종종걸음치는 것 같아야 하는데, 그 맥이 느릿느릿하여 천도天道 사계四季의 자연에 순응하지 못했습니다. 그 뒤에 들으니, 의원이 뜸 치료를 하자마자 곧 위독해졌다고 하는데, 그것은 병을 판단함에 있어 과실입니다. 제가 이것을 판단하건대, 뜸의 열 때문에 신기神氣가 모두 치솟았고 그 허虛에 사기邪氣가 들어간 것으로, 연소年少하고 혈기 있는 사람은 이를 본래대로 되돌릴 수 없어서 죽은 것이라 생각합니다. 이른바 혈기 있는 사람은 마땅히 음식물을 조절하고 날씨가 쾌청한 날을 택하여, 수레를 타거나 걸으면서 마음을 밝게 하여 몸의 근골 혈맥을 쾌적하게 만들어서 기를 흘려내야 합니다. 그런 까닭에 20세를 '역무易貿'라 하여 의법醫法에서는 침과 뜸을 사용치 말아야 한다고 했으며, 침과 뜸을 사용하면 맥의 기는 분주히 쫓기어서 제지할 수 없게 된다고 했습니다."

"스승인 양경은 어디에서 의술을 전수받았는가? 그리고 제나라 제후에게 명성이 있었는가?"
"양경이 누구를 스승으로 하여 의술을 전수받았는지는 잘 모릅니다. 양경은 집안이 부유했고 의술에 뛰어났으나, 남의 병을 고치려 하지 않았으므로 저명하지는 못했습니다. 양경은 또 저에게 '네가 나에게 의술을 배운 것을 내 자손들이 알지 못하도록 조심하라'했습니다."

"스승인 양경은 왜 그대를 보자마자 그대를 사랑했고, 또 그대에게 의술을 모두 가르쳐 주려 했는가?"
"저는 스승인 양경이 의술에 뛰어나다는 얘기를 듣지 못했습니다. 제가 양경을 알게 된 까닭은 이렇습니다. 저는 젊었을 때 온갖 의방을 좋아하여 그 의방을 모두 시험해 보았는데, 다 효험이 많고 결과는 훌륭했습니다. 저는 치천蓝川 당리唐里의 공손광公孫光이 옛부터 전해오던 의방을 전한다는 말을 듣고 즉시 만나러 가서 그를 뵙고 사사하여, 음양을 화하는 의방과 구전되던 의방을 물려받았습니다. 저는 그것을 모두 적어 두었습니다. 그리고 그 밖의 정묘한 의방을 물려받고자 하니, 공손광은 '내 의방은 모두 전했다. 너에게 아끼고 있는 의방은 없다. 내 몸은 이미 쇠약해져 다시 의술에 전념할 수 없다. 이 의방은 내가 연소했을 때 물려받았던 비방이며, 그것을 모두 너에게 주었다. 남에게 가르쳐 주지 말라' 하였습니다. 그리하여 저는 '선생을 가까이 모시어 비방을 모두 물려받았으니 매우 다행스럽습니다. 저는 죽는 일이 있더라도 함부로 남에게 전하지 않겠습니다' 하고 대답했습니다. 그 뒤 얼마 지나 공손광이 한가로이 지내고 있을 때, 저는 깊이 의술을 연구한 뒤 스승을 찾아뵙고 백세 뒤에까지 명의로서 명성을 남기겠다고 말했습니다. 스승인 공손광은 기뻐하면서, '너는 반드시 나라 안에서 으뜸가는 명의가 될 것이다. 나에게는 친하게 지내는 의원들이 있으나 그들의 의술은 모두 보잘것없다. 그러나 임치에 사는 내 동복형제는 의술에 매우 뛰어나 나로서는 미칠 바가 못 된다. 그의 의술은 매우 기묘하여 세간에서 들어 본 적이 없는 것이다. 내가 중년일 때 그의 의방을 물려받고자 했으나, 양 중천楊中倩(양경)이 승낙하지 않으면서 내가 합당한 인물이 아니라 했다. 이제 너하고 함께 가서 만나기로 하자. 반드시 네가 의방을 좋아하는 줄을 알게 될 것이다. 그는 연로하지만 집안이 부유하느니라' 하고 말했습니다. 당시 저는 아직 양경을 방문하지 못하고 있었는데, 때마침 양경의 아들 은殷이 임금께 말을 바치러 왔다가 스승인 공손광의 주선으로 임금께 말을 바치게 되었습니다. 저는 그 일을 계기로 하여 은과 친해지게 되었습니다. 공손광은 저를 은에게 부탁하면서, '순우의는 의술을 좋아하니, 자네가 잘 대우해 주게. 그는 훌륭한 의원일세' 하고 말했습니다. 또 그 자리에서 편지를 써서 저를 양경에게 부탁했습니다. 그렇게 해서 양경을 알게 되었습니다. 저는 양경을 스승으로 섬기며 충실했기 때문에 사랑을 받게 되었습니다."

"관리나 백성들 중에 일찍이 그대를 스승으로 받들며 의술을 배우고 또 그대의 의술을 모두 습득한 자가 있는가? 있다면 어느 고을 어느 마을 사람인가?"

"임치 사람 송읍宋邑이 있습니다. 송읍이 배울 때 저는 1년 남짓 오장의 맥을 보는 진단법을 가르쳤습니다. 제북왕은 태의인 고기高期와 왕우王禹를 저에게 보내 배우게 했습니다. 저는 위아래 손과 발의 경맥과 기락결奇絡結26)을 가르치고, 연구해야 할 수혈의 위치, 기가 상하 출입할 만한 정사 역순正邪逆順, 침 놓고 뜸 뜨는 경혈을 1년 남짓 가르쳤습니다. 치천왕은 때때로 태창장인 풍신馮信을 보내 저에게 의방醫方을 질문했습니다. 저는 안마에 의하여 기혈을 상하 역순하는 법, 약제의 조제법, 약품의 오미五味를 정하여 조제하는 것, 그리고 화제탕和齊湯 (여러 가지 약을 배합하여 만든 탕약)의 제조법을 가르쳤습니다. 고영후高永侯의 가령家令(귀족의 집안일을 맡은 사람)인 두신杜信도 맥 보기를 좋아하여 저에게 와서 배웠습니다. 저는 위아래 수족의 경맥과 오장의 맥 보는 법을 2년 남짓 가르쳤습니다. 임치 소리召里의 당안唐安이란 사람이 저에게 와서 배웠습니다. 저는 오장의 맥 보는 법, 수족의 경맥, 기해술, 사계절에 응하여 음양의 경맥이 변동하는 것 등에 대하여 가르쳤는데, 배우던 도중에 제나라 왕의 시의에 임명되었습니다.

"병의 진단이나 생사의 예측에 전혀 실패하지 않을 수 있는가?"
"저는 병자를 치료할 때 반드시 진맥을 하고 나서 치료를 합니다. 맥이 역조하는 경우에는 치료하지 못하고, 순조로울 경우라야 치료할 수 있습니다. 마음으로 맥을 짚어 보는 데 정밀하지 못하면 생사를 판단하거나 치유의 가능성을 살펴볼 때, 때때로 실패하는 수가 있습니다. 저도 완전할 수는 없습니다.”

태사공太史公(사마천)은 말한다.

“여자는 미추美醜에 관계없이 궁중에 있으면 질투를 받게 되고, 선비는 현불초賢不肖에 관계없이 조정에 들어가면 의심을 받는다. 그러므로 편작은 그 신기神技 때문에 재앙을 당했고, 창공倉公은 자취를 감추고 스스로 숨었으나 형벌을 받았다. 제영緹縈은 글을 올려서 아버지 창공이 만년에 편안할 수 있게 했다. 그러므로 노자老子는, ‘아름답고 좋은 것은 상서롭지 못한 그릇이다’ 하고 말했다. 이는 아마도 편작 같은 사람을 가리키는 말이리라. 창공과 같은 사람도 이에 가깝다고 할 수 있을 것이다.

『사기』

1) 임치(臨菑) : 산동성山東省에 있던 현縣 이름. 제齊나라의 도읍지. 임치臨淄.
2) 맥서(脈書) : 맥리脈理에 관해 논술한 책, 또는 의학 이론에 관한 책을 광범위하게 가리키는 말.
3) 상경(上經)·하경(下經) : 고대의 의서. 상경은 주로 인체와 자연계의 관계를 논한 것이고, 하경은 주로 질병의 변화를 논한 것이다.
4) 오색진(五色診) : 사람의 오장에는 각각 특징적인 빛이 있다. 그래서 병이 생기면 그에 따라 그 빛이 겉으로 나타난다. 오색진은 바로 그 빛을 보고 병을 진찰하는 방법을 적은 책을 말한다.
5) 기해술(奇咳術) : 비밀한 비상非常의 방술을 기록한 책.
6) 규탁음양외변(揆度陰陽外變) : 겉으로 드러난 변화를 관찰하여 몸속의 음양 성쇠를 헤아리는 것을 논한 고대의 의서.
7) 석신(石神) : 침과 뜸에 관하여 논한 의서.
8) 접음양(接陰陽) : 방중술房中術에 관하여 논한 고대의 의서.

9) 번역문의 소제목은 순우의 치료법을 일목요연하게 정리하게 위해 역자가 임의로 붙인 것이다.

10) 내관內關의 병이란, 속으로는 심하게 병들어 있으나 겉으로는 드러나지 않는 질병으로, 병자가 고통을 느끼지 못하거나 느끼더라도 미미한 경우가 대부분이다.

11) 일분(一分) : 관關을 오분五分으로 나눌 때 처음의 일분一分을 말한다. 여기서 1분은 1일에 해당한다.

12) 산기(疝氣) : 산증疝症. 장 신경통. 허리 또는 아랫배가 붓고 아픈 병. 이런 병자는 대소변을 잘 보지 못한다.

13) 화제탕(火齊湯) : 옥석玉石의 한 가지인 화제火齊로 조제한 탕약.

14) 태복(太僕) : 궁중에서 임금이 타는 말과 수레를 관리하는 벼슬.

15) 내사(內史) : 나라의 법전法典을 맡은 벼슬. 궁중의 기록을 맡은 벼슬. 경사京師의 지방 사무를 관장하는 벼슬.

16) 한중(寒中) : 질병 이름. 한사가 침범해서 생긴다. 온몸이 뻣뻣해지며 이를 악물고 말을 못하며 팔다리를 떨면서 갑자기 어지러워지는데 땀은 나지 않는다.

17) 분계법(分界法) : 좌우 맥부脈部를 여섯 부위로 분계하고, 일수日數로 할당하여 사기死期를 아는 법.

18) 풍궐(風蹶) : 외부의 풍기風氣, 한기寒氣, 습기濕氣가 몸속으로 들어가 위로 역행하여 일으키는 병. 주로 가슴이 답답한 증상을 보인다.

19) 고삼탕(苦蔘湯) : 고삼(콩과에 속한 다년생 풀. 뿌리는 한약재로 씀. 쓴너삼)으로 지은 탕약.

20) 낭탕(莨蕩) : 가지과에 속하는 1년 또는 2년초. 잎은 긴 타원형이고, 황갈색의 꽃이 핀다. 잎과 씨에는 맹독猛毒이 있어 마취제로 쓰인다. 일설에는 사리풀이라 한다.

21) 초석(硝石) : 무색 또는 백색의 광택이 있는 결정체를 이룬 광물. 폭발성이 있어 화약의 원료로 쓰인다.

22) 사인(舍人) : 한 집안의 잡무를 맡은 사람. 가인家人. 궁중에서 숙직하며 보살피는 벼슬.

23) 원화(芫華) : 팥꽃나무. 낙엽관목으로, 담자색淡紫色의 작은 꽃은 약재로 쓴다. 원화芫花.

24) 척(尺) : 손의 맥은 촌寸, 관關, 척尺의 세 가지로 나눈다. 寸은 손바닥에서 가깝고, 그 다음은 關, 그 다음은 尺이다.

25) 이하의 문답은 황제(문제文帝)와 순우의 사이의 문답이다.

26) 기락결(奇絡結) : 기경팔맥奇經八脈이 오가면서 펼쳐질 때, 한번 멈췄다가 다시 오는 것을 결結이라고 한다.

원문

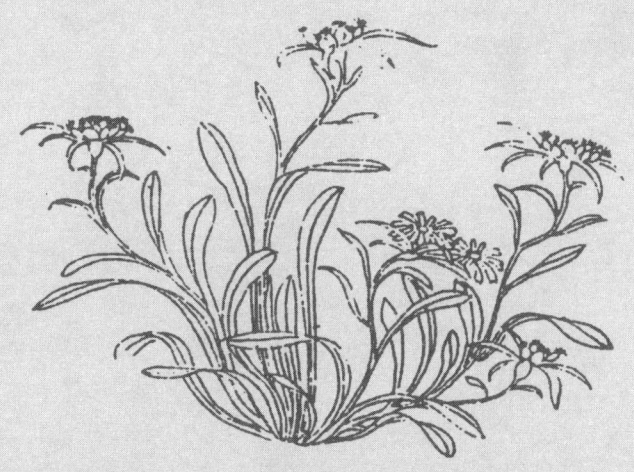

훌륭한 의원이 갖추어야 할 마음가짐 論大醫精誠

張湛曰, "夫經方之難精, 由來尙矣." 今病有內同而外異, 亦有內異
而外同. 故五臟六腑之盈虛, 血脈榮衛之通塞, 固非耳目之所察, 必先
診候以審之. 而寸口關尺, 有浮沈弦緊之亂, 兪穴流注, 有高下淺深之
差, 肌膚筋骨, 有厚薄剛柔之異. 唯用心精微者, 始可與言于玆矣. 今
以至精至微之事, 求之于至麤至淺之思, 其不殆哉? 若盈而益之, 虛
而損之, 通而徹之, 塞而壅之, 寒而冷之, 熱而溫之, 是重加其疾, 而
望其生, 吾見其死矣. 故醫方卜筮藝能之難精者也. 旣非神授, 何以得
其幽微? 世有愚者, 讀方三年, 便謂天下無病可治, 及治病二年, 乃知
天下無方可用. 故學者, 必須博極醫源, 精勤不倦, 不得道聽塗說, 而
言醫道已了, 深自誤哉. 凡大醫治病, 必當安神定志, 無欲無求, 先發
大慈惻隱之心, 誓願普救含靈之苦. 若有疾厄來求救者, 不得問其貴
賤, 貧富, 長幼, 姸媸, 怨親, 善友, 華夷, 愚智, 普同一等, 皆如至親之
想. 亦不得瞻前顧後, 自慮吉凶, 護惜身命, 見彼苦惱. 若已有之, 深
心悽愴, 勿避嶮巇, 晝夜, 寒暑, 饑渴, 疲勞, 一心赴救, 無作工夫形迹
之心. 如此, 可爲蒼生大醫, 反此, 則是含靈巨賊. 自古名賢治病, 多
用生命以濟危急. 雖曰, '賤畜貴人', 至于愛命, 人畜一也. 損彼益己,
物情同患, 況於人乎! 夫殺生求生, 去生更遠, 吾今此方所以不用生
命爲藥者, 良由此也. 其蝱蟲水蛭之屬, 市有先死者, 則市而用之, 不
在此例. 只如雞卵一物, 以其混沌未分, 必有大段要急之處, 不得已隱
忍而用之, 能不用者, 斯爲大哲, 亦所不及也. 其有患瘡痍下痢, 臭穢
不可瞻視, 人所惡見者, 但發慚愧悽憐憂恤之意, 不得起一念蔕芥之
心, 是吾之志也. 夫大醫之體, 欲得澄神內視, 望之儼然, 寬裕汪汪,
不皎不昧. 省病診疾, 至意深心, 詳察形候, 纖毫勿失, 處判針藥, 無
得參差. 雖曰, '病宜速救', 要須臨事不惑. 唯當審諦覃思, 不得於性

命之上, 率爾自逞俊快, 邀射名譽, 甚不仁矣. 又到病家, 縱綺羅滿目, 勿左右顧盼, 絲竹湊耳, 無得似有所娛, 珍羞迭薦, 食如無味, 醽醁兼陳, 看有若無. 所以爾者, 夫一人向隅, 滿堂不樂, 而況病人苦楚, 不離斯須, 而醫者安然懽娛, 傲然自得. 玆乃人神之所共恥, 至人之所不爲, 斯蓋醫之本意也. 夫爲醫之法, 不得多語調笑, 談謔諠譁, 道說是非, 議論人物, 衒燿聲名, 訾毁諸醫, 自矜己德, 偶然, 治瘥一病, 則昂頭戴面, 而有自許之貌, 謂天下無雙, 此醫人之膏肓也. 老君曰, "人行陽德, 人自報之, 人行陰德, 鬼神報之. 人行陽惡, 人自報之, 人行陰惡, 鬼神害之." 尋此二途陰陽報施, 豈誣也哉? 所以醫人不得恃己所長, 專心經略財物, 但作救苦之心, 於冥運道中, 自感多福者耳. 又不得以彼富貴, 處以珍貴之藥, 令彼難求, 自衒功能. 諒非忠恕之道, 志存救濟, 故亦曲碎論之. 學者, 不可恥言之鄙俚也.

『備急千金要方』

백귀린 白貴麟

白貴麟, 善醫術. 人若有疾邀之, 無不往, 辛勤救活, 一毫不取於人, 家甚貧, 僅備衣食, 而淸操愈厲. 中朝使臣到國, 見貴麟曰, "彼老官, 何人? 面衣冠蠱破." 通事答曰, "不受於人, 故人不給之, 所着衣冠, 恒在酒家. 故如此破壞也." 使臣變色致敬.

『慵齋叢話』

안찬 安瓚

醫師安瓚, 精通醫術, 尤精於理學, 士類取以爲友. 亦坐罪杖竄, 死于延曙驛. 摭言云, 有醫員安瓚者, 博覽醫書, 術業甚精, 尤精於理學. 隨症施藥, 參證以理, 通達無碍. 聞人疾病, 雖古方所未有, 因病起意, 治無不効. 問病者, 坌集其門, 活人甚多. 有一男, 乘曉出去, 途中忽兩眼皆合, 不能自開, 以手揩之, 如以膠漆投接, 仍作盲瞽, 皆不知病由. 瓚解曰, "眼者, 屬於肺, 肺受病, 故眼必閉." 敎治閉之藥, 其人服之. 未久, 眼漸開如常. 又有女人, 一日, 陰門忽痛, 有頃, 黃黑相雜, 如牛馬之毛, 自陰門如水湧, 連晝夜不止. 瓚解曰, "毛者, 血之餘, 血受病, 故有此怪也." 可先治血, 其人受服, 未久, 毛止如常. 人服其術精, 識遠, 非庸醫所及. 大抵, 治病活人, 多類是. 由是, 見重於一時, 縉紳之士, 皆與之交遊, 同輩人, 甚忌嫉如仇讎. 己卯之變, 李贊成沆, 爲大司憲, 以交結黨人, 拿致鞫問. 數日受杖, 一日流外, 至延曙驛死, 人皆惜之. 扁鵲倉公, 皆以伎術高世, 卒見殃禍. 爭名相圖, 在士類猶然, 況在他伎. 瓚之死, 無足怪也.

[補] 乙亥, 安貞愍, 入爲典醫提調. 薦爲訓導, 令年少醫生, 就學『素問』『難經』等書, 如朴世擧等, 後皆爲名醫. 有婦人, 一朝漱口, 自舌端血出淋漓, 連日不止. 多用止血藥, 猶不止, 罔知所爲. 往問瓚, 瓚曰, "急服龍腦蘇合香元四元, 稍遲, 則不能救矣." 其人曰, "心腹之病, 必服蘇合香元, 未聞治血出不止也." 瓚解之曰, "舌者, 屬心, 而血得熱則沸. 今婦人素多用心, 心氣極熱, 血沸湧出, 妄行于舌. 若血盡心虛, 客邪乘之, 則不能救矣. 治心去熱, 則血自止." 果服四元, 流血自止. 術業精妙, 問訂施藥, 雖曲盡其意, 然訓誨之餘, 問病疹脈者, 塡咽門巷, 不能周編, 而家窄客煩, 又不得禮貌, 毁謗爭起. 庚辰正月, 憲府初以坊里都約正, 濫用刑杖, 拿囚鞫問, 時又以交結黨人, 干預朝廷,

故自知必死, 隨問隨服. 當以靜庵隨, 移刑曹, 決杖發遣龍川, 遂致不救. 子自命, 以譯官, 至嘉善.

「醫師安瓚傳」『己卯錄補遺』

박세거 朴世擧

1.

朴太醫世擧, 從遊己卯士類, 甚有志槩, 向孝直公極誠事之. 己卯後, 歲時必投謁問, 外客兄弟輩有疾, 則極力救之, 雖夜中必往. 其宅行廊, 盖以草, 不能歲改, 將至腐毀. 亦以己用圖, 得於瓦署提調, 輸入盖瓦. 世上希有之士也. 惜乎, 天道不周, 無兒可以傳業, 又見惡於人, 終至藉于敗常, 可勝嘆哉.

『海東野言』

2.

有朴生者, 嘗染癘熱, 危革十餘日而氣盡. 魂蘧蘧有所適, 如有吏卒追押, 奔騰而去. 歷曠漠, 至一處, 不宮不室, 除地甚平敞, 循壇露設, 朱欄周匝, 如金檜累然. 有官人, 列坐其內, 牛頭人身, 夜叉之屬, 森立庭下. 見生至, 踴躍而前, 拿致于庭, 旋付湯鑊. 生見僧尼男女, 雜錯湯沸中. 竊念若入積人下, 懼不得出. 卽以兩手, 分據鑊面, 仰臥浮游. 良久, 夜叉, 以鉄串貫出置之地, 猶不覺痛苦. 俄令夜叉, 傳付上司. 行至大宮闕, 入重門, 設倚子左右几卓, 如今官府. 裘冕繡裳者, 列踞其上, 輿衛之盛, 如君王. 簿牒雲堆, 署判雷下. 靑頭胥吏, 羅伏案下, 行文書. 淸嚴峻肅, 逈非人世. 引生問曰, "爾在世, 有何行事, 且爲何等任職?" 生對曰, "在世別無異行, 職隸醫局, 掌出納方書."

216

供畢, 吏白諸官人遍. 諸官人議曰, "此人運不窮, 不當來, 吏按冥籍失審覈, 以貽此謬, 何以處之?" 其中一官人, 容儀郁穆, 似若我先代王. 私引生至座後謂曰, "今當賜爾餅餌, 爾若食下, 則更不返世矣." 生拜伏喘汗而退. 果以一橀盛餅餌, 逼令生喫, 生佯食潛納懷中盡, 擡首傾耳, 聽殿上言議聲. 僉曰, "此子可人, 因留任用可也." 一官人曰, "數不當來, 而緣誤遂非, 不亦戾乎?" 往復辨難, 已而, 判云, "可令遣還." 又見吏以一牒押下, 牒云, "朴孝山尹崇禮, 可陞堂上階, 徐福慶, 可守安岳郡." 生不曉所以. 將行出, 似若我先代王, 裁帛書, 鎖玉函, 裹以紅錦袱. 付生曰, "可傳與爾國主. 爾國主, 聲聞大不佳, 在予, 何以爲顔." 生拜辭擎書函而出. 到初至湯鼎之所, 則初押之卒, 拘執个使放過. 生詰卒曰, "官既遣我, 爾敢擅拘恣獰無憚乎?" 卒厲氣答曰, "吾門者也, 非官驗不可出." 生視書函曰, "此非官驗乎?" 卒曰, "非關出門. 吾將質于官." 去良久而返曰, "已得官旨, 汝可去." 付一白貐(犬毛多), 使導之出境. 至一大江, 貐乃跳越如飛. 生亦騰身躍入, 旋墜江心. 有物承之, 安如輿坐. 但聞風水聲, 不知所之. 忽覺開睫, 則身臥床席. 妻孥傍泣, 召集親黨, 方爲斂襲之具矣. 生精神懱怳, 呼叫大索云, "失吾玉函書." 且云, "朴孝山尹崇禮, 俱珥玉, 徐福慶, 分郡符, 吾當往報之." 排戶欲走. 妻孥, 以爲譫言, 狂走, 群持之. 以竟一晝夜, 始惺惺歷言其所爲. 蓋朴孝山尹崇禮, 醫者也, 徐福慶, 四佳公支出也. 國制, 士仕之路, 不許令支庶通. 生且平生不知有徐福慶, 竊心怪之. 未幾, 燕山主, 特除朴尹折衝西衛職. 福慶, 因內嬖冒顯班, 爲安岳, 其言俱驗矣. 玉函書, 似戒勗燕山荒亂, 不覺所謂云. 生名世學, 今官內醫院. 頗以業精名世. 嘗道其事甚詳.

『龍泉談寂記』

217

김순몽 金順蒙

醫之善治腫者, 有金順蒙. 自成廟季年, 針藥效者, 不知幾千人. 中廟, 特陞通政. 後有綠事李孟亨者, 亦以治腫名于都下, 命授軍職. 然其術, 不及金, 甚遠. 近有金尙昆者, 不解方書, 見腫不論膿否, 輒手針針之. 嘗歷行諸寺, 針病僧, 甚多. 因而死者, 居半, 猶命屬惠民署而綠之. 中廟, 嘗得風腫, 諸名醫, 俱入侍, 令尙昆點之, 而命朴世擧進針, 盖恐尙昆之麤妄也.

…

士人洪守紀之婢, 病帶下, 踰一年, 每發流數盆血, 腹大如脹婦. 一日, 産一血塊, 如酒榼大, 連圓莖, 在陰戶內, 堅硬如石, 以錐刺之, 亦不入, 稍挽之, 則痛不可忍, 盖接於五臟也. 博問於醫, 皆不知其何病, 金順蒙曰, "此恐冷氣成塊也. 今以針割莖, 則恐針氣入臟, 宜以蟲蛸綱絲, 結其莖, 使之自絶." 如其言試之, 過數日, 莖絶卽死.

『稗官雜記』

김수량 金邃良

世以金邃良, 能治瘰癧聯珠等瘡, 余則以爲未必然也. 余少也, 患頸間結核, 至於數三. 有醫見之曰, "今不治, 後不可爲." 余憂恐不置, 常常捫摸, 驗大小. 貼生鉛及十香膏者, 六七歲, 逐年加大, 且添小核. 一日, 忽計曰, "死生有命, 何必執泥於藥, 以苦吾心乎." 遂去藥不治, 過一年, 其核自消. 至今三十餘年, 只有一箇僅認其形. 早使邃良見之, 則必欲施其術也. 有姓名尹仁同者, 以頸核示邃良. 邃良, 治以其術, 割去之時, 截其脈路, 流血不止. 多至四五升, 或連日, 或隔數日.

如此踰年, 一身焦瘦, 面色痿黃, 自分以死. 使不遇遂良, 其瘡雖毒, 何遽至此? 況瘡不必毒乎. 余意遂良之術, 恐不如禹之行其所無事也.

『稗官雜記』

정렴 鄭磏

鄭順朋之子也. 號北窓, 生而淸秀, 及長無所不通, 天文, 地理, 音樂, 醫藥, 算類, 華語, 皆不學而能, 於醫則如兪扁, 於數則如康節. 常隨其父, 朝京師, 與華人語, 皆驚異之. 超叙六品, 兼醫算蒙二學教授, 歷抱州縣監. 當其父上變時, 力諫不聽. 因而大忤不見容, 屛處于外. 多在果川淸溪山, 楊州掛蘿山. 當時, 使奴子劑藥, 淸早未起, 煎服之, 乃始言語. 未幾, 病卒, 年四十餘. 其山居也, 能知山下人所爲之事. 曰某家方爲某事, 後驗之, 果然. 常患淸羸之病, 朝則必合口正坐, 日出始啓齒出氣, 夜則兀然端坐不寐, 其形如雲鶴風蟬. 盖其學, 似出禪家陳搏之數也. 北窓常曰, "醫者, 議也, 當審陰陽客熱, 對症授藥, 庶可全. 世之醫者, 局於陳篇, 膠於一方, 不知變通, 逆症用藥, 安能見效乎." 北窓, 善飮酒, 雖數三斗不亂, 至晚年, 不傾一勺.

『海東雜錄』

안덕수 安德壽

安德壽, 宣祖時名醫也. 年老多病, 罕與人相接, 而其診病命藥, 百無一失. 有一人, 愚邪祟, 沈痛累月. 德壽, 以藥療之, 其證五變, 藥亦五變, 皆見效. 夢有一人, 謂曰, "吾與若人, 有世讐, 告上帝, 必殺之.

219

乃已公以藥治之, 吾將不勝公矣. 明當變證, 公若更變新藥, 當移讐於公矣." 德壽, 異之, 其家來問其病. 德壽, 以疾辭, 其人, 竟不救.(『震彙續考』)

「安醫師德壽」『里鄕見聞錄』

장한웅 張漢雄

張山人, 名漢雄, 不知何許人也. 自其祖, 三世業瘍醫. 其父, 嘗餌商陸, 能視鬼而役使之. 年九十八, 如四十許人. 出家去, 莫知所終. 臨行, 以二卷付之, 乃『玉樞經』及『運化玄樞』也. 山人秀之, 讀數萬遍, 亦能呼召鬼神, 治瘇癥. 輒已之, 四十出家, 入智異山, 嘗逢異人, 受煉魔法, 又讀修眞十書, 坐空菴, 不食三年餘. 一日行峽中, 二僧隨之. 至林薄間, 有雙虎出而伏迎. 山人叱之, 虎弭耳搖尾, 若乞命者. 山人自騎其一, 令二僧幷跨其一, 至寺門, 虎伏而退去. 住山十八年, 而回至洛, 居于興仁門外. 六十而貌不衰. 隣有空宅, 凶不可入, 其主請禳之. 山人夜詣之, 有神二人來跪曰, "吾門竈神也. 有妖蛇據之, 售其奸, 請誅之." 卽指庭中大槐根. 山人呪水噴之, 有頃, 大蛇人面者, 目如鏡, 蜿蜒以出, 其半而斃. 令焚之, 宅遂淸. 與人游箭串捉魚, 山人擇死者, 盛於水盆, 以匕藥投之, 魚更活洋洋然. 人試以死雉, 又以匕藥納口中, 卽奮迅而活. 人皆怪之曰, "死人亦可甦否?" 山人曰, "凡人生而恣其情, 三魂七魄, 離宅舍者, 三年, 然後方絶, 不可以藥返之也." 山人謬爲不解文, 而文自好, 且稱雀眼夜不出, 而能於昏讀細字. 其他雜技戲, 如布瓶盛酒, 紙甌構火等事, 眩耀世人者, 不可紀. 卜人李和方有名, 山人弟視之. 常觀其關命, 有謬, 則山人輒改之, 言皆中, 和不敢贊一辭. 和曰, "山人左右, 常有三百神衛之, 眞異人也."

壬辰亂日, 山人年七十四, 處其家, 分與諸姪, 一納携筇, 五月入逍遙
山. 語僧曰, "今年, 命當訖, 須焚葬之." 未久, 賊至, 坐而受刃, 其血
如白膏, 立不僵. 俄而, 大雷雨, 賊懼而去. 山僧茶毗, 則瑞光瞩天, 三
晝夜. 得舍利七十二粒, 其大如芡實也, 紺碧, 藏之塔中. 是年九月,
山人至江華鄭霈家, 霈不知其死. 留三日去, 自言往金剛山. 明年, 方
知其死, 人謂劍解也. 霈亦遇異人, 善占侯風鑑象律家, 言多奇中. 爲
齋郎不受. 或言其能役鬼, 早卒.

「張山人傳」『惺所覆瓿藁』

양예수 楊禮壽

楊禮壽, 字敬南, 號退思翁, 太醫也. 學于山人張漢雄, 神於醫理,
著『醫林撮要』. 嘗隨使赴燕, 越江露宿, 有虎乘夜負去, 置之高阜上,
出諸雛置前. 拜跪伏地, 有乞憐狀. 禮壽, 揣其雛有病, 遍察之, 一子
折脚, 將死. 乃出囊中丸藥以付, 且以松脂遞付之, 示其狀. 又以手指
松, 虎頷之. 因跪謝不已, 出一片黑石, 置前. 禮壽, 取而藏之, 虎又負
還故處. 及入燕, 以其石, 示博物者, 驚曰, "此酒泉石也. 沈水, 水化
爲酒, 儘絶寶也." 試之果驗.(『震彙續考』)

「楊太醫禮壽」『里鄕見聞錄』

허준 許浚

1.

許浚, 字淸源, 自幼好學, 博通經史, 尤精醫學, 號龜巖. 以太醫, 階

至崇祿. 著『東醫寶鑑』二十五卷,『痘瘡集要』二卷,『(痘瘡集要)諺解』二卷,『胎産集』一卷,『辟瘟新方』一卷,『救急方』一卷,『(救急方)諺解』一卷.(『震彙續考』)

「許太醫浚」『里鄕見聞錄』

2.

醫者, 雅言軒岐. 軒岐, 上窮天紀, 下極人理, 宜不屑乎記述, 而猶且說問著難, 垂法後世, 則醫之有書, 厥惟遠哉. 上自倉越, 下逮劉張朱李, 百家繼起, 論說紛然. 剽竊緒餘, 爭立門戶, 書益多而術益晦. 其與靈樞本旨, 不相逕庭者, 鮮矣. 世之庸醫, 不解窮理, 或倍經訓而好自用, 或泥故常而不知變, 眩於裁擇, 失其關鍵, 求以活人而殺人者, 多矣. 我宣宗大王, 以理身之法, 推濟衆之仁, 留心醫學, 軫念民瘼. 嘗於丙申年間, 召太醫臣許浚, 敎曰, "近見中朝方書, 皆是抄集庸瑣, 不足觀爾, 宜裒聚諸方, 輯成一書. 且人之疾病, 皆生於不善調攝, 修養爲先, 藥石次之. 諸方浩繁, 務擇其要. 窮村僻巷無醫藥, 而夭析者多. 我國鄕約多産, 而人不能知爾, 宜分類並書鄕名, 使民易知." 浚退與儒醫鄭碏, 太醫楊禮壽, 金應鐸, 李命源, 鄭禮男等, 設局撰集. 略成肯綮, 値丁酉之亂, 諸醫星散, 事遂寢. 厥後, 先王又敎許浚獨爲撰成, 仍出內藏方書五百卷, 以資考據. 撰未半, 而龍馭賓天. 至聖上卽位之三年庚戌, 浚始卒業而投進, 目之曰, '東醫寶鑑', 書凡二十五卷. 上覽而嘉之, 下敎曰, "陽平君許浚, 曾在先祖, 特承撰集醫方之命, 積年覃思, 至於竄謫流離之中, 不廢其功, 今乃編帙以進. 仍念先王命撰之書, 告成於寡昧嗣服之後, 予不勝悲感." 其賜浚太僕馬一匹, 以酬其勞, 速令內醫院設廳鋟梓, 廣布中外. 且命提調臣廷龜, 撰序文弁之卷首. 臣竊念太和一散, 六氣不調, 癃殘扎瘥, 迭爲民災, 則爲之醫藥, 以濟其夭死, 是實帝王仁政之先務. 然術非書則不載, 書非擇則不精, 採不博則理不明, 傳不廣則惠不布. 是書也, 該括古今, 折衷群言, 採本窮源, 挈綱提要, 詳而不至於蔓, 約而無所不包. 始自內景外形, 分爲雜病諸方, 以至脈訣症論藥性治法攝養要義鍼石諸規, 靡不畢具, 井井不紊. 卽病者雖千百其候, 而補瀉緩急, 泛應曲當, 盖不必遠稽古籍, 近搜旁門, 惟當按類尋方, 層見疊出, 對證投劑, 如符左契. 信醫家之寶鑑, 濟世之良法也. 是皆先王指授之妙筭, 而我聖上繼述之盛意, 則其仁民愛物之德, 利用厚生之道. 前後一揆, 而中和位育之治, 亶在於是. 語曰, "仁人之用心, 其利博哉." 豈不信然矣乎.

萬曆三十九年 辛亥孟夏 崇祿大夫 行吏曹判書 兼弘文館大提學藝文館人提學 知經筵 春秋館 成均館事 世子左賓客 臣 李廷龜 奉敎謹序

萬曆四十一年十一月日 內醫院 奉敎刊行

監校官 通訓大夫 行內醫院 直長 臣 李希憲

通訓大夫 行內醫院 副奉事 臣 尹知微

「序」『東醫寶鑑』

3.

我東書籍之八梓於中國者, 甚罕, 獨東醫寶鑑二十五卷, 盛行, 板本精妙. 我國醫方未廣, 鄕藥不眞, 我宣祖大王, 命太醫許浚, 與儒醫鄭古玉碏, 及醫官楊禮壽・金應澤(鐸)・李命源・鄭禮男等, 設局撰集, 出內府醫方五百卷, 以資考據. 書始於宣廟丙申, 而成於光海三年庚戌, 實萬曆三十八年也. 其所刊弁卷之文, 頗疎暢. "東醫寶鑑者, 乃明時, 朝鮮陽平君許浚, 所撰也. 按朝鮮俗, 素知文字, 喜讀書. 許又世族, 萬曆間, 笄・筬・筠兄弟三人, 俱以文鳴, 女弟景樊才名, 復出厥兄之右, 九邊諸國, 最爲傑出者也. 其言東醫者何? 國在東, 故醫言東也., 昔李東垣著十書 以北醫, 而行於江湔(浙), 朱丹溪著心法, 以南醫, 而顯于關中, 今陽平君僻介外蕃, 乃能著書, 行於華夏, 言期足

傳, 不以地限也. 言寶鑑者何? 日光穿漏, 宿陰解駁, 分肌劈腠, 使人
開卷, 曒然光明, 似鑑也. 昔羅益之, 著衛生寶鑑, 龔信, 著古今醫鑑,
皆以鑑名, 不嫌夸也. 竊嘗論之, 人惟五藏, 病止七情. 其間稟受有偏
全, 漸染有淺深, 證變有通塞兩候, 脉動有浮中沉三部, 諦而察之, 如
敵斯鬪, 莫可越也, 如燎斯晰, 莫可蔽也. 知大黃可以導滯, 而不知其
寒中, 知附子可以補虛, 而不知其遺毒, 罔攸濟矣. 是以, 至人, 治病
於未起之前, 不治於旣成之後, 病旣成而始治, 策斯下矣. 而復委決於
庸醫, 豈有瘳哉! 甚而懷私利者, 以無疾人爲功, 初從事者, 至於費人
爲學, 大易勿藥之占, 南人無恒之戒, 若早爲此輩發覆也. 扁鵲有言,
'人之所病, 病疾多, 醫之所病, 病道少.' 然自軒岐以後, 代有名醫,
迄今著述之繁, 幾於汗牛充棟, 不患其少矣. 而術有驗有不驗, 豈古人
各以所見爲說歟! 擇不精者, 語不詳, 執於一者, 賊乎道. 欲療人之病
而不療人之心, 欲療人之心而不通人之意故也. 今觀是編, 先之以內
景, 泝其源也, 次之以外形, 疏其委也, 次之以雜病, 辨其證也, 終之
以湯灸, 定其方也. 中所援引, 自天元玉冊, 以曁醫方集略, 計八十餘
種, 率吾中土之書, 其東國所撰者, 不過三種而已. 循古人之成法, 而
能神而明之, 補缺憾於兩間, 播熙陽於四大. 業已上獻闕廷, 見推國手
矣. 顧書藏秘閣, 世罕得窺. 前齎使山左王公, 建節臨奧, 憫時醫多誤,
專人赴都鈔錄, 未及梓行, 隨以事去. 順德明經左君翰文, 予總角交
也. 慨然思錄版, 廣其傳, 約費三百餘緡, 畧無吝色. 蓋心則濟人利物
之心, 事則調陽燮陰之事. 天下之寶, 當與天下共之, 左君之仁, 大矣.
刻成, 屬予爲序, 遂喜而書其端. 時乾隆三十一年, 歲在丙戌蘭秋上
浣, 原任湖南邵陽醴陵興寧桂陽縣事, 充庚午壬申癸酉丙子四科湖廣
鄉試同考官番禺凌魚撰." 余家無善本, 每有憂病則四借隣閈, 今覽此
本, 甚欲買取, 而難辦五兩紋銀, 齎悵而歸. 乃謄其凌魚所撰序文, 以
資後攷.

「東醫寶鑑」『熱河日記』

유상 柳瑺

1.

柳瑺者, 肅廟朝, 名醫也. 尤精於痘疫方, 人家小兒之救活者, 甚多. 有一中村家, 甚富饒, 兩世寡居, 只有遺腹子一人, 年纔十六七歲, 而未經疫者也. 其母, 買舍於柳醫之門前, 托兒於柳醫, 饌品之新出, 酒肴之豊潔, 逐日饋之. 如是者, 數年, 朝夕不怠. 柳亦憐其心, 而感其意, 率置其兒, 而訓之矣. 一日, 其兒患痘, 而初出之日, 已是不治之症也. 柳醫, 矢于心曰, “吾若不得救出此兒, 不敢復以醫術自處矣.” 藥爐五六箇, 羅于前, 分溫凉熱冷, 補瀉之劑, 而別煎之, 隨症之變而用矣. 一日, 似夢非夢間, 一人, 來呼柳醫之名曰, “汝何爲而必救此兒之病也?” 柳曰, “此兒家, 情景可矜, 必救活矣.” 其人曰, “汝必欲活之, 吾則必殺之矣.” 柳醫曰, “汝何爲而必欲殺之?” 其人曰, “此是與我, 有宿怨故也. 汝不必用藥云云.” 柳醫曰, “技窮則未知其如何, 而吾技不窮矣. 汝雖欲殺之, 吾則必欲活之.” 其人曰, “汝弟觀之.” 其人, 有怨氣而出門. 柳醫, 連用藥餌, 艱辛至二十日. 其人, 又來而問曰, “從今以後, 汝其可活此兒乎? 汝弟觀之.” 仍出門而去矣. 少焉, 門外喧擾, 內局吏隷, 及政院下人, 喘息而來言, “上候以痘症不平, 斯速入侍.” 連忙催促, 疾馳而去. 入闕之後, 仍更不得出來矣. 數日間, 其兒, 仍不救云矣. 肅廟痘候, 極重, 柳醫, 欲用猪尾膏, 以此, 稟于明聖大妃殿. 大妃, 大驚曰, “如此峻劑, 何可進御乎? 此則大不可矣.” 柳醫, 時伏于簾外, 大妃, 在簾內, 下敎, “汝欲用此藥耶?” 柳醫曰, “不可不用.” 大妃殿, 頓足曰, “汝有兩頭乎?” 柳醫, 俯伏而奏曰, “小臣之頭, 雖可斷, 此藥進御後, 可以責效矣.” 大妃, 終不許進. 柳醫, 乃袖其器而入診, 潛自進之. 食頃之後, 諸症差勝, 而聖候平復. 雖賴天地神明之佑, 而柳醫之術, 亦可謂神矣. 其後, 以此勞, 除豊德府使,赴任矣. 一日, 肅廟, 進御軟泡湯, 而仍成關格, 以撥馬, 召柳醫入診.
柳醫, 同夜上來, 到新門, 門姑未開. 自門內, 告于兵曹, 使之裹而開
門, 往來之際, 稍遲延. 柳醫, 見城底一草堂, 燈火熒然, 乃暫憩于其
家矣. 一老嫗, 問于房內之女兒曰, "俄者, 米泔水, 置之何處? 恐滴
於太泡上矣." 柳醫, 怪而問之, 則對曰, "米泔水, 滴於太泡, 則卽時
消融故也." 而已, 門鑰出來, 城門開矣. 柳乃赴關, 而問症候, 則以軟
泡而滯也. 卽使內局入米泔水一器, 微溫而進御矣. 滯氣乃降. 事亦
異矣.

「進米泔柳瑞聽街言」『靑邱野談』

2.

柳知事瑞, 少時, 以醫術, 名於世. 頗有才, 而未得其妙境. 適隨嶺
南伯, 以冊室下去. 屢朔留連, 無所事, 爲甚無聊, 請於巡相, 而告歸.
柳渡琴湖, 未及牛岩倉, 奴以放屎, 授轡. 柳擧鞭一打, 騾驚奔馳突,
終日不停. 將暮, 忽踰一嶺, 立於一家堂前. 堂中老人, 呼其子曰, "有
客騎騾來, 善喂, 且備客子夕飯." 柳升堂, 敍寒暄, 主客相對默然. 俄
有跫音, 主人曰, "來乎." 卽携長劍而出曰, "長者書冊勿看." 柳心甚
疑怪, 更看下房, 近壁垂帳, 迎風自開, 隱隱若有可觀. 遂起立披帳,
則盈箱滿架, 盡是醫書. 柳亂抽而繙閱之, 自外有人跡, 卽挿卷而退.
少頃, 主人, 入顧柳曰, "太無禮. 見長者書籍乎." 柳謝罪, 仍問持劍出
入之故, 主人曰, "有友於江陵, 要我酬怨故耳." 仍與就寢, 鷄初鳴, 主
人曰, "速發勿逗遛." 柳騎騾, 主人子, 亦一鞭打了, 如昨馳突. 當午,
至廣州板橋, 披隷十餘, 連絡道路, 促柳入京曰, "方有聖痘, 有神人現
夢, 招柳醫云云." 柳過銅峴, 有嫗負經痘兒. 街人問之, 嫗曰, "此兒
以黑陷, 呼吸不通, 束手待盡, 幸有過去僧, 以柿蔕湯, 治之得效." 柳
聞柿蔕湯之說, 昨夜, 山中所見書, 亦有之. 入侍診候, 與嫗負兒, 同

症. 遂進柿蔕湯奏效, 聖候平復. 柳遂以擅名. … (『靑邱野談』)

「柳知事璿」『里鄕見聞錄』

백광현 白光炫

太醫白光炫者, 小家子也. 生於仁祖世, 爲人醇謹, 在鄕里, 恂恂若愚人. 身長大, 好鬚髥, 目炯炯有光. 家素貧, 常衣大布貼(帖)裏, 戴破笠, 施施行市隱間, 從人匈貸, 人多厭之. 少年, 或觝踢侮戲, 光炫, 笑而不怒. 初善醫馬, 專用鍼療之, 不本方書. 久益手熟, 以試人腫瘡, 往往有奇效, 遂專以治人爲務. 以是, 周行閭閻, 得視人腫瘡, 甚多, 其知益精, 而鍼益善. 凡疔疽毒盛有根者, 古方無治法, 而光炫遇之, 必用大鍼決裂, 疏毒拔根, 能轉死爲生. 初則用鍼過猛, 或至殺人, 然其效而活者, 且衆, 故病者, 日集其門. 而光炫, 亦自喜其術, 爲之益力不懈. 用此, 名聲大振, 號曰‘神醫.’ 肅廟初, 選補御醫, 有功輒加秩, 至崇品, 而歷職爲縣監, 閭里榮之. 然其遇病者, 無貴賤疎親, 有請卽往, 往必盡心極能, 見其良已, 然後止. 不以老且貴爲解, 非惟爲技能所使, 蓋其天性然也. 余年十五時, 內舅姜君, 病唇疔, 邀白太醫視之曰, “不可爲矣. 恨不前二日見之. 急治喪具. 夜必死.” 至夜果然. 時白太醫, 已篤老, 而神識尙全, 能知病死太生, 不失毫髮. 其在盛時, 至某家, 治某病, 而得神效起死云者, 非妄語也. 白太醫卒, 其子興齡, 嗣爲業, 粗有能聲, 弟子有朴淳者, 亦以治腫名. 今世, 疔疽決裂之法, 自白太醫始, 而後學者, 傳爲經驗之方. 然其子孫與他人學者, 皆莫能及焉. 人有病疽毒難治者, 必歎曰, “世無白光炫, 噫! 死而已矣.”

「白太醫傳」『浣巖集』

이익성 李益成

李益成, 正廟時人. 少貧, 客於一宦家. 主人, 嘗有疾, 邀許照視之, 許照, 良醫也. 使益成供烟吸, 益成, 怒不肯曰, "我雖微, 豈能向渠作 僕隸事乎?" 乃辭去, 專攻軒岐之學, 十年, 以良醫聞. 一貴人, 病陽明, 許照治之, 累月不效, 請益成診. 照亦在座, 益成陽不知曰, "有一劑可 療, 而許照國手, 豈無一試乎?" 貴人曰, "病且死矣, 勿戲, 速言之." 乃援筆書之, 白虎湯也. 照移席握其手, 而謝曰, "我許照也. 吾豈不知 有此方? 特老而怯 未敢下之." 從袖中, 出一紙, 示之, 果白虎湯也. 照曰, "可讓此人一頭地, 從此, 不復醫矣." 一進而卽痊. 一宦家, 子 年甫二十, 一夕暴瘖. 百醫難效. 益成, 往視之, 過內庭, 見南榮上, 列 銅器五六, 以錢實之. 益成, 怪問之, 其父曰, "老妻憫之, 令術者筮之, 謂'鬼爲祟, 將以此禳之.'" 益成笑曰, "吾非徒善醫, 兼善禳法, 不必 遠致術者." 乃搬列於前, 拾一小錢, 買巴豆數顆, 納瘖者鼻孔. 少頃, 一噴嚔而卽言. 其父, 喜問故, 曰, "少年, 夜有勞慾, 火上克肺金, 故 瘖. 巴豆性熱, 此以火攻火之法也." 抑有幽妙不傳之術, 而以言寄托 歟. 其精敏類, 皆如是. 有氣節, 雖貧賤厮養, 必殫力而療, 不以禮, 雖 卿相之貴, 不能屈. 壺山居士曰, "太史公云, '不困阨, 烏能激乎?' 余 於此君亦云已. 醫之一道, 豈易言哉? 李子豫·徐秋夫·孫法宗·許 智藏之技, 鬼神猶憚之, 是則尙矣. 甄權·王彦伯·張仲景·葛洪· 錢乙之輩, 史不絶書, 其著論造極, 功參造化. 然方一定, 而病無定. 故善醫者, 多以意取效. 而須博通物性, 妙解脈理, 而後, 以意行之. 不則妄而輕試聊戲人命而已. 昔有人一指忽痛, 生珊瑚一枝, 高二寸. 氣縷縷, 成人物·禽蓄·城郭·樓臺, 如海市者. 是豈方所載乎? 醫 謂'火所致, 投以大黃, 始愈', 是以意得之. 瘖而用巴豆塞鼻, 出何典? 以火治火, 更勝此一籌.

「李益成傳」『壺山外記』

김응립 金應立

金應立者, 嶺右常賤也. 目不識丁, 而以神醫, 名于嶺外. 其術, 不
診脈, 而不論症, 但觀形察色, 而知其病祟. 所命之藥, 不是恒用之藥
料者. 李銘之爲金山倅, 其子婦, 自入門之初, 咳嗽苦劇. 李亦曉醫理,
雜試藥餌, 邀應立問之. 對曰, "一瞻顔色, 而後可議藥, 此則不敢請之
事." 李銘曰, "今至死境, 一見何傷?" 應立入門, 熟視曰, "此是至易
之病, 腸胃有生物之滯而然也. 飴糖數箇, 和水鎔化而服之, 必吐出
矣." 服之, 未幾, 吐出一痰塊. 剖而視之, 中有小茄子一枚, 而少不傷
敗. 問于病人, 則以爲 '十餘歲時, 摘食茄子, 誤呑卜, 必是也.' 李銘
之姪婿, 積年沈痼, 使應立診視, 則見而笑曰, "不必服他藥. 今當秋
節, 葉落, 毋論某葉, 擇其不傷朽者, 數駄, 以大釜五六箇煎之, 次次
煎, 至一椀, 無時服." 如其言, 果得效. 又有一人, 病如角弓反張. 應
立, 見而使作紙針, 刺鼻孔, 作咳逆狀. 如是終日, 而病愈. 其所命藥,
皆如是, 亦可異矣.(『靑邱野談』)

「金醫應立」『里鄕見聞錄』

노학구 老學究

銅峴, 有一藥舖, 一日, 有老學究, 弊衣草屨, 貌似鄕愿, 突如而入,
坐於室隅. 口無一言, 移晷不去, 主人, 怪問之, 學究曰, "某與客, 約
會于此. 故今方苦企, 淹留貴肆, 心竊不安." 主人曰, "何不安之有?"
至食時, 主人, 請飯, 則不應, 走出門外, 以囊錢, 買飯于市, 復來, 凝
坐如前. 如是數日, 所待之友, 終不見至. 忽有一庶人曰, "妻方臨産,
不省人事, 願以良藥救急." 主人謂, 以問醫後, 以方來示, 則當製給,

庶人, 苦求一藥. 學究曰, "若服藿香正氣散三貼, 則卽愈矣." 主人, 笑曰, "此是消痞解鬱之方, 若投産病, 則不可." 學究, 固執前言. 庶人曰, "事已急矣, 萬望製給此劑." 主人, 不得已製給. 向夕, 又有一庶人來謁曰, "某與某甲隣居. 某甲妻, 方産垂絶, 幸得良藥于此鋪, 得以回甦. 此必有良醫, 故來謁. 某之子, 方三歲, 患痘方危劇, 望以珍劑救活." 學究曰, "亦服藿香正氣散三貼." 主人, 謂以大不可. 庶人固請, 主人, 又與之. 旣而, 庶人來, 告果得立效. 自是, 聞風者, 踵門而至. 學究, 莫不以藿香正氣散應之, 無不良已, 捷於桴鼓. 殆近數月, 學究, 未嘗去, 所俟客, 亦不至. 一日, 有一宰相之子, 來藥鋪, 以其親病沈綿, 百藥無效, 昨邀嶺南一儒醫, 命補劑, 請別擇新採, 欲望收效云. 仍問, "彼坐者誰也?" 主人, 以此間有異事, 述前狀. 宰相子, 乃整襟詣前, 備告其親病症候, 仍請良方. 學究, 無所改容, 但曰, "藿香正氣散, 最佳." 宰相子, 暗笑而退. 歸向其親, 語及學究事, 而一笑. 宰相曰, "此藥, 未必不是當劑, 試服之." 其子及其門人, 皆曰, "不可." 宰相, 暗覆所進之藥, 使左右潛製正氣散三貼, 合煎, 分三服之. 詰朝, 起坐, 則神淸氣舒, 病根已釋. 其子, 候起居, 則曰, "宿疴, 已祛體矣." 其子曰, "某醫, 眞和扁也." 宰相曰, "非也. 藥肆之學究, 未知何方人, 而眞神醫也." 仍言覆藥而服正氣散之事, 又曰, "數朔貞疾, 一朝氷釋, 恩莫大焉. 汝須親往迎之." 其子, 卽往, 致感謝之意, 仍請偕往, 學究, 拂衣而起曰, "吾誤入城闉, 致此汚衊之言. 吾豈作幕中之賓耶?" 遂飄然而去. 宰相子, 憮然而退, 歸告其由, 宰相, 益歎其耿介拔俗之士矣. 旣而, 上候違豫, 輾轉沈篤, 良醫, 迷其所向. 擧朝, 莫不焦遑, 其宰相, 時任藥院提調, 適感學究事, 因入診口達, 上曰, "此劑, 未必有益, 亦無所害." 仍命煎入進御, 而翌日乃瘳. 上益嗟異之, 令物色而訪之, 終不可得. 識者曰, "此異人也. 盖醫書, 有'年運之循環, 一時之間, 百病雖異, 而其根, 則年運之所使也.' 苟知其年運, 而投襯合之劑, 則雖不相當之症, 無不有效. 近世, 業醫者, 全昧此理. 故但隨症而試藥, 治其末而捨其本, 所以殺人也. 此學究, 必預知上躬之當, 有揣度而非此劑, 則無以能救, 故假此而自達耳."(『靑邱野談』)

「老學究」『里鄕見聞錄』

피재길 皮載吉

皮載吉者, 醫家子也. 其父, 業治瘇, 善合藥. 旣沒, 載吉, 年尙幼, 未及傳父術. 其母, 以聞見, 敎諸方. 載吉, 未嘗讀醫書, 但知聚材煎膏己. 一切瘡瘍, 賣以資給, 行于閭巷間, 不敢齒醫列. 士大夫, 聞而招致之, 試其藥, 頗有驗. 癸丑夏, 上患頭瘡, 雜試針藥, 久未瘳, 浸及於面領諸部. 時當盛暑, 燕寢不寧. 諸內醫, 不知所爲, 廷臣, 日成班, 問起居. 有以載吉名白上者, 命召入問之, 載吉, 賤夫也, 戰汗不能對. 左右諸醫, 皆竊笑之. 上使近前診視曰, "毋畏也, 盡爾技." 載吉曰, "臣有一方, 可試." 命退而製進. 乃以熊膽, 和諸藥料, 熬成膏, 傅之. 上問, "幾日, 可痊?" 對曰, "一日, 痛止, 三日, 收矣." 已而, 一如其言. 上書諭藥院曰, "傅藥, 少頃, 脫然忘前日之痛, 不意今世有此隱技秘笈. 醫可謂名醫, 藥可謂神方. 其議所以酬勞者." 院臣啓請, 先差內針醫, 賜六品服, 授正職, 上可之. 卽除羅州監牧官, 一院諸醫, 皆驚服, 斂手讓其能. 於是, 載吉之名, 聞國中, 熊膽膏, 遂爲千金方, 傳于世. 史臣曰, "臣待罪藥院, 始見載吉. 體短小, 目不識字. 抽問本草藥性, 多不辨寒溫平毒. 詎能對証投劑耶? 其所學, 惟數種膏藥, 用塗雜瘇. 往往偶中, 而人未之奇. 及遇聖人之疾, 一試貼, 而收功如神, 此豈其才之所能幾耶? 殆所謂莫之爲而爲者也. 然其方不見於醫經, 豈古之賢而隱於醫者, 密傳神方? 而乃爲皮氏所得, 於以樹功成名. 寧不異哉?"

「皮載吉小傳」(癸丑奉敎製)『耳溪集』

신 침의 申針醫

申老人, 通黃岐之術, 尤善針灸之法, 時稱良醫. 余在幼少時, 有志
於醫學, 乃持『銅人經』, 就正於老人, 十二經絡, 點穴之法, 精細講究.
余見老人, 出針治病. 圓利針, 則純金而其細如芒, 三稜針, 則鐵刃而
金柄. 有異於他, 余問之, 老人曰, "吾師善針, 入日本國, 治病得瘳,
日本醫人, 謂術勝於己, 以此二針, 贐之. 師丈以此針治病, 多奇效,
常珍之. 臨終, 傳于吾, 吾亦以此, 治幾多人病疾, 至今尙存, 而年久
摩挲, 今則其細如芒也." 老人殞後, 其子, 亦以其針, 多年治病.

「申針醫」『里鄕見聞錄』

이동 李同

李同, 不知名, 以小字稱. 目無一丁, 而以瘍醫, 名播一世. 其療治
之法, 針灸之外, 不過爪髮尿屎津垢之屬. 雖有草木虫魚, 皆不値一錢
者. 常語人曰, "一身之中, 自俱良藥, 何假外物?" 正廟, 嘗有痔候, 命
同視之. 同脫笠俯伏視候, 髮禿不勝髻. 上笑賜宕巾覆之. 平復之後
賜度支錢十萬 人爲之榮. 嘗至人家, 與主人語, 聞婦人咳嗽聲曰, "此
病內癰人也." 主人驚曰, "此吾姊也. 尙健矣, 何病爲?"曰, "聞其聲,
癰方膿矣. 過數日, 無救." 主人, 試延而視. 鍼脅間, 果吐膿數升而痊.
其神術, 類多如是. 老而眊, 以手摸之而療, 百無一爽. 壺山居士曰,

"嘗聞, 同少時, 貧無以資, 爲林國瑞御夫, 聞緖論而得其術. 國瑞果何如醫也? 讀古方, 終身行之, 寥寥不聞有異能. 以同之不學, 縱得其術, 反下之. 烏能神其術乃爾? 以牛溲馬勃敗鼓之皮, 作玉札丹破赤箭靑芝之用, 吁! 亦奇矣. 人或嗤之, 以非古而賤. 許胤宗之防風, 趙卿之芥醋, 錢乙之黃土, 葛可久之桐葉, 是豈古而貴乎? 同之所用, 人或用之, 不中輒詬之. 古人之對症投劑, 其書滿家. 今按古而施之, 天下之病, 復自如故, 何也? 故曰, '同症而異病, 同病而異症, 惟在醫者之以意得之之如何.' 若有古人所不道之症, 且將何施乎? 意難於博, 博難於理, 醫得其意, 方稱國手. 賈耽之蠱瘕, 徐嗣伯之針疽, 徐之才之蛤精, 周顧之蛟龍, 是已."

「李同傳」『壺山外記』

최운 崔雲

崔老人雲, 好軒岐之術, 又傍通卜筮及相訣, 手自鈔謄者, 甚多. 余嘗於其孫家, 得見鈔『寶鑑』等書, 字畫, 甚精細. 朴無聲子, 嘗與崔老人書曰, "得讀先生醫序, 首言'乾道成男, 坤道成女', 仰賀先生見識卓越高明. 曾聞, 先生, 又於『大學』上, 積累熟工, 了悟格致, 所以能理會得. 但恐此非人人所可知. 其孫倫, 字致孝, 能繩先業, 以醫名於一時. 又其子宗震, 亦能醫, 登武科, 官察訪.

「崔醫雲」『里鄕見聞錄』

이희복 李喜福

李同樞喜福, 字子厚, 遺胞生也. 母多病, 因讀『景岳書』, 深悟其理,
用大劑, 有效, 終享遐壽. 余少時, 有志軒岐之術, 有時往議. 公每稱,
"張景岳之高見, 能洗丹溪河澗之累, 爲皇明第一良醫. 蓋其術, 以補
腎爲主, 以人蔘熟地黃, 爲治世之良相, 以大黃附子, 爲亂世之良將.
其『傳忠錄』『求正錄』等書, 皆宗『素問』『靈樞』, 傷寒, 則以張仲景爲
主." 近年, 多購來其書, 用其法者, 大有效云.

「李同樞喜福」『里鄕見聞錄』

송학천 宋學天

宋學天, 以善醫, 名於一時, 而以僻術稱. 時人, 以奇疾久病, 來問,
多奇效. 又能曉運氣之理. 於某年, 都下, 多疾病, 宋以歸芪湯一方,
應酬諸症, 多見效云.

『里鄕見聞錄』

조광일 趙光一

醫居九流之一, 蓋雜流也. 吾聞'上醫醫國, 其次醫病.' 此何以稱
焉? 治國, 猶治病, 有醫之道焉. 然士必顯而在上, 國可得醫也. 或窮
而無所試, 則寓其術於陰陽虛實藥石之間, 其博施濟衆之功, 亞於醫
國. 故古之賢而不遇者, 往往隱於醫. 余嘗陰求其人而不可得. 近余僑
居湖右, 不能其風土. 問土人以醫, 皆曰, "無良者." 强之, 乃以趙生

對. 生名光一. 其先泰安大姓, 家貧客遊, 寓居合湖之西涯. 無異能, 以針名, 自號曰, '鍼隱.' 生足未嘗跡朱門, 門亦無顯者跡. 然吾嘗過生廬, 清晨, 有老嫗, 藍縷匍匐, 而扣其門曰, "某也, 某村百姓, 某之母也. 某之子, 病某病殊死, 敢丐其命." 生卽應曰, "諾. 第去吾往矣." 立起踵其後, 徒行無難色. 嘗遇諸塗, 時天雨道泥. 生頂蒻跣屨而疾行. 問生何之, 曰, "某鄉百姓, 某之父病, 嚮吾一針而未效, 期是日, 將再往鍼之." 怪而問曰, "何利於子, 而躬勞苦乃爾?" 生笑不應而去. 其爲人, 大略如此. 余心異之, 伺其來往, 遂得狎而交焉. 其人, 疎坦易直, 與物無忤, 惟自喜爲醫. 其術, 不治古方, 使湯藥, 常以一小革囊, 自隨. 中有銅鐵針十餘, 長短圓棱異制. 以是決癰疽, 治瘡痏, 通瘀隔, 疎風氣, 起跛躄, 無不立應, 蓋精於針, 而得其解者也. 余嘗從容問曰, "夫醫者賤技, 閭巷卑處也. 以子之能, 何不交貴顯取聲名, 乃從閭巷小民遊乎? 何其不自重也?" 笑曰, "丈夫不爲宰相, 寧爲醫. 宰相以道濟民, 醫以術活人. 窮達則懸, 功等耳. 然宰相得其時行其道, 有幸不幸焉. 食人食而任其責, 一有不獲, 則咎罰隨之. 醫則不然, 以其術行其志, 無不獲焉, 不可治, 則舍而去之, 不吾尤焉. 吾故樂居是術焉. 吾爲是術, 非要其利, 行吾志而已. 故不擇貴賤焉. 吾疾世之醫, 挾其術, 以驕於人. 門外騎相屬, 家設酒肉以待, 率三四請, 然後肯往. 又所往, 非貴勢家, 則富家也. 若貧而無勢者, 或拒以疾, 或諱以不在, 百請而不一起, 是豈仁人之情哉? 吾所以專遊民間, 而不干於貴勢者, 懲此輩也. 彼貴顯者, 寧少吾輩哉? 所哀憐, 獨閭巷窮民耳. 且吾操針, 而遊於人, 十餘年矣. 或日療數人, 月活十數人, 計所全活, 不下數百千人. 吾今年四十餘, 復數十年, 可活萬人. 活人至萬, 吾事畢矣." 余始聞而瞠爾. 旣而, 歎曰, "今人, 有一能, 則求售於世, 施人以薄惠, 則操右券而責直, 俯仰勢利之間, 無所取, 則唾而不顧. 趙生, 術高而不干名, 施博而不望報, 趨人急, 而必先乎窮無勢者, 其賢於人遠矣.

吾聞'活千人, 必食陰報', 生其有後於是邦乎." 於是, 敍所聞見, 爲之
傳, 以應太史之求.

「針隱趙生光一傳」『耳溪集』

홍익만 洪翼曼

古者, 觀人惟其行, 取人惟其能. 世敎衰, 輕重人物, 不在行能, 在
門地. 門地高, 雖闒茸愚瑣愚無識, 吹嘘飛揚. 門地下, 雖氣義然諾,
奇偉忼慨, 排擯沈晦. 豈非偏道哉? 洪翼曼, 痬醫也. 其治痬, 喜用常
藥, 而或巧發奇中也. 翼曼, 性坦豁無畛域. 見人有急, 則雖素不相識,
苟其力之可爲, 不惜毫髮, 以救其急. 故其救卞弘鐸 · 田時雨 · 崔獜
之疾, 多人所不可及者. 嘗曰, "夫人有德於人, 而有自功色, 此踐丈夫
也. 吾恥之." 故壬戌 · 癸亥之疫, 翼曼多所活, 然去而不復顧, 不以一
物自累也. 世以此愈賢翼曼, 翼曼之名, 遂大行. 公卿大夫士, 交相致
禮矣. 有朝士上疏, 言事忤旨, 幾死. 翼曼, 氣奕奕拊掌曰, "賢哉! 若
夫. 夫者, 乃士也." 後朝士遘癘, 翼曼曰, "雖百人可死, 斯人不可死."
往視之, 旬日而愈. 問曰, "子何人?" 曰, "我洪翼曼也. 吾心服公, 故
來相救云." 嘗郊行, 夜深失道, 有老翁, 年可七十餘, 迎拜於前. 翼曼
問曰, "叟何爲者?" 曰, "我此土人. 方天氣大寒, 公亦勞矣. 老夫, 有
薄酒一斗, 公可飮乎?" 曰, "諾." 遂與之行, 因忽不見. 忽土室中, 屍
四五縱橫, 而其一老翁也. 顧視架上, 有酒可斗許. 遂取飮之, 盡斂其
屍, 葬而後去. 翼曼, 身長七尺餘, 秀眉隆顴, 善飮酒. 每遇人, 輒先問
有酒乎. 曰有卽坐, 無卽起去, 不復寒喧也. 洪國藎, 肅宗世, 爲備局
吏. 常心惡許積之爲人也. 一日, 積命國藎草文, 書字誤, 積訶之. 國
藎, 遽投筆起曰, "我如能文, 豈肯屈首公前, 作刀筆吏? 請自退." 積

笑曰, "何遽也?" 命卒書之. 一日, 遇其子堅於路, 不拜. 堅怒欲歐之,
積召曰, "不拜者, 誰也? 豈洪國藎耶?" 曰, "然." 積曰, "是猶不畏我,
況汝乎." 急謝, 遣母攙也. 國家建議城北漢, 國藎上疏言不可, 以爲猥
屑汰其任. 翼㫜, 其子云.

「痼醫洪翼㫜傳」(壬午) 『自著』

허각 許恪

許恪, 字謹甫, 牙山人. 其先滉. 爲尤齋高弟. 後不顯者, 數世至恪.
恪兒時, 聰明絶人, 日覽盡記有. 然志在方外, 去家而逃, 亦不知其何
嚮, 而可彷徨. 途中有三人倂行, 見恪而目之曰, "可兒可敎." 問其鄕
年及名氏. 乃謂曰, "你肯從我遊乎?" 恪忻然從之. 三人者曰, '田處
士, 韓處士, 石處士.' 此三處士, 皆有道術, 深莊而不市, 與人言, 若
不卞菽麥人也. 恪俱師事之. 先授以鍼經脈訣曰, "吾道, 必自此入也.
能知人之府莊, 經絡, 陰陽, 虛實, 祿病, 諸證, 隨證隨鍼, 無不效者."
恪因盡得其術. 然後, 授以步天奇遯之學曰, "可終身行之." 恪乃還家
居常, 以此爲業. 一日, 聞講, 期將近, 欲試其能. 取三經四書, 尋繹舊
學, 日夜不休息. 十有二日, 成誦不遺, 遂得發解. 然得心風癎, 病不
愈. 許不能自鍼, 鍼人之癎, 則愈. 乃以誨其婦, 不能精也, 畧見效而
已. 遂挈妻子, 避疾東行, 至振威之夾谷村. 村僅二三人居. 有崔氏某
者, 止之, 請師其諸子, 置屋一間, 庇其妻子. 許無疪能, 唯織席絞繩,
一介無所取予人. 屋后, 有小巒子, 許至其巔, 安數石, 爲康王路, 每
夜必登山行法. 樵子或捉石, 而投崖下, 翌日視, 輒還故處. 如是年餘.
比屋有婦人, 疑許夜行, 瞯之而至其處, 醫草而覘所爲. 許方布罡設
法, 號召異物, 覺婦人覘之, 令神卒, 拽至前, 責曰, "窺覘者盲, 汝不

237

復覩物矣." 婦人, 歸卽盲廢. 其丈夫, 具問知狀, 晝夜乞哀. 許乃肯赦, 鍼之卽愈. 其奇怪慌惚, 多此類也. 夾谷之南曰, '佳谷', 易安翁崔秉玉, 居之. 崔與許, 爲至交, 推誠相待. 崔嘗患痎瘧, 治百方, 不愈. 有所親或言, "有鍼師某者, 鍼瘧無不愈, 吾亦得其效, 可依爲也." 以筆墨, 志其穴, 數十而后去. 許來視崔, 崔述所聞, 請鍼其穴. 許依之鍼, 數日不愈. 崔苦之, 乃曰, "方不驗矣, 請止勿鍼也." 許笑之曰, "苟如人言, 無不愈者, 今不驗, 何也?" 無何, 許又至曰, "以吾鍼嘗之, 可乎?" 鍼數穴, 卽愈. 崔大噴曰 "始也, 莊其術, 而恝余之毒瘧, 又知其方之必不驗, 而徒事於苦人之肌膚, 何也? 天下之忍人也." 許笑曰, "吾旣唯命是聽, 方之不驗, 豈吾咎與哉?" 崔之家公, 年七十餘, 自外還中, 毒癘, 未至家十里, 止逆旅, 且死. 崔挾許而往省, 至則已絶矣. 人皆欲喪之, 許私謂崔曰, "毋急. 尙可活也. 吾有天禁一穴, 受此者, 當用幣錦百端. 然知公家貧, 必不能辦也, 請代以楮." 鍼之, 卽活, 後年至九十而終. 於是, 人皆謂 '許能生死人也.' 然鄕隣有病者, 請治, 意合則往, 不合則死不欲往. 由是, 多怨之者, 或被歐辱, 而終不改. 然其鍼疾也, 往往若神人, 不敢請也. 遇人, 必先自詬曰, "我狗彘之不若也." 喜飮酒, 亦能文詞, 終不以示人也. 嘗有詩曰, "畊漁迹混無名好, 冷煖碁閒不着高, 世事靑天非信物, 人情白地起狂濤." 其辭激而露, 猶有俗相焉. 田處士詩曰, "世人莫問吾心事, 聽鳥看山自忘還." 盖近古之逸民也. 許年五十三而歿. 田已九十餘, 不知所終. 其高於許, 有間云. 論曰, "孔子稱 '索隱行怪', 其許處士流與? 然貞介絶俗, 則類非人人之所能到也. 許與余善, 余以父齒, 尊事之, 許視余, 猶友也. 謂余材欲以術傳之, 屢見于色, 而余不願也. 歲乙丑, 余隨价入瀋, 許方寓于漆院之銀杏樹下, 過辭之, 許勉以努力, 亦托得爨鑱. 五朔而還, 許之墓, 已成矣. 許有子不類, 從余學, 屢年不就, 猶以家學鍼疾, 略見效而已. 今其二子, 俱亡, 孫一人, 飢饉流離, 不知所在."

余嘗見許處士. 處士, 面癯而身頎, 常衣布袍, 躡繩屬, 端拱緩步, 道氣發於外, 誠可敬也. 淸山之伯兮, 穆如嘗語余曰, "處士, 未弱冠, 赴司馬試, 不中. 忿然, 誦七書於十二日之間, 將赴東堂試, 道遇三長者. 遂從之學, 盡得其術, 而秘之, 唯以鍼自晦焉." 正宗壬子, 處士, 勸同籬崔生, 以受鍼. 崔問其故, 處士, 笑而不言, 仍鍼崔之渾舍. 其後, 大疫一村, 莫不患癘, 而獨許崔兩家得免焉. 其翌年, 處士語崔曰, "吾將患癘." 崔驚問其故, 處士曰, "昨年吾兩家, 獨免癘患, 村人皆至今疑之. 以是, 欲釋人疑耳." 已而, 果臥病, 而老幼, 無不患焉已. 未冬, 輪疾大熾, 死亡相續. 穆如內助李氏, 病已隕絶, 而處士適至, 邀處士診証. 處士, 使穆如覆臥李氏, 鍼其背, 留鍼退坐. 良久, 珠汗湧上鍼端, 如禾葉上朝露然. 處士, 遂拔鍼, 而出曰, "勿慮也." 李氏, 遂活. 純宗乙丑夏, 余與穆如, 會課於京城之興德村, 穆如家僮, 來傳穆如親, 患背疽之報. 余與穆如, 急往石崖, 余外家貰馬, 治發. 臨別, 余謂穆如曰, "毋遑也, 必邀處士, 往護也." 穆如, 但唯唯而去. 其後, 余聞穆如之言. 穆如曰, "去時, 歷見處士, 處士問, '上京乎? 還家乎?'" 穆如, 對以親疽, 同夜下去矣. 處士曰, "君其速行, 吾亦欲往訣耳." 穆如, 聞其言, 神精遁喪, 疾馳到平澤縣店. 處士, 來坐, 已稍久矣. 穆如, 又蒼黃歸家, 則處士, 又已先來. 然不敢請診, 恐逆其意也. 因留幾日, 終不入病所. 一日, 穆如淸山, 俱以見醫, 求藥, 將入邑之際, 處士曰, "吾今將歸矣. 歸時, 欲一見令大人, 面訣矣." 穆如, 囑其內助李氏, 從窓隙伺之. 處士, 來病所, 以手撫摩上下, 至足掌鍼之而出. 會穆如 歸, 處士曰, "勿憂也. 吾已下鍼, 毒自消, 而根自拔, 不日康復." 仍辭去. 穆如之親患, 果卽瘳, 而處士, 於其年七月二十日, 長逝, 永訣之云, 卽指自己事也. 處士, 嘗謂淸山曰, "吾欲傳道, 遍行嶺南, 無可意人. 今見君, 甚聰穎, 性又剛毅, 須學吾道也." 淸山, 不肯之. 余問其故, 淸山曰, "處士, 甚高剛, 凡有人來請治病者, 一切牢拒.

由是, 或被歐辱, 而終不動. 吾則不能然也. 是以, 不願也." 余問於處士之子曰, "先大人, 損世之後, 或有師弟中, 來吊者否?" 曰, "有一老人, 衣布衣, 來哭甚哀, 意以爲先君從遊者. 供以村醪, 飲卽飄然而去. 似是有道之士也." 穆如家, 有處士鍼方, 余取來藏之于篋中, 不過某病鍼某穴而已, 其神妙之術, 則無傳之者矣. 今於淸山所著, 「許處士傳」, 略具余之所聞見, 書于薇山書室. 乃己酉秋七月小晦也.

「許恪小傳」 『續齊諧志』

이헌길 李獻吉

李獻吉, 字蒙叟, 別字蒙叟. 系出璿潢, 恭靖王別子, 德泉君厚生, 其祖也. 厚生之後, 世世煇赫, 而冢宰準, 尤著. 蒙叟, 少聰明强記, 從長川李嘉煥先生游, 博覽群書. 旣而, 見 『痘疹方』, 獨自潛心求索, 然勿令人知也. 乾隆乙未春, 有事至漢陽, 適麻疹大起, 民多夭札. 蒙叟, 意欲救, 時服衰不可. 默而歸, 方出郊, 見肩檌背藁椰過者, 俄頃, 以百數. 蒙叟, 心惻然, 自語曰, "吾有術可救, 爲禮法拘, 懷之去, 不仁也." 遂還從姻戚家, 發其秘. 於是, 凡得蒙叟之方者, 危者以安, 逆者以順. 旬日之間, 名聲大振, 號呼乞憐者, 日塡門塞巷. 尊者, 僅入其室, 賤者, 幸而至階下, 或窮日而後, 始見其面. 然蒙叟, 於疹, 旣耳順, 接數語, 已逆揣其證形, 隨授一方, 謝之使去, 亦無不立效者. 蒙叟, 時出門, 適他家, 衆男婦, 簇擁後先, 屯如蟻以去. 所至, 黃埃蔽天, 人皆望而知李蒙叟來也. 一日, 爲惡少輩所謀驅, 至一僻處, 鎖門而絶其蹤. 於是, 滿城瞀瞀, 索李蒙叟所在. 有告者, 衆乃槌其門出之. 有驪悍負氣而辱之, 甚者, 欲歐擊, 蒙叟, 賴人解得已. 然蒙叟, 皆溫言摧謝, 亟以方授之. 旣而, 蒙叟, 不自堪, 乃口號治疹諸法, 令人按行. 於是, 僻鄉窮士, 爭相傳寫, 信如六經, 雖嘗於醫者, 但如其言, 亦罔不效. 世稱, 一婦, 爲其夫請救, 蒙叟曰, "汝夫之病, 亟矣, 但有一藥, 汝不能用." 婦固請, 而蒙叟, 終不言. 婦度不可救, 買毒藥以歸, 酒攬置閣上, 將以殉也. 出戶外泣, 入而視酒, 酒已罄. 詢其夫, 渴而欲也. 趨而至李蒙叟求救, 蒙叟曰, "異哉! 吾所爲一藥, 是其所飮. 度汝不能用, 不以告. 今其活天也." 歸視其家, 病則愈矣. 蒙叟, 性坦率. 然嘗言, 後十二年, 疹必復起, 至期, 果驗. 於痘, 亦多奇中. 外史氏曰, "余及見蒙叟, 其爲人, 臞顴而齇鼻, 喜譚論, 恒笑. 於前人, 特慕尹鑴, 嘗曰, '白湖, 成德之靜菴, 靜菴, 未成德之白湖.' 蓋古論之餘也, 君子以爲未然."

「蒙叟傳」『與猶堂全書』

정희태 丁希泰

丁希泰, 禮山人. 性於孝, 親瘇, 割指失血過多, 毁瘠以終身. 又好禮敎. 學醫, 原人氣血, 經絡, 骨髓, 陰陽, 表裏, 以通百病之本, 死生之分. 尤妙契脈理, 施調百藥, 往往奇中焉. 志氣骯髒, 雖被權貴所邀致, 棘棘不阿, 論病外, 不交一語. 及選爲內醫, 鄙首醫康命吉爲人, 不加禮數. 命吉授內局故例以責之, 希泰曰, "故例豈其盡是乎?" 以故, 診上候, 議藥多奏効, 正廟稔識其精於術, 累欲施賞, 而命吉輒媒孽其短, 不盡其用. 然亦不少降志, 怨尤不形于辭. 下僚皆躋崇資佩郡符, 而視之若澹, 當世賢士大夫, 待之如朋友, 而亦無驕矜色. 李公述源, 嘗遘癘瀕危, 希殫泰, 時持被內院. 乞暇其僚, 僚不肯, 希泰, 請棄官往救. 提擧, 服其義, 不許去任, 任其所欲爲. 希泰, 卽赴李公所, 殫誠療治, 賴以回甦. 拜時, 如醇菴吳公, 及胤子寧齋·老洲兩賢, 皆愛好無已. 君善鑑衡人物, 嘗質寧齋爲當世第一流. 好讀書, 尤工於易. 破屋數間, 不蔽風雨, 而兀然手一卷, 書聲若出金石. 著易說, 師心自得, 不苟從傳義. 老洲吳公, 勸其先讀四書, 然後研易, 君篤信其言, 而以老未窮四書名理, 爲恨焉. 居恒蔬糲不繼, 每公會, 同僚傳餐勸以綺饌, 而不下箸. 有崔生者, 供役于地部, 與貢員爭訟, 度支長被他人之嗾, 從不可回. 其人, 告悶于君, 君卽造度支所爲言, "明公之智, 孰與子産? 而能免其方之見欺乎?" 度支長驚謝, 而立改之. 崔生, 往遺以千金, 希泰, 笑而却之曰, "吾之爲汝謀者, 以直而見屈耳. 汝待長者不當乃爾, 復勿見我." 崔生, 不敢復言. 時擧家饑臥, 而不易其介如此. 是所云, '志士不忘溝壑者歟.' 余與金公宗善, 評君爲人曰, "醫流中儒者." 金公曰, "何許儒者. 乃能及斯人乎?" 余嘗謂君曰, "君沒後, 當爲之立傳." 君笑曰, "顧無可傳之實, 而亦不願傳後." 及君患背瘡, 却藥不服. 余往問病, 君執手云, "人事到此了." 無怛化意. 勉以藥治, 竟不聽而死, 時年七十餘. 士大夫, 莫不悼惜, 爭致賻以疙喪. 梅山居士曰, "閭巷之人, 欲修行立名者, 往往有所爲, 而爲不純乎天理. 希泰, 讀書, 懷獨行君子之義, 而不苟合當世. 終身褐衣疏食不厭死而已者, 誠無愧季次·原憲. 而二人者, 皆親炙聖師, 長貧賤不改其操, 固也. 希泰, 天分甚高, 不待砥礪, 而自然中度, 聲施一世, 莫不稱贊. 而忘情於名譽, 是爲難耳. 苟聞君子之大道, 則不止爲醫師之良. 惜哉! 然古人云, '醫者, 非仁愛, 不可托, 非聰明理達, 不可任, 非廉潔淳良, 不可信. 貫微達幽, 不失細小, 如此, 乃可謂良醫.' 希泰, 有焉."

「丁希泰傳」『梅山集』

오창렬 吳昌烈

吳昌烈, 愷悌君子也. 字敬言, 號大山, 一號又梅道人. 少苦貧, 好
讀書, 多識草木鳥獸之名. 晚精軒岐之業, 同參藥院, 寵渥隆摯, 累遷
至果川縣監. 兼工於詩. 再入中原, 與名碩遊, 有逢東人, 問大山安否,
誦其詩, 欣獻者. 以詩掩醫, 以醫掩詩, 而並受知於聖上. 入診之餘,
多使賦詩, 輒稱旨. 卒年六十六, 有詩幾卷, 藏于家. 有三子. 長子圭
一, 精於鐵筆, 內府所藏, 多其所刻, 今爲假閣監. 壺山居士曰, "與大
山遊四十年, 得其人之詳, 詩之'愷悌君子', 大山可當之. 山寺野墅,
與大山紀遊之什, 日月歷歷俱在, 而大山之墓草宿矣. 余撰是卷時, 從
而讀之, 聲猶在耳, 豈意今日遽作傳中人也? 是不足發皇幽光, 而略
存其槩, 視故人於千古而已也."

「吳昌烈傳」『壺山外記』

이제마 李濟馬

太少陰陽人, 以今時目見, 一縣萬人數大略論之, 則太陰人五千人
也, 少陽人三千人也, 少陰人二千人也. 太陽人, 數絶少, 一縣中, 或
三四人, 十餘人而已. 太陽人, 體形氣象, 腦頒之起勢盛壯, 而腰圍之
立勢孤弱. 少陽人, 體形氣像, 胸襟之包勢盛壯, 而膀胱之坐勢孤弱.
太陰人, 體形氣像, 腰圍之立勢盛壯, 而腦頒之起勢孤弱. 少陰人, 體
形氣像, 膀胱之坐勢盛壯, 而胸襟之包勢孤弱. 太陽人, 性質長於疏
通, 而材幹能於交遇. 少陽人, 性質長於剛武, 而材幹能於事務. 太陰
人, 性質長於成就, 而材幹能於居處. 少陰人, 性質長於端重, 而材幹
能於黨與. 太陽人, 體形, 元不難辨, 而人數稀罕, 故最爲難辨也. 其

體形腦頓之起勢強旺, 性質疏通, 又有果斷. 其病, 噎膈反胃解㑊證,
亦自易辨, 而病未至重險之前, 別無大證, 完若無病壯健人也. 少陰
人, 老人, 亦有噎證, 不可誤作太陽人治. 太陽女, 體形壯實, 而肝小
脇窄子宮不足, 故鮮能生産. 以六畜玩理, 而太陽牝牛馬, 體形壯實,
而亦鮮能生産者, 其理可推. 少陽人, 體形, 上盛下虛, 胸實足輕. 剽
銳好勇, 而人數亦多, 四象人中, 最爲易辨. 少陽人, 或有短小靜雅,
外形恰似少陰人者, 觀其病勢寒熱, 仔細執證, 不可誤作少陰人治. 太
陰少陰人, 體形, 或略相彷彿, 難辨疑似, 而觀其病證, 則必無不辨.
太陰人, 虛汗, 則完實也, 少陰人, 虛汗, 則大病也. 太陰人, 陽剛堅密,
則大病也, 少陰人, 陽剛堅密, 則完實也. 太陰人, 有胸膈怔忡證也,
少陰人, 有手足悗亂證也. 太陰人, 有目眥上引證, 又有目睛內疼證
也, 少陰人, 則無此證也. 少陰人, 平時呼吸平均, 而間有一太息呼吸
也, 太陰人, 則無此太息呼吸也. 太陰人, 瘧疾惡寒中, 能飲冷水, 少
陰人, 瘧疾惡寒中, 不飲冷水. 太陰人, 脈長而緊, 少陰人, 脈緩而弱.
太陰人, 肌肉堅實, 少陰人, 肌肉浮軟. 太陰人, 容貌詞氣起居有儀,
而修整正大, 少陰人, 容貌詞氣體任自然, 而簡易小巧. 少陰人, 體形
矮短, 而亦多有長大者, 或有八九尺長大者. 太陰人, 體形長大, 而亦
或有六尺矮短者. 太陰人, 恒有怵心. 怵心寧靜, 則居之安, 資之深,
而造於道也, 怵心益多, 則放心桎梏, 而物化之也. 若怵心至於怕心,
則大病作, 而怔忡也. 怔忡者, 太陰人病之重證也. 少陽人, 恒有懼心.
懼心寧靜, 則居之安, 資之深, 而造於道也, 懼心益多, 則放心桎梏,
而物化之也. 若懼心至於恐心, 則大病作, 而健忘也. 健忘者, 少陽人
病之險證也. 少陰人, 恒有不安定之心. 不安定之心寧靜, 則脾氣卽活
也. 太陽人, 恒有急迫之心. 急迫之心寧靜, 則肝血卽和也. 少陰人,
有咽喉證. 其病, 太重而爲緩病也, 不可等閒任置, 當用蔘桂八物湯,
或用獐肝金蛇酒. 太陽人, 有八九日大便不通證, 其病, 非殆證也, 不

必疑惑, 而亦不可無藥, 當用獼猴藤五加皮湯. 太陽人, 小便旺多, 則完實而無病. 太陰人, 汗液通暢, 則完實而無病. 少陽人, 大便善通, 則完實而無病. 少陰人, 飲食善化, 則完實而無病. 太陽人, 噎膈, 則胃脘之上焦, 散豁如風. 太陰人, 痢病, 則小腸之中焦, 窒塞如霧. 少陽人, 大便不通, 則胸膈必如烈火. 少陰人, 泄瀉不止, 則臍下必如氷冷. 明知其人, 而又明知其證, 則應用之藥, 必無可疑. 人物形容, 仔細商量, 再三推移, 如有迷惑, 則參互病證, 明見無疑, 然後可以用藥. 最不可輕忽而一貼藥誤投. 重病險證, 一貼藥, 必殺人. 華佗曰, "養生之術, 每欲小勞, 但莫大疲." 有一老人曰, "人可日再食, 而不四五食也. 又不可飽食後添食, 如此, 則必無不壽." 余足之曰, "太陰人, 察於外, 而恒寧靜恸心, 少陽人, 察於內, 而恒寧靜懼心, 太陽人, 退一步, 而恒寧靜急迫之心, 少陰人, 進一步, 而恒寧靜不安定之心. 如此, 則必無不壽." 又曰, "太陽人, 恒戒怒心哀心, 少陽人, 恒戒哀心怒心, 太陰人, 恒戒樂心喜心, 少陰人, 恒戒喜心樂心, 如此, 則必無不壽." 大舜自耕稼陶漁, 無非取諸人以爲善. 夫子曰, "三人行, 必有我師." 以此觀之, 則天下衆人之才能, 聖人必博學審問而兼之, 故大而化也. 太少陰陽人, 識見才局, 各有所長, 文筆射御歌舞揖讓, 以至於博奕小技細瑣動作, 凡百做造面面不同, 皆異其妙, 儘乎! 衆人才能之浩多於造化中也. 靈樞書中, 有太少陰陽五行人論, 而略得外形, 未得臟理. 蓋太少陰陽人, 早有古昔之見, 而未盡精究也.

「四象人辨證論」『東醫壽世保元』

의녀 醫女

1.

朝廷揀各司各官年少婢子, 屬惠民署, 敎醫書, 名曰女醫, 以治婦人
之疾. 有一女, 來自濟州, 不知醫術, 惟去齒虫, 士大夫家, 爭相邀致.
其女死, 又有一女, 傳其業. 余亦招來治齒, 令人仰面開口, 以銀七物
出小白虫, 七不入齒, 齒不出血, 其容易如此. 又不傳其術於他人, 雖
朝廷治罪, 而猶不告, 此必幻術, 而非正業也.

『慵齋叢話』

2.

宋斯文, 容貌寢陋, 擧止麤拙, 長髯蓊茂, 眼眊斜視. 自登第以後長
年, 爲外方敎授, 得遞又爲惠民署敎授, 專掌敎訓醫女. 醫女揀各司
少婢子爲之, 靚粧嬌貌, 爭來問字, 斯文處其間, 如老熊蹲坐花林中.
其所居亦寓於樂院之側, 日日往來, 有僚友相逢, 問, "向何處?" 斯文
高聲詠曰, "居隣掌樂院, 職帶惠民署, 朝從花柳地, 又向花柳去." 聞
者齒冷.

『慵齋叢話』

윤중년 尹仲年

有馬醫尹仲年, 所業頗精, 而治眼又神妙. 曰, "凡馬之受病, 與人無
異. 所以治者亦同, 以肝補肝, 以腎補腎, 以肺補肺, 以心補心, 以脾
補脾. 五臟皆然, 至於眼獨不然乎. 吾以眼精治眼精, 所以百投之而無
不愈也. 燕子常常飛空, 呑百虫以爲食, 肉旣消而眼精獨不消. 吾多取

燕矢, 淘汰於澗, 瀡滓盡蕩而精獨留, 一日所得, 多不過分毫. 從而硏之和藥, 以投病眼, 則自然有神效矣."

『靑坡劇談』

최사전 崔思全

崔思全, 耽津人. 初爲內醫, 累遷少府少監. 睿宗患背疽, 召思全視之, 思全以爲微癗, 必無患, 不卽理, 至不救. 宰相韓安仁·文公美, 請置於法, 仁宗止令徒二年. 思全嗛之, 遂構安仁·公美于李資謙流之語, 在安仁傳. 尋授軍器少監. 時資謙旣擧兵犯闕, 勢甚橫. 王密與思全謀之. 思全曰, "資謙所以跋扈者, 惟恃拓俊京. 若得俊京, 則兵權內屬, 資謙特一夫耳." 王曰, "俊京爲國公腹心, 至結昏姻, 而弟俊臣子純, 皆爲官兵所害, 以是疑之." 乃筮得吉兆. 思全因往俊京家, 諭以忠義曰, "太祖列聖神靈在天, 禍福可畏. 資謙特籍宮掖之勢爾, 無有信義, 不可與同好惡. 公宜一心奉國, 以立永世不朽之功." 俊京心然之, 遂決策, 去資謙. 王錄俊京功幷賞. 思全擢兵部尙書, 賜推忠衛社功臣號, 加守司空尙書左僕射. 制曰, "朕幼年苻政, 外戚專權, 作威作福, 多所中傷. 殺韓安仁, 流文公美·崔弘宰等五十餘人, 朝廷爲之一空. 威振國內, 寡人至於孤立. 自是多樹朋黨, 禍將不測. 至丙午二月, 近侍員僚及一二大臣, 請除其權, 朕不敢不從. 而彼乃肆毒犯闕宮殿府庫, 焚蕩無遺, 及朕出御延德宮, 凡在左右侍衛軍士, 或斬殺之, 或流竄之, 凶焰益熾, 禍變難測. 卿密諭俊京, 同心定策, 以五月二十日, 掃除凶逆, 再安宗社, 功不可忘. 宜令有司, 書三韓後壁上功臣之次." 轉叅知政事判尙書刑部事進門下侍郞同中書門下平章事. 自以起寒地位極寵, 懇請致仕. 乃許之, 賜甲第一區, 詔曰, "朕聞'疾風知勁草,板蕩識貞臣.' 歲丙午, 禍起蕭墻, 宗社幾危, 板蕩之勢, 已極矣. 在朕左右忠義之士, 尙未免於白刃, 誰能出力以衛社稷. 惟卿奮不顧身, 與人好謀, 辨論逆順, 開諭禍福, 雖俊京之悍點, 亦揮淚感激, 知宗所尊, 轉禍爲福, 復安宗社, 卿之功也. 卿雖退居, 在予褒獎之心, 何敢少弛."遂加開府儀同三司守太尉柱國. 十七年卒, 年七十三. 輟朝三日, 贈賻加等. 諡莊景, 配享仁宗廟庭.

『高麗史』

왕면 子沔

(朝鮮公燾) 子沔, 尙毅宗女和順宮主, 神宗授守司空上柱國廣陵侯, 後進爲公. 高宗五年卒. 性純厚沈靜, 工筆札, 多技能. 尤精醫術, 以畜藥活人爲事. 凡有疾瘤者, 皆造其門, 略無憚色, 人皆歎服.

『高麗史』

이상로 李商老

李商老, 中書舍人仲孚之子. 仲孚坐與妙淸善, 流淸州, 商老隨之. 及壯, 放浪逐酒徒. 有異僧授以醫方, 商老因業醫. 後至京, 有達官患疽, 商老治之驗. 毅宗患足疾不痊, 聞其名, 召鍼之, 立愈. 賜綾帛, 超授良醞令, 屬內侍, 眷待厚. 不數年, 遷至郞官. 明宗朝, 拜大府少卿. 時箄業及第彭之緒, 謂承宣宋知仁·進士秦公緖, 陰與南賊石令史, 謀作亂. 王命內侍李存章·郞將軍若松等鞫之. 逮繫甚多, 更命內侍尹民瞻·上將軍崔世輔按驗, 勿分眞僞, 皆流海島, 又閉城門, 大索其

248

黨. 商老亦以讒連, 逮配島. 百官雖知其寃, 然恐怖無敢言者. 尋召還復職籍內侍, 後拜吏部尚書. 商老無學術, 識者, 譏其不稱.

『高麗史』

설경성 薛景成

薛景成, 雞林人, 自言弘儒侯聰之後. 世業醫, 精其術. 初補尙藥醫佐, 累遷軍簿摠郎, 驟陞同知密直司事, 轉知都僉議司事, 致仕. 忠烈每遘疾, 必使景成治之, 由是有名. 元世祖不豫, 遣使求醫. 安平公主, 賜裝錢及衣二襲, 遣之. 用藥有効, 世祖喜, 賜館廩, 勑門者, 時得出入. 至使圍碁於前, 親臨觀之. 留二年告歸, 世祖賞賜甚厚, 且曰, "得無念室家耶! 汝歸挈家以來." 景成還, 欲與妻行, 妻不可, 乃止. 未幾, 世祖召之, 自是, 數往還. 世祖遇之益厚, 前後所賜, 不可勝紀. 成宗寢疾, 又召之, 因留元. 忠宣受禪, 韓國公主妬趙妃, 誣妃父仁規罪. 元遣使鞫問, 以景成副之. 景成不與用事者通. 特加贊成事致仕. 卒年七十七. 景成, 身長美風, 儀性謹厚. 雖見知天子, 蒙幸國王, 未嘗爲子孫求恩澤, 亦不治産業. 子文遇登第, 官至成均大司成.

『高麗史』

혜통 惠通

釋惠通, 氏族未詳. 白衣之時, 家在南山西麓銀川洞之口. 今南澗寺東里. 一日遊舍東溪上, 捕一獺屠之, 棄骨園中. 詰旦亡其骨, 跡血尋之, 骨還舊穴, 抱五兒而蹲. 郞望見, 驚異久之, 感嘆躊躇, 便棄俗出

249

家, 易名惠通. 往唐謁無畏三藏請業, 藏曰, "嵎夷之人, 豈堪法器?" 遂不開授. 通不堪輕謝去, 服勤三載猶不許. 通乃憤悱, 立於庭, 頭戴火盆, 須臾頂裂聲如雷. 藏聞來視之, 撤火盆以指按裂處, 誦神呪, 瘡合如平日. 有瑕如王字文, 因號王和尚, 深器之, 傳印訣. 時唐室有公主疾病, 高宗請救於三藏, 舉通自代. 通受敎別處, 以白豆一斗呪銀器中, 變白甲神兵, 逐崇(祟)不克. 又以黑豆一斗呪金器中, 變黑甲神兵, 令二色合逐之, 忽有蛟龍走出, 疾遂瘳. 龍怨通之逐己也, 來本國文仍林, 害命尤毒. 是時鄭恭奉使於唐, 見通而謂曰, "師所逐毒龍, 歸本國害甚, 速去除之." 乃與恭, 以麟德二年乙丑, 還國而黜之. 龍又怨恭, 乃托之柳生鄭氏門外. 恭不之覺, 但賞其蔥密, 酷愛之. 及神文王崩, 孝昭卽位, 修山陵, 除葬路, 鄭氏之柳當道. 有司欲伐之, 恭恚曰, "寧斬我頭, 莫伐此樹." 有司奏聞, 王大怒, 命司寇曰, "鄭恭恃王和尚神術, 將謀不遜, 侮逆王命 言斬我頭, 宜從所好." 乃誅之, 坑其家. 朝議王和尚與恭甚厚, 應有忌嫌, 宜先圖之, 乃徵甲尋捕. 通在王望寺, 見甲徒至, 登屋携砂瓶, 研朱筆而呼曰, "見我所爲." 乃於瓶項抹一畫曰, "爾輩宜各見項." 視之皆朱畫, 相視愕然. 又呼曰, "若斷瓶項, 應斷爾項, 如何?" 其徒奔走, 以朱項赴王. 王曰, "和尚神通, 豈人力所能圖!" 乃捨之. 王女忽有疾, 詔通治之, 疾愈. 王大悅, 通因言 "恭被毒龍之汚, 濫膺國刑." 王聞之心悔, 乃免恭妻孥, 拜通爲國師. 龍旣報冤於恭, 往機張山爲熊神, 慘毒滋甚, 民多梗之. 通到山中, 諭龍授不殺戒, 神害乃息. 初神文王發疽背, 請候於通. 通至, 呪之立活, 乃曰, "陛下曩昔爲宰官身, 誤決臧人信忠爲隷. 信忠有怨, 生生作報, 今玆惡疽亦信忠所祟. 宜爲忠創伽藍, 奉冥祐以解之." 王深然之, 創寺號信忠奉聖寺. 寺成, 空中唱云 "因王創寺, 脫苦生天. 怨已解矣." 或本載此事於眞表傳中, 誤. 因其唱地, 置折怨堂, 堂與寺今存. 先是密本之後有高僧明朗, 入龍宮得神印, 梵云文豆婁, 此云神印. 祖創神遊林, 今天王

寺. 屢隣國之寇. 今和尙傳無畏之髓, 遍歷塵寰, 救人化物. 兼以宿命
之明, 創寺雪怨, 密敎之風於是乎大振. 天磨之摠持嵓, 母岳之呪錫院
等, 皆其流裔也. 或云通俗名尊勝角干, 角干乃新羅之宰相峻級, 未聞
通歷仕之迹 或云射得豺狼, 皆未詳.

『三國遺事』

혜공 惠空

釋惠空, 大眞公之家傭嫗之子, 小名憂助, 蓋方言也. 公嘗忠瘡濱於
死, 而候慰塡街. 憂助年七歲, 謂其母曰, "家有何事, 賓客之多也?"
母曰, "家公發惡疾將死矣, 爾何不知?" 助曰, "吾能右之." 母異其言,
告於公. 公使喚來, 至坐床下, 無一語, 須臾瘡潰. 公謂偶爾, 不甚異
之. 旣壯, 爲公養鷹, 甚愜公意. 初公之弟, 有得官赴外者, 請公之選
鷹歸治所. 一夕公忽憶其鷹, 明晨擬遣助取之, 助已先知之, 俄頃取
鷹, 昧爽獻之. 公大驚悟, 方知昔日救瘡之事, 皆叵(叵)測也. 謂曰,
"僕不知至聖之托吾家, 狂言非禮汚辱之, 厥罪何雪, 而後乃今願爲導
師導我也." 遂下拜. 靈異旣著, 遂出家爲僧, 易名惠空. 常住一小寺,
每猖狂大醉, 負簣歌舞於街巷, 號負簣和尙, 所居寺因名夫蓋寺, 乃
簣之鄉言也. 每入寺之井中, 數月不出, 因以師名, 名其井. 每出有碧
衣神童先湧, 故寺僧以此爲候, 旣出, 衣裳不濕. 晚年移止恒沙寺 今迎
日縣吾魚寺. 諺云 恒沙人出世, 故名恒沙洞.. 時元曉撰諸經疏, 每就師質疑,
或相調戲. 一日二公, 沿溪掇魚而啖之, 放便於石上, 公指之戲曰, "汝
屎吾魚." 故因名吾魚寺. 或人以此爲曉師之語, 濫也. 鄉俗訛呼其溪,
曰芼矣川. 瞿旵公嘗遊山, 見公死僵於山路中, 其屍脹脹, 爛生虫蛆,
悲嘆久之, 及廻轡入城, 見公大醉歌舞於市中. 又一日將草索綯, 入靈

廟寺, 圍結於金堂, 與左右經樓及南門廊廡, 告剛司 "此索須三日後取之," 剛司異焉而從之, 果三日善德王駕幸入寺, 志鬼心火出燒其塔, 唯結索處獲免. 又神印祖師明朗, 新創金剛寺, 設落成會, 龍象畢集, 唯師不赴, 朗卽焚香虔禱, 小(少)選公至. 時方大雨, 衣袴不濕, 足不沾泥. 謂明朗曰, "辱召懃懃, 故玆來矣." 靈迹頗多, 及終, 浮空告寂, 舍利莫知其數. 嘗見肇論曰, "是吾昔所撰也." 乃知僧肇之後有也.

『三國遺事』

묵호자 墨胡子

訥祇(祇)王時, 沙門墨胡子, 自高句麗至一善郡, 郡人毛禮, 於家中作窟室安置. 於時, 梁遣使賜衣着香物, 君臣不知其香名與其所用. 遣人齎香徧問. 墨胡子見之, 稱其名目曰, "此焚之則香氣芬馥, 所以達誠於神聖. 所謂神聖未有過於三寶, 一曰佛陁, 二曰達摩, 三曰僧伽. 若燒此發願, 則必有靈應." 時, 王女病革, 王使胡子焚香表誓, 王女之病尋愈. 王甚喜, 餽贈尤厚. 胡子出見毛禮, 以所得物贈之, 因語曰, "吾今有所歸, 請辭." 俄而不知所歸.

『三國史記』

밀본 密本

善德王德曼, 遘疾彌留. 有興輪寺僧法惕, 應詔侍疾, 久而無效. 時有密本法師, 以德行聞於國, 左右請代之. 王詔迎入內, 本在宸仗外, 讀藥師經. 卷軸纔周, 所持六環飛入寢內, 刺一老狐與法惕, 倒擲庭

下, 王疾乃瘳. 時本頂上發五色神光, 覩者皆驚. 又承(丞)相金良圖,
爲阿孩時, 忽口噤體硬, 不言不逐. 每見一大鬼率群小鬼來家中, 凡有
盤肴, 皆啖嘗之, 巫覡來祭, 則群聚而爭侮之. 圖雖欲命撤, 而口不能
言. 家親請法流寺僧亡名來轉經, 大鬼命小鬼以鐵槌打僧頭, 仆地嘔
血而死. 隔數日, 遣使邀本, 使還言, "本法師受我請將來矣." 衆鬼聞
之, 皆失色, 小鬼曰, "法師至, 將不利, 避之何幸." 大鬼侮慢自若曰,
"何害之有?" 俄而, 有四方大力神, 皆屬金甲長戟來, 捉群鬼而縛去,
次有無數天神, 環拱而待. 須臾本至, 不待開經, 其疾乃治, 語通身解,
具說件事. 良圖因此篤信釋氏, 一生無怠. 塑成興輪寺吳堂主・彌陀
尊像・左右菩薩, 幷滿金畫其堂. 本嘗住金谷寺. 又金庾信, 嘗與一老
居士交厚, 世人不知其何人. 于時公之戚秀天久染惡疾, 公遣居士診
衛. 適有秀天之舊名因惠師者, 自中岳來訪之, 見居士而慢侮之曰,
"相汝形儀, 邪佞人也, 何得理人之疾?" 居士曰, "我受金公命, 不獲
已爾." 惠曰, "汝見我神通." 乃奉爐呪香, 俄頃, 五色雲, 旋遶頂上,
天花散落. 士曰, "和尚通力, 不可思議. 弟子亦有拙技, 請試之. 願師
乍立於前." 惠從之. 士彈指一聲, 惠倒迸於空高一丈許, 良久, 徐徐倒
下, 頭卓地屹然如植橛. 旁人推挽之不動. 士出去, 惠猶倒卓達曙. 明
日, 秀天使扣於金公, 公遣居士往救乃解, 因惠不復賣技.

『三國遺事』

편작 扁鵲

扁鵲者, 勃海郡鄭(鄭의 오자)人也, 姓秦氏, 名越人. 少時爲人舍長.
舍客長桑君過, 扁鵲, 獨奇之, 常謹遇之, 長桑君, 亦知扁鵲非常人也.
出入十餘年, 乃呼扁鵲, 私坐閒與語曰, "我有禁方, 年老, 欲傳與公,

公母泄." 扁鵲曰, "敬諾." 乃出其懷中藥, 予扁鵲, (曰), "飮是以上池之水, 三十日, 當知物矣." 乃悉取其禁方書, 盡與扁鵲, 忽然不見, 殆非人也. 扁鵲, 以其言飮藥三十日, 視見垣一方人. 以此視病, 盡見五藏癥結, 特以診脈爲名耳. 爲醫, 或在齊, 或在趙, 在趙者, 名扁鵲. 當晉昭公(定公의 잘못)時, 諸大夫彊, 而公族弱, 趙簡子, 爲大夫, 專國事. 簡子疾, 五日不知人, 大夫, 皆懼, 於是, 召扁鵲. 扁鵲, 入視病出, 董安于, 問扁鵲. 扁鵲曰, "血脈治也, 而何怪? 昔秦穆公, 嘗如此七日而寤. 寤之日, 告公孫支與子輿曰, '我之帝所, 甚樂. 吾所以久者, 適有所學也. 帝告我, 晉國, 且大亂, 五世不安, 其後將霸, 未老而死, 霸者之子, 且令而國男女無別.' 公孫支, 書而藏之, 秦策於是出. 夫獻公之亂, 文公之霸, 而襄公敗秦師於殽而歸縱淫, 此子之所聞. 今主君之病, 與之同, 不出三日必間, 間必有言也." 居二日半, 簡子寤, 語諸大夫曰, "我之帝所, 甚樂, 與百神游於鈞天. 廣樂九奏萬舞, 不類三代之樂, 其聲動心. 有一熊, 欲援我, 帝命我射之, 中熊, 熊死. 有羆來, 我又射之, 中羆, 羆死. 帝甚喜, 賜我二笥, 皆有副. 吾見兒在帝側, 帝屬我一翟犬曰, '及而子之壯也, 以賜之.' 帝告我, '晉國, 且世衰, 七世而亡. 嬴姓, 將大敗周人於范魁之西, 而亦不能有也.'" 董安于受言, 書而藏之. 以扁鵲言, 告簡子, 簡子, 賜扁鵲田四萬畝. 其後, 扁鵲, 過虢, 虢太子死. 扁鵲, 至虢宮門下, 問中庶子喜方者曰, "太子, 何病? 國中治穰(禳의 오자), 過於衆事." 中庶子曰, "太子病, 血氣不時, 交錯而不得泄, 暴發於外, 則爲中害, 精神不能止邪氣, 邪氣積畜, 而不得泄. 是以, 陽緩而陰急, 故暴蹶而死." 扁鵲曰, "其死, 何如時?" 曰, "雞鳴至今." 日(曰의 오자), "收乎?" 曰, "未也. 其死, 未能半日也." 言, "臣齊勃海秦越人也. 家在於鄭(鄭의 오자). 未嘗得望精光, 侍謁於前也. 聞太子不幸而死, 臣能生之." 中庶子曰, "先生得無誕之乎? 何以言太子可生也! 臣聞, '上古之時, 醫有兪跗, 治病不以湯液, 醴灑,

鑱石, 撟引, 案抏, 毒熨, 一撥見病之應, 因五藏之輸, 乃割皮解肌, 訣
脈結筋, 搦髓腦, 揲荒爪幕, 湔浣腸胃, 漱滌五藏, 練精易形.' 先生之
方, 能若是, 則太子可生也, 不能若是, 而欲生之, 曾不可以告咳嬰之
兒." 終日扁鵲仰天歎曰, "夫子之爲方也, 若以管窺天, 以郤視文. 越
人之爲方也, 不待切脈, 望色, 聽聲, 寫形, 言病之所在. 聞病之陽, 論
得其陰, 聞病之陰, 論得其陽. 病應見於大表, 不出千里, 決者至衆,
不可曲止也. 子以吾言爲不誠, 試入診太子. 當聞其耳鳴而鼻張, 循其
兩股, 以至於陰, 當尙溫也." 中庶子, 聞扁鵲言, 目眩然而不瞚, 舌撟
然而不下. 乃以扁鵲言, 入報虢君. 虢君, 聞之大驚, 出見扁鵲於中闕
曰, "竊聞高義之日久矣, 然未嘗得拜謁於前也. 先生, 過小國, 幸而擧
之, 偏國寡臣, 幸甚. 有先生則活, 無先生則棄捐, 塡溝壑長, 終而不
得反." 言未卒, 因噓唏服臆, 魂精泄橫, 流涕長潸, 忽忽承睫, 悲不能
自止, 容貌變更. 扁鵲曰, "若太子病, 所謂尸蹷者也. 夫以陽入陰中,
動胃繵緣, 中經維絡, 別下於三焦膀胱. 是以, 陽脈下遂, 陰脈上爭,
會氣閉而不通. 陰上而陽內行, 下內鼓而不起, 上外絶而不爲使. 上有
絶陽之絡, 下有破陰之紐. 破陰絶陽之色已廢脈亂, 故形靜如死狀. 太
子未死也. 夫以陽入陰支蘭藏者生, 以陰入陽支蘭藏者死. 凡此數事,
皆五藏蹷中之時暴作也. 良工取之, 拙者疑殆." 扁鵲, 乃使弟子子陽,
厲鍼砥石, 以取外三陽五會. 有間, 太子蘇. 乃使子豹, 爲五分之熨,
以八減之齊, 和煮之, 以更熨兩脅下, 太子起坐. 更適陰陽, 但服湯二
旬而服故. 故天下盡以扁鵲爲能生死人. 扁鵲曰, "越人, 非能生死人
也. 此自當生者, 越人, 能使之起耳." 扁鵲過齊, 齊桓侯客之. 入朝見
曰, "君有疾, 在腠理. 不治, 將深." 桓侯曰, "寡人無疾." 扁鵲出, 桓
侯, 謂左右曰, "醫之好利也. 欲以不疾者爲功." 後五日, 扁鵲復見曰,
"君有疾, 在血脈. 不治, 恐深." 桓侯曰, "寡人無疾." 扁鵲出, 桓侯不
悅. 後五日, 扁鵲復見曰, "君有疾, 在腸胃間. 不治, 將深." 桓侯不應.

扁鵲出, 桓侯不悅. 後五日, 扁鵲復見, 望見桓侯而退走. 桓侯, 使人問其故, 扁鵲曰, "疾之居腠理也, 湯熨之所及也, 在血脈, 鍼石之所及也, 其在腸胃, 酒醪之所及也, 其在骨髓, 雖司命無奈之何. 今在骨髓, 臣是以無請也." 後五日, 桓侯體病. 使人召扁鵲, 扁鵲已逃去. 桓侯遂死. 使聖人預知微, 能使良醫得蚤從事, 則疾可已, 身可活也. 人之所病, 病疾多, 而醫之所病, 病道少. 故病有六不治, 驕恣不論於理, 一不治也, 輕身重財, 二不治也, 衣食不能適, 三不治也, 陰陽幷藏氣不定, 四不治也, 形羸不能服藥, 五不治也, 信巫不信醫, 六不治也. 有此一者, 則重難治也. 扁鵲, 名聞天下. 過邯鄲, 聞貴婦人, 卽爲帶下醫, 過雒陽, 聞周人愛老人, 卽爲耳目痹醫, 來入咸陽, 聞秦人愛小兒, 卽爲小兒醫. 隨俗爲變. 秦太醫令李醯, 自知伎不如扁鵲也, 使人刺殺之. 至今天下言脈者, 由扁鵲也.

「扁鵲倉公列傳」『史記』

순우의 淳于意

太倉公者, 齊太倉長, 臨菑人也. 淳于氏, 名意. 少而喜醫方術. 高后八年, 更受師同郡元里公乘陽慶. 慶年七十餘無子, 使意盡去其故方, 更悉以禁方予之, 傳黃帝扁鵲之脈書. 五色診病, 知人死生, 決嫌疑, 定可治, 及藥論甚精. 受之三年, 爲人治病, 決死生, 多驗. 然左右行遊諸侯, 不以家爲家. 或不爲人治病, 病家多怨之者. 文帝四年中, 人上書, 言意以刑罪, 當傳西之長安. 意有五女, 隨而泣, 意怒罵曰, "生子不生男, 緩急無可使者." 於是, 少女緹縈, 傷父之言, 乃隨父西, 上書曰, "妾父爲吏, 齊中稱其廉平, 今坐法當刑. 妾切痛, 死者不可復生, 而刑者不可復續, 雖欲改過自新, 其道莫由, 終不可得. 妾願入身

256

爲官婢, 以贖父刑罪, 使得改行自新也." 書聞, 上悲其意. 此歲中, 亦
除肉刑法. 意家居, 詔召問所爲治病死生驗者, 幾何人, 主名爲誰. 詔
問, "故太倉長臣意, 方伎所長, 及所能治病者? 其有書無有? 皆安受
學? 受學幾何歲? 嘗有所驗何縣里人也? 何病? 醫藥已其病之狀皆何
如? 其悉而對." 臣意對曰, 「自意少時, 喜醫藥, 醫藥方試之, 多不驗
者. 至高后八年, 得見師臨菑元里公乘陽慶, 慶年七十餘, 意得見事
之. 謂意曰, "盡去而方書, 非是也. 慶有古先道, 遺傳黃帝扁鵲之脈
書. 五色診病, 知人生死, 決嫌疑, 定可治, 及藥論書甚精. 我家給富,
心愛公, 欲盡以我禁方書悉敎公." 臣意卽曰, "幸甚, 非意之所敢望
也." 臣意卽避席再拜, 謁受其脈書, 上下經, 五色診, 奇咳術, 揆度陰
陽外變, 藥論, 石神, 接陰陽禁書. 受讀解驗之, 可一年所. 明歲卽驗
之, 有驗, 然尚未精也. 要事之三年所, 卽嘗已爲人治, 診病決死生,
有驗精良. 今慶已死十年所, 臣意年盡三年, 年三十九歲也. (1)齊侍
御史成, 自言病頭痛, 臣意診其脈告曰, "君之病惡, 不可言也." 卽出
獨告成弟昌曰, "此病疽也. 內發於腸胃之間, 後五日當癰腫, 後八日
嘔膿死." 成之病, 得之飮酒且內, 成卽如期死. 所以知成之病者, 臣意
切其脈得肝氣. 肝氣濁而靜, 此內關之病也. 脈法曰, "脈長而弦不得
代四時者, 其病主在於肝, 和卽經主病也, 代則絡脈有過. 經主病和
者, 其病得之筋髓裏, 其代絶而脈賁者, 病得之酒且內." 所以知其後
五日而癰腫, 八日嘔膿死者, 切其脈時, 少陽初代. 代者, 經病. 病去
過人, 人則去. 絡脈主病, 當其時, 少陽初關一分, 故中熱而膿未發也.
及五分, 則至少陽之界, 及八日, 則嘔膿死. 故上二分而膿發, 至界而
癰腫盡泄而死. 熱上, 則熏陽明爛流絡, 流絡動, 則脈結發, 脈結發,
則爛解. 故絡交熱, 氣已上行, 至頭而動, 故頭痛. (2)齊王中子諸嬰
兒小子病, 召臣意診切其脈, 告曰, "氣鬲病. 病使人煩懣, 食不下, 時
嘔沫. 病得之少憂, 數忔食飮." 臣意卽爲之作不氣湯以飮之. 一日氣

下, 二日能食, 三日卽病愈. 所以知小子之病者, 診其脈, 心氣也, 濁躁而經也, 此絡陽病也. 脈法曰, "脈來數疾去難而不一者, 病主在心. 周身熱, 脈盛者, 爲重陽, 重陽者, 逿心主. 故煩懣食不下, 則絡脈有過, 絡脈有過, 則血上出, 血上出者死. 此悲心所生也." 病得之憂也.

(3)齊郎中令循病, 衆醫皆以爲蹶入中而刺之, 臣意診之, 曰, "湧疝也, 令人不得前後溲." 循曰, "不得前後溲, 三日矣." 臣意飮以火齊湯. 一飮得前溲, 再飮大溲, 三飮而疾愈. 病得之內, 所以知循病者, 切其脈時, 右口氣急, 脈無五藏氣. 右口脈大而數, 數者, 中下熱而湧. 左爲下, 右爲上, 皆無五藏應, 故曰'湧疝', 中熱故溺赤也. (4)齊中御府長信病, 臣意入診其脈, 告曰, "熱病氣也. 然暑汗脈少衰, 不死." 曰, "此病, 得之當浴流水而寒甚, 已則熱." 信曰, "唯, 然. 往冬時, 爲王使於楚, 至莒縣陽周水, 而莒橋梁頗壞, 信則攣車轅, 未欲渡也, 馬驚卽墮, 信身入水中, 幾死. 吏卽來救信, 出之水中, 衣盡濡, 有閒而身寒, 已熱如火. 至今不可以見寒." 臣意卽爲之液湯火齊逐熱. 一飮汗盡, 再飮熱去, 三飮病已. 卽使服藥, 出入二十日, 身無病者. 所以知信之病者, 切其脈時, 幷陰. 脈法曰, "熱病, 陰陽交者死." 切之不交, 幷陰. 幷陰者, 脈順淸而愈, 其熱雖未盡, 猶活也. 腎氣, 有時閒濁, 在太陰脈口而希, 是水氣也. 腎固主水, 故以此知之. 失治一時, 卽轉爲寒熱. (5)齊王太后病, 召臣, 意入診脈, 曰, "風癉客脬, 難於大小溲, 溺赤." 臣意飮以火齊湯. 一飮卽前後溲, 再飮病已, 溺如故. 病得之流汗出滫. 滫者, 去衣而汗晞也. 所以知齊王太后病者, 臣意診其脈, 切其太陰之口, 濕然風氣也. 脈法曰, "沈之而大堅, 浮之而大緊者, 病主在腎." 腎切之而相反也, 脈大而躁. 大者, 膀胱氣也, 躁者, 中有熱而溺赤. (6)齊章武里曹山跗病, 臣意診其脈, 曰, "肺消癉也, 加以寒熱." 卽告其人曰, "死, 不治. 適其共養. 此不當醫治." 法曰, "後三日而當狂. 妄起行欲走, 後五日死." 卽如期死. 山跗病, 得之盛怒而以接內. 所以知山跗之病者, 臣意切其脈, 肺氣熱也. 脈法曰, "不平不鼓, 形獘." 此五藏高之遠數以經病也. 故切之時, 不平而代. 不平者, 血不居其處, 代者, 時參擊竝至, 乍躁乍大也. 此兩絡脈絕, 故死不治. 所以加寒熱者, 言其人尸奪. 尸奪者, 形獘. 形獘者, 不當關灸鑱石及飲毒藥也. 臣意未往診時, 齊太醫先診山跗病, 灸其足少陽脈口, 而飲之半夏丸. 病者, 卽泄注, 腹中虛, 又灸其少陰脈. 是壞肝剛絕深. 如是重損病者氣, 以故加寒熱. 所以後三日而當狂者, 肝一絡連屬, 結絕乳下陽明, 故絡絕, 開陽明脈, 陽明脈傷, 卽當狂走. 後五日死者, 肝與心相去五分, 故曰, '五日盡.' 盡卽死矣. (7)齊中尉潘滿如病少腹痛, 臣意診其脈, 曰, "遺積瘕也." 臣意卽謂齊太僕臣饒內史臣繇曰, "中尉不復自止於內, 則三十日死." 後二十餘日, 溲血死, 病得之酒且內. 所以知潘滿如病者, 臣意切其脈, 深小弱, 其卒然合合也, 是脾氣也. 右脈口氣至緊小, 見瘕氣也, 以次相乘, 故三十日死. 三陰俱搏者, 如法, 不俱搏者, 決在急期, 一搏一代者, 近也. 故其三陰搏, 溲血如前止. (8)陽虛侯相趙章病, 召臣意, 衆醫皆以爲寒中, 臣意診其脈, 曰, "迵風." 迵風者, 飲食下嗌而輒出不留. 法曰, "五日死." 而後十日乃死. 病得之酒. 所以知趙章之病者, 臣意切其脈, 脈來滑, 是內風氣也. 飲食下嗌而輒出不留者, 法五日死, 皆爲前分界法. 後十日乃死, 所以過期者, 其人嗜粥, 故中藏實, 中藏實, 故過期. 師言曰, "安穀者, 過期, 不安穀者, 不及期." (9)濟北王病, 召臣意診其脈, 曰, "風蹶胸滿." 卽爲藥酒, 盡三石, 病已. 得之汗出伏地. 所以知濟北王病者, 臣意切其脈時, 風氣也, 心脈濁. 病法, "過入其陽, 陽氣盡而陰氣入." 陰氣入張, 則寒氣上而熱氣下, 故胸滿. 汗出伏地者, 切其脈, 氣陰. 陰氣者, 病必入中, 出及瀺水也. (10)齊北宮司空命婦出於病, 衆醫皆以爲風入中, 病主在肺, 刺其足少陽脈. 臣意診其脈, 曰, "病氣疝, 客於膀胱, 難於前後溲而溺赤, 病見寒氣則遺溺, 使人腹腫."出於病, 得之欲溺不得, 因以接內. 所以知出於病者, 切其脈大而實, 其來難, 是蹶陰之動也. 脈來難者, 疝氣之客於膀胱也, 腹之所以腫者, 言蹶陰之絡結小腹也. 蹶陰有過則脈結動, 動則腹腫. 臣意卽灸其足蹶陰之脈, 左右各一所. 卽不遺溺而溲淸, 小腹痛止. 卽更爲火齊湯以飮之, 三日而疝氣散, 卽愈. (11)故濟北王阿母自言足熱而懣, 臣意告曰, "熱蹶也." 則刺其足心各三所, 案之無出血, 病旋已. 病得之飮酒大醉. 濟北王召臣意, 診脈諸女子侍者, 至女子豎. 豎無病, 臣意告永巷長曰, "豎傷脾, 不可勞. 法當春嘔血死." 臣意言王曰, "才人女子豎何能?" 王曰, "是好爲方, 多伎能, 爲所是案法新. 往年市之民所, 四百七十萬, 曹偶四人." 王曰, "得母有病乎?" 臣意對曰, "豎病重, 在死法中." 王召視之, 其顏色不變, 以爲不然, 不賣諸侯所. 至春, 豎奉劍從王之廁, 王去豎後, 王令人召之, 卽仆於廁, 嘔血死. 病得之流汗. 流汗者, 同法病內重, 毛髮而色澤, 脈不衰. 此亦關內之病也. (12)齊中大夫病齲齒, 臣意灸其左大陽明脈, 卽爲苦參湯, 日嗽三升, 出入五六日, 病已. 得之風, 及臥開口, 食而不嗽. (13)菑川王美人懷子而不乳, 來召臣意. 臣意往, 飮以莨礍藥一撮, 以酒飮之, 旋乳. 臣意復診其脈, 而脈躁. 躁者, 有餘病. 卽飮以消石一齊, 出血, 血如豆, 比五六枚. (14)齊丞相舍人奴從朝入宮. 臣意見之食閨門外, 望其色有病氣. 臣意卽告宦者平. 平好爲脈, 學臣意所. 臣意卽示之舍人奴病, 告之曰, "此傷脾氣也, 當至春鬲塞不通, 不能食飮. 法至夏泄血死." 宦者平卽往告相曰, "君之舍人奴有病, 病重, 死期有日." 相君曰, "卿何以知之?" 曰, "君朝時入宮, 君之舍人奴, 盡食閨門外. 平與倉公立, 卽示平曰, '病如是者死.'" 相卽召舍人奴而謂之曰, "公奴有病不?" 舍人曰, "奴無病. 身無痛者." 至春, 果病, 至四月, 泄血死. 所以知奴病者, 脾氣周乘五藏, 傷部而交, 故傷脾之色也. 望之殺然黃, 察之如死靑之玆. 衆醫不知, 以爲大蟲, 不知傷脾. 所以至春死病者,胃氣黃, 黃者土氣也, 土不勝木, 故至春死. 所以至夏死者, 脈法曰, "病重而脈順清者曰'內關'. 內關之病, 人不知其所痛, 心急然無苦. 若加以一病, 死中春, 一愈順, 及一時." 其所以四月死者, 診其人時愈順, 愈順者, 人尚肥也. 奴之病得之, 流汗數出, 灸於火而以出見大風也. (15)菑川王病, 召臣意診脈, 曰, "蹶上爲重. 頭痛身熱, 使人煩懑." 臣意卽以寒水拊其頭, 刺足陽明脈左右各三所, 病旋已. 病得之沐髮未乾而臥. 診如前. 所以蹶, 頭熱至肩. (16)齊王黃姬兄黃長卿家有酒召客, 召臣意. 諸客坐, 未上食, 臣意望見王后弟宋建, 告曰, "君有病. 往四五日, 君要脅痛不可俛仰, 又不得小溲. 不亟治, 病卽入濡腎. 及其未舍五藏, 急治之. 病方今客腎濡, 此所謂'腎痹'也." 宋建曰, "然. 建故有要脊痛. 往四五日, 天雨, 黃氏諸倩, 見建家京下方石, 卽弄之. 建亦欲效之, 效之不能起, 卽復置之. 暮, 要脊痛, 不得溺, 至今不愈." 建病得之好持重. 所以知建病者, 臣意見其色, 太陽色乾, 腎部上及, 界要以下者, 枯四分所, 故以往四五日, 知其發也. 臣意卽爲柔湯使服之, 十八日所而病愈. (17)濟北王侍者韓女病, 要背痛, 寒熱, 衆醫皆以爲寒熱也. 臣意診脈, 曰, "內寒, 月事不下也." 卽竄以藥, 旋下, 病已. 病得之欲男子而不可得也. 所以知韓女之病者, 診其脈時, 切之腎脈也, 嗇而不屬. 嗇而不屬者, 其來難堅, 故曰, "月不下." 肝脈弦, 出左口, 故曰, "欲男子不可得也." (18)臨菑氾里女子薄吾病甚. 衆醫皆以爲寒熱篤, 當死, 不治. 臣意診其脈, 曰, "蟯瘕." 蟯瘕爲病, 腹大, 上膚黃麤, 循之戚戚然. 臣意飲以芫華一撮, 卽出蟯可數升, 病已, 三十日如故. 病蟯得之於寒濕. 寒濕氣宛, 篤不發, 化爲蟲. 臣意所以知薄吾病者, 切其脈, 循其尺, 其尺索刺麤, 而毛美奉髮. 是蟲氣也. 其色澤者, 中藏無邪氣及重病. (19)齊淳于司馬病, 臣意切其脈, 告曰, "當病洞風. 洞風之狀, 飲食下嗌輒後之. 病得之飽食而疾走." 淳于司馬曰, "我之王家食馬肝, 食飽甚, 見酒來, 卽走去,

驅疾至舍. 卽泄數十出." 臣意告曰, "爲火齊米汁飲之, 七八日而當
愈." 時醫秦信在旁, 臣意去, 信謂左右閣都尉曰, "意以淳于司馬病爲
何?" 曰, "以爲迵風, 可治." 信卽笑曰, "是不知也. 淳于司馬病, 法當
後九日死." 卽後九日不死, 其家復召臣意. 臣意往問之, 盡如意診, 臣
卽爲一火齊米汁, 使服之, 七八日病已. 所以知之者, 診其脈時, 切之,
盡如法. 其病順, 故不死. (20)齊中郎破石病, 臣意診其脈, 告曰, "肺
傷, 不治. 當後十日丁亥溲血死." 卽後十一日, 溲血而死. 破石之病,
得之墮馬僵石上. 所以知破石之病者, 切其脈, 得肺陰氣, 其來散, 數
道至而不一也. 色又乘之. 所以知其墮馬者, 切之得番陰脈. 番陰脈,
入虛裏, 乘肺脈. 肺脈散者, 固色變也乘之. 所以不中期死者, 師言曰,
"病者, 安穀卽過期, 不安穀則不及期." 其人嗜黍, 黍主肺, 故過期. 所
以溲血者, 診脈法曰, "病養喜陰處者順死, 養喜陽處者逆死." 其人喜
自靜, 不躁, 又久安坐, 伏几而寐, 故血下泄. (21)齊王侍醫遂病, 自
練五石服之. 臣意往過之, 遂謂意曰, "不肖有病, 幸診遂也." 臣意卽
診之, 告曰, "公病中熱. 論曰, '中熱不溲者, 不可服五石. 石之爲藥
精悍.' 公服之, 不得數溲. 亟勿服. 色將發臃." 遂曰, "扁鵲曰, '陰石
以治陰病, 陽石以治陽病.' 夫藥石者, 有陰陽水火之齊, 故中熱, 卽爲
陰石柔齊治之, 中寒, 卽爲陽石剛齊治之." 臣意曰, "公所論遠矣. 扁
鵲雖言若是, 然必審診. 起度量, 立規矩, 稱權衡, 合色脈, 表裏有餘
不足順逆之法, 參其人動靜, 與息相應, 乃可以論. 論曰, '陽疾處內,
陰形應外者, 不加悍藥及鑱石.' 夫悍藥入中, 則邪氣辟矣, 而宛氣愈
深. 診法曰, '二陰應外, 一陽接內者, 不可以剛藥.' 剛藥入則動陽, 陰
病益衰, 陽病益箸, 邪氣流行, 爲重困於俞, 忿發爲疽." 意告之後百餘
日, 果爲疽發乳上, 入缺盆死. 此謂論之大體也, 必有經紀. 拙工有一
不習, 文理陰陽失矣. (22)齊王故爲陽虛侯時, 病甚. 衆醫皆以爲蹶,
臣意診脈, 以爲痺. 根在右脅下, 大如覆杯, 令人喘, 逆氣不能食. 臣

意卽以火齊粥且飲, 六日氣下, 卽令更服丸藥, 出入六日, 病已. 病得之內. 診之時, 不能識其經解, 大識其病所在. (23)臣意嘗診安陽武都里成開方. 開方自言以爲不病, 臣意謂之, "病苦沓風, 三歲四支不能自用, 使人瘖, 瘖卽死." 今聞其四支不能用, 瘖而未死也. 病得之數飲酒, 以見大風氣. 所以知成開方病者, 診之, 其脈法奇咳言曰, "藏氣相反者死." 切之, 得腎反肺. 法曰, "三歲死也." (24)安陵阪里公乘項處病, 臣意診脈, 曰, "牡疝." 牡疝, 在鬲下, 上連肺. 病得之內. 臣意謂之, "愼毋爲勞力事. 爲勞力事, 則必嘔血死." 處後蹴踘, 要蹶寒, 汗出多, 卽嘔血. 臣意復診之, 曰, "當旦日日夕死." 卽死. 病得之內. 所以知項處病者, 切其脈, 得番陽. 番陽入虛裏, 處旦日死. 一番一絡者, 牡疝也. 臣意曰, "他所診期決死生, 及所治已病衆多, 久頗忘之, 不能盡識, 不敢以對." 問臣意, "所診治病, 病名多同而診異, 或死或不死, 何也?" 對曰, "病名多相類, 不可知. 故古聖人爲之脈法, 以起度量, 立規矩, 縣權衡, 案繩墨, 調陰陽, 別人之脈各名之. 與天地相應, 參合於人. 故乃別百病以異之. 有數者, 皆異之, 無數者, 同之. 然脈法不可勝驗. 診疾人以度異之, 乃可別同名, 命病主在所居. 今臣意所診者, 皆有診籍. 所以別之者, 臣意所受師方適成, 師死. 以故表籍所診, 期決死生, 觀所失所得者, 合脈法. 以故至今知之." 問臣意曰, "所期病決死生, 或不應期, 何故?" 對曰, "此皆飲食喜怒不節, 或不當飲藥, 或不當鍼灸. 以故不中期死也." 問臣意, "意方能知病死生, 論藥用所宜, 諸侯王大臣有嘗問意者不? 及文王病時, 不求意診治, 何故?" 對曰, "趙王膠西王濟南王吳王, 皆使人來召臣意, 臣意不敢往. 文王病時, 臣意家貧, 欲爲人治病, 誠恐吏以除拘臣意也. 故移名數, 左右不脩家生, 出行游國中, 問善爲方數者, 事之久矣. 見事數師, 悉受其要事, 盡其方書意, 及解論之. 身居陽虛侯國, 因事侯. 侯入朝, 臣意從之長安, 以故得診安陵項處等病也." 問臣意, "知文王所以得病不起之狀?" 臣意對曰, "不見文王病, 然竊聞文王病喘, 頭痛, 目不明. 臣意心論之, 以爲非病也. 以爲肥而蓄精, 身體不得搖, 骨肉不相任, 故喘, 不當醫治. 脈法曰, '年二十脈氣當趨, 年三十當疾步, 年四十當安坐, 年五十當安臥, 年六十已上氣當大董.' 文王年未滿二十, 方脈氣之趨也, 而徐之, 不應天道四時. 後聞醫灸之卽篤, 此論病之過也. 臣意論之, 以爲神氣爭而邪氣入, 非年少所能復之也, 以故死. 所謂氣者, 當調飲食, 擇晏日, 車步廣志, 以適筋骨肉血脈, 以瀉氣. 故年二十, 是謂'易貿', 法不當砭灸, 砭灸至氣逐." 問臣意, "師慶安受之? 聞於齊諸侯不?" 對曰, "不知慶所師受. 慶家富, 善爲醫, 不肯爲人治病, 當以此故不聞. 慶又告臣意曰, '愼毋令我子孫知若學我方也.'" 問臣意, "師慶何見於意而愛意, 欲悉敎意方?" 對曰, "臣意不聞師慶爲方善也. 意所以知慶者, 意少時好諸方事, 臣意試其方, 皆多驗, 精良. 臣意聞菑川唐里公孫光善爲古傳方, 臣意卽往謁之, 得見事之, 受方化陰陽及傳語法. 臣意悉受書之. 臣意欲盡受他精方, 公孫光曰, '吾方盡矣. 不爲愛公所. 吾身已衰, 無所復事之. 是吾年少所受妙方也, 悉與公. 毋以敎人.' 臣意曰, '得見事侍公前, 悉得禁方, 幸甚. 意死不敢妄傳人.' 居有閒, 公孫光閒處, 臣意深論方, 見言百世爲之精也. 師光喜曰, '公必爲國工. 吾有所善者, 皆疏. 同産處臨菑, 善爲方, 吾不若. 其方甚奇, 非世之所聞也. 吾年中時, 嘗欲受其方, 楊中倩不肯曰, 若非其人也. 胥與公往見之. 當知公喜方也. 其人亦老矣, 其家給富.' 時者未往, 會慶子男殷來獻馬, 因師光奏馬王所. 意以故得與殷善. 光又屬意於殷曰, '意好數, 公必謹遇之. 其人聖儒.' 卽爲書以意屬陽慶. 以故知慶. 臣意事慶謹, 以故愛意也." 問臣意曰, "吏民嘗有事學意方, 及畢盡得意方不? 何縣里人?" 對曰, "臨菑人宋邑. 邑學, 臣意敎以五診, 歲餘. 濟北王, 遣太醫高期王禹學. 臣意敎以經脈高下及奇絡結, 當論兪所居, 及氣當上下出入邪[正]逆順, 以

宜鑱石, 定砭灸處, 歲餘. 菑川王, 時遣太倉馬長馮信正方, 臣意敎以
案法逆順, 論藥法, 定五味及和齊湯法. 高永侯家丞杜信, 喜脈, 來學.
臣意敎以上下經脈五診, 二歲餘. 臨菑召里唐安來學. 臣意敎以五診
上下經脈, 奇咳, 四時應陰陽重, 未成, 除爲齊王侍醫." 問臣意, "診病
決死生, 能全無失乎?" 臣意對曰, "意治病人, 必先切其脈, 乃治之.
敗逆者, 不可治, 其順者, 乃治之. 心不精脈, 所期死生視可治, 時時
失之. 臣意不能全也." 太史公曰, "女無美惡, 居宮見妒, 士無賢不肖,
入朝見疑. 故扁鵲以其伎見殃, 倉公乃匿迹自隱而當刑. 緹縈通尺牘,
父得以後寧. 故老子曰, '美好者, 不祥之器.' 豈謂扁鵲等邪? 若倉公
者, 可謂近之矣."

「扁鵲倉公列傳」『史記』

부록. 역대 의인 약전 歷代醫人略傳

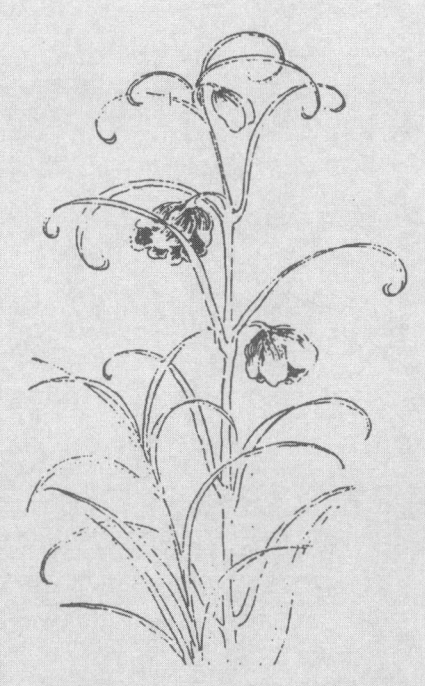

강명길 康命吉

1737(영조 13)~1800(정조 24). 조선 후기의 의원. 본관은 순천順天, 초명은 명휘命徽, 자는 군석君錫. 의관醫官 가문 출신으로 1768년(영조 44) 식년시 의과에 급제한 뒤, 군수를 거쳐 양주 목사楊州牧使를 역임하였다. 정조 때 내의로서 왕실의 진료를 담당하였으며, 1799년(정조 23) 왕명으로 『제중신편濟衆新編』(8권 5책)을 편찬하였다. 이 책은 『동의보감』의 요점을 발췌한 것으로써, 조선 후기 의가醫家에서 널리 이용된 의서의 하나이다. 1800년 정조의 병을 치료하는 데 잘못이 있다 하여 의관들이 모두 처벌될 때 사형되었다. 저서로는 『제중신편』, 『통현집通玄集』이 있다.

경구 慶絢

1712(숙종 38)~?. 조선 후기의 의원. 본관은 청주, 자는 문백文伯. 1735년(영조 11)에 증광시 의과에 합격하여 수의首醫가 되었다. 그 뒤 현령·지중추부사 등을 역임하였으며, 숭록대부崇祿大夫(종1품)의 품계를 받았다.

고세보 高世輔

생몰년 미상. 조선 전기의 의원. 1501년(연산군 7) 내의內醫로 있으면서 원자의 역질을 치료한 공로로 자헌대부資憲大夫(정2품)에 올랐고, 1506년(중종 1) 연산군의 비위를 맞추어 양기를 돕는 약물을 드렸다며 처벌하라는 상소가 있었으나 중종이 허락하지 않았다.

권성징 權聖徵

생몰년 미상. 조선 후기의 의원. 숙종 이후부터 영조 초기까지 시약청 어의侍藥廳御醫·내의원 수의內醫院首醫 등을 지냈다. 특히 침술에 정통하였다. 1701년(숙종 27) 인현왕후仁顯王后(숙종의 계비)의 진료를 담당한 이후, 숙종·경종·진종眞宗(영조의 맏아들이자 사도세자의 이복 형)·선의왕후善懿王后(경종의 계비)의 진료를 담당한 의관으로 활약하였다. 그러나 이들이 죽을 때마다 그 책임을 물어 여러 차례 삭탈관직되거나 유배되었다.

권중화 權仲和

1322(고려 충숙왕 9)~1408(조선 태종 8). 고려 말과 조선 초의 문신 · 의학자. 본관은 안동, 자는 용부容夫, 호는 동고東皐, 시호는 문절文節. 1353년(공민왕 2) 문과에 급제한 뒤 고려와 조선에 걸쳐 동지공거同知貢擧 · 삼사좌사三司左使 · 문하찬성사門下贊成事 · 영서운관사領書雲觀事 · 영삼사사領三司事 등의 벼슬을 하였고, 1398년(조선 태조 7) 예천백醴泉伯에 봉해졌다. 태종 때 영의정부사로 벼슬을 그만두었다. 그는 의약에도 정통하였는데, 『삼화자향약방三和子鄕藥方』이 너무 간요하다 하여 서찬徐贊 등과 함께 『향약간이방鄕藥簡易方』을 편찬하였으며, 1399년(정종 1)에 한상경韓尙敬과 함께 『신편집성마우의방新編集成馬牛醫方』을 새로 편집하였다.

권찬 權攢

1430(세종 12)~1487(성종 18). 조선 초기의 문신 · 의학자. 본관은 안동, 자는 취지聚之, 시호는 정순靖順. 1462년(세조 8) 사마시에 합격한 뒤, 의학에 정통하여 왕실의 질병 치료에 많은 공을 세웠다. 『조선왕조실록』에 그의 '졸기卒記'가 전해지므로 참고로 소개한다.

"공조판서 권찬이 졸하였는데, 철조輟朝 · 조제弔祭 · 예장禮葬을 관례대로 하였다. 권찬의 자는 취지이고 본관은 안동이며 증 좌찬성 권훤權煊의 아들이다. 천순天順 임오년(1462, 세조 8)에 사마시에 합격하여 처음 의서습독관醫書習讀官에 보임되어 의방醫方을 널리 연구하여 그 학업이 매우 정밀하였다. 성화成化 병술년(1466, 세조 12) 내의원 주부에 제수되었다. 정해년(1467, 세조 9)에 공조 좌랑工曹佐郞에 제수되었다가 종친부 전부宗親府典簿로 옮기고, 다시 사섬시 첨정司贍寺僉正에 올랐다. 무자년(1468) 세조가 승하하고 예종이 빈전殯殿을 모실 때 권찬이 항상 곁을 떠나지 않았다. 남이南怡 등이 모반하여 복주伏誅되자 추충정난익대공신推忠定難翊戴功臣의 호를 내리고, 기축년(1469)에 절충장군折衝將軍 행호군行護軍을 가하고, 얼마 안 되어 특별히 가선대부嘉善大夫를 가하여 현복군玄福君에 봉하였다. 성종이 즉위한 9년째인 정유년(1477, 성종 8)에 가정대부嘉靖大夫를 가하고 또 자헌대부資憲大夫를 가하였다. 무술년에 특별히 정헌대부正憲大夫를 가하여 공조 판서工曹判書에 제수하였는데, 대간臺諫이 의술을 업으로 한 자이므로 육경六卿에 합당하지 않다고 탄핵하였으나 들어주지 않았다. 이때에 이르러 졸하니 나이가 58세이다. 시호는 정순靖順인데, 몸을 공손히 하고 말이 적은 것이 '정靖'이고 인자하고 온화하여 고루 굴복시키는 것이 '순順'이다. 아들이 없어서 당형堂兄 권국의 아들 권흡勸洽을 후사로 삼았다. 권찬은 종족과 성심으로 화목하여 비록 노비가 약을 물을지라도 반드시 마음을 다해 알려 주니, 그로 말미암아 구제해 살린 자가 많았다(성종 18년 6월 11일)."

김경구 金景球

1789(정조 13)~?. 조선 후기의 의관·화가. 본관은 삼척, 자는 미백美伯. 의원으로 정3품 첨지중추부사僉知中樞府事에 올랐다. 시와 그림에 능했으며, 의관이면서 대나무를 잘 그렸던 이기복李基福과 친밀하게 지냈다. 유작으로 서원아집西園雅集의 한 장면을 그린 〈서원여의도西園餘意圖〉가 전해진다.

김공저 金公著

?~1507(중종 2). 조선 중기의 의원. 1496년(연산군 2) 내의원 봉사內醫院奉事로 임금의 병을 잘못 치료하여 처벌받았다가 복직한 뒤, 1500년 많은 신하들의 반대에도 불구하고 내의로서 동반東班의 현직에 올랐다. 이듬해 원자를 치료하여 당상관이 되고, 1504년 내의원 주부로서 판관判官이 되었으며, 1506년(연산군 12) 가선대부嘉善大夫가 되었다. 이듬해 강등되었다가 다시 첨지중추부사僉知中樞府事가 되었다. 중종반정 후에 연산군의 비위를 맞추는 약을 지어 주었다 하여 그를 처벌하라는 간관諫官들의 계청이 있었으나 받아들여지지 않았다. 1507년(중종 2) 박경朴耕 등과 모의하여, 박원종朴元宗·유자광柳子光·노공필盧公弼을 제거하기 위해 이를 정미수鄭眉壽와 유숭조柳崇祖 등에게 의논했다가 유숭조·남곤南袞·심정沈貞 등의 고발로 사형되었다.

김공정 金公鼎

생몰년 미상. 고려 인종 때의 의학박사. 일찍이 서경의 의학박사로 있었다. 1135년(고려 인종 13)에 묘청이 난을 일으키자 이에 가담했으나, 김부식이 이를 토벌할 때 내통하여 묘청의 목을 베어 조정에 보내고 군사를 청하여 성을 함락시키는 데 큰 공을 세웠다.

김길호 金吉浩

생몰년 미상. 조선 전기 의원. 문종 때 내의로 있었으나 문종의 죽음에 대한 책임으로 장杖 90에 고신告身을 박탈당하였다가 곧 내의원에 복직되었다. 1455년(세조 1)에는 행 사직行司直으로서 좌익원종공신佐翼原從功臣 2등에 책록되었다.

김덕방 金德邦

생몰년 미상. 조선 중기 일본에서 활약한 의원. 침술이 뛰어나 임진전쟁 이후 나가타 도쿠모토(永田德本)에게 침구鍼灸의 비법을 전수하였다. 나가타는 일본의 아즈찌(安土)·모모야마(桃山) 시대에 복고파의 거두로, 독자적 병리설을 제창한 도쿠모토류(德本流)라는 한 유파를 이루었다. 그 뒤 다시 기무라(木邨元貞)가 나가타의 침술을 전수받아 『침구비전鍼灸秘傳』(1권)을 저술하였다.

김상진 金尙珍

생몰년 미상. 조선 전기의 의원. 세조 때 내의로서 왕의 진료를 담당하여 명의라는 칭송을 들었다. 1467년(세조 13) 왕이 불편할 때 숙직하면서 치료를 하였고, 1469년(예종 1) 명나라 사신 정동鄭同의 병을 치료하였다. 예종이 승하하자 내의로서의 책임을 물으라고 신하들이 요청하였으나 성종이 허락하지 않았으며, 성종이 즉위한 뒤 가선대부嘉善大夫 동지중추부사同知中樞府事가 되었다. 의술이 뛰어나 성종의 총애를 받아 여러 차례 포상을 받았으며, 뒷날 다시 가정대부嘉靖大夫에 올랐다.

김수량 金遂良

생몰년 미상. 조선 중기의 의원. 부스럼을 잘 고치는 의원으로 그 당시 명성이 자자했다.

김순몽 金順蒙

생몰년 미상. 조선 중기의 의원. 1516년(중종 11) 내의원 제조가 되었으며, 이듬해 대비이어소大妃移御所의 시약 의원侍藥醫員이 되었다. 명의로 알려지고 종기 치료에 정통하였다. 1519년(중종 14)에는 진주까지 파견되어 진주군 강혼姜渾의 대퇴부에 생긴 종기를 치료하였다. 그 공으로 판관判官에서 당상 의관堂上醫官

의 서품을 받았다. 1525년(중종 20)에는 행 부호군직行副護軍職에 있으면서 유영정劉永貞·박세거朴世擧 등과 함께 『간이벽온방簡易辟瘟方』을 편찬하였다.

김유지 金有智

생몰년 미상. 조선 초기의 의원. 세종 때 『의방유취』를 편찬하는 데 참여하였으며, 1455년(세조 1) 세조가 즉위한 뒤 사직司直으로서 좌익원종공신佐翼原從功臣 2등에 책록되었다.

김윤은 金允誾

생몰년 미상. 조선 전기의 의원. 1550년(명종 5) 유지번柳之蕃과 함께 『달학이해방疸瘧易解方』을 편찬하였으며, 1554년(명종 9) 원자의 다리가 봄과 여름에 위축되는 병을 진찰하고는 그것이 유모의 습증濕症에 원인이 있다는 것을 밝혀 내어 유모를 바꿀 것을 청하였고, 1557년(명종 12) 사옹원 주부司饔院主簿로 있으면서 세자를 치료한 공로를 인정받아 당상 의관堂上醫官의 자급을 받았으며, 1565년(명종 20) 왕의 병을 치료한 공로로 가선대부嘉善大夫의 자급을 받았다. 그러나 1567년 명종이 죽자 내의로 있으면서 약을 잘못 썼다고 하여 벌을 받았다.

김응립 金凝立

생몰년 미상. 경상도 지방의 상민 출신 의원으로, 문자를 전혀 알지 못했으나 병자의 기색만 보고도 신묘한 처방으로 병을 고쳤다고 한다.

김응삼 金應三

1680(숙종 6)~?. 조선 후기의 의원. 본관은 경주, 초명은 덕삼德三, 자는 정보鼎甫. 의원 가문 출신으로 숙종·경종 때의 명의이다. 1699년(숙종 25) 증광시 의과에 급제한 뒤 내의가 되어 임금을 비롯한 궁중의 병자 치료에 공이 많았다. 1712년(숙종 38) 별견 어의別遣御醫로서 연경燕京에 다녀왔으며, 1730년(영조 6)에는 빈궁의 병을 잘 치료한 공으로 상을 받았다. 뒤에 영조의 몸이 불편한 것은 행행幸行 때문이라 했다가 처벌되었으나 다시 복직되었다. 수의首醫로 활약하여 공이 많았으며, 숭록대부崇祿大夫 첨지중추부사僉知中樞府事에 이르렀다.

김응탁 金應鐸

생몰년 미상. 조선 선조 때의 내의. 1596년(선조 29)에 선조의 명으로 허준許浚과 함께 『동의보감』 편집에 참가하였다가 정유재란으로 중단하였다.

김전 金琠

생몰년 미상. 고려 후기의 의원. 당시 배불론排佛論이 일어나 유교와 불교가 심하게 대립하자, 1391년(고려 공양왕 3) 왕에게 글을 올려 태조 이래 고려의 창업은 사원寺院을 건립하고 불상을 만들어 불교를 장려한 때문이라고 불교옹호론을 주장하는 한편, 일부 승려들에 의해서 자행된 타락 행위와 불법의 폐해를 비판하면서 시정을 촉구하여 참된 불법을 수행하여야 한다고 강조하였다. 그러나 뒷날 부처에게 아첨하고 왕을 미혹한다는 예문춘추관藝文春秋館의 탄핵을 받았고, 성균생원 박초朴礎 등으로부터 통렬한 비난을 받았다.

김지 金智

생몰년 미상. 조선 전기의 의원. 1440년(세종 22) 금성대군錦城大君의 병을 치료하였고, 1447년(세종 29)에는 대마도의 승려 숭태崇泰가 왔을 때, 그가 의술에 능하였으므로 그 의술을 전수받았다. 1453년(단종 원년)에는 말에서 떨어진 안평대군安平大君을 치료하였고, 이해 일본 사신인 승려 희익喜益이 침구針灸와 의방醫方에 밝아 내의로서 그의 의술을 전습케 하였다. 1456년(세조 원년) 좌익원종공신佐翼原從功臣 3등이 되고, 1458년 첨지중추원사僉知中樞院事에 올랐다. 관직은 전의감 정典醫監正에 이르렀다.

김징악 金徵渥

979(고려 경종 4)~?. 고려 문종 때의 의원. 당시에는 제도적으로 69세가 되면 관직에서 물러나야 했으므로, 69세가 되던 해인 1047년(문종 1) 상서이부尙書吏部에서 그의 사퇴를 주청하였으나, 문종이 그의 의술을 아낄 뿐 아니라 왕의 측근에 있다 하여, 특별히 여러 해 동안 더 봉직하도록 허락하게 하였다. 1048년(문종 2)에는 다방태의소감茶房太醫少監에 임명되었다.

김흥수 金興守

생몰년 미상. 조선 전기의 의원. 1488년(성종 19) 뛰어난 의술로 당상 의관堂上醫官에 올랐고, 1491년(성종 22) 첨지중추부사僉知中樞府事가 되었다. 1494년(성종 25) 원손이 태어나자 내의로서 가선대부(종2품)에 올랐다. 1498년(연산군 4) 윤필상尹弼商 등과 함께 『구급이해방救急易解方』(1권)을 편집하고, 이듬해 3월 언해를 붙여 간행하였다.

김희선 金希善

?~1408(태종 8). 조선 초기의 문신·의학자. 시호는 원정元靖. 1392년(조선 태조 1) 호조 판서를 거쳐 이듬해 전라도 안렴사로 있으면서 전국 각 도에 의학원을 설치할 것을 건의하였다. 1396년(태조 5) 중추원부사로서 충청·전라·경상도에 내려가 백성들의 병고를 묻고 돌보았다. 그 뒤 원주 목사를 거쳐 대사헌·지 의정부사·경상도 관찰사·형조 판서·호조 판서 등을 역임하였다. 의학에 정통하여 중요한 의서들을 편찬하였다. 편저로는 『향약제생집성방鄕藥濟生集成方』·『우마의방牛馬醫方』 등이 있다.

남두민 南斗旻

1725(영조 1)~?. 조선 후기의 의원. 본관은 영양英陽, 자는 천장天章, 호는 단애丹崖. 1764년(영조 40) 통신사의 수행원으로 일본에 가서 일본 의원들과 의사醫事에 관한 문답問答을 주고받았고, 1765년 증광시 의과의 참시관參試官이 되었다. 벼슬은 전의감 정典醫監正에 이르렀다.

남영 南嶸

1548(명종 3)~1616(광해군 8). 조선 중기의 문신·의관. 본관은 의령, 자는 사수士秀, 호는 고산孤山. 유성룡柳成龍의 천거로 1601년(선조 34) 50여 세의 나이로 처음 관직에 나아가 조지서 별제造紙署別提에 제수되었다. 1603년에는 장흥고長興庫 직장直長이 되었으며, 이때부터 의관으로 활약하였다. 1605년 오위장과 진천 현감을 거쳐 이듬해 양성 현감이 되었다가 다시 어의御醫로 근무하였다. 그 뒤 마전 군수·첨지중추부사를 지내고, 1616년(광해군 8)에 음죽 현감으로 나갔다가 임소에서 죽었다. 병조 참판에 추증되었고, 1646년(인조 24)에는 다시 의정부

좌참찬에 추증되었다.

노중례 盧重禮

?~1452(문종 2). 조선 세종 때의 의원. 명나라에 가서 중국 의관들과 함께 우리 나라와 중국의 약재를 비교하여, 20여 종에 이르는 우리나라 약초의 효능을 확인 하였다. 약용 식물학 서적인 『향약채취월령鄕藥採取月令』과 한방 의서인 『향약 집성방鄕藥集成方』(85권)을 편집하는 데 참여하였고, 태교와 출산과 영아의 질병 치료에 관한 의서醫書인 『태산요록胎産要錄』(2권)을 편찬하였으며, 『의방유취醫 方類聚』를 편집할 때 감수를 맡았다. 그 밖에도 여러 대군大君과 중궁中宮의 병 을 치료한 공으로 여러 차례 포상을 받았다. 1452년(문종 2) 상호군上護軍으로 봉 직하다가 죽었다. 벼슬은 동지중추부사同知中樞府事에 이르렀으며, 죽은 뒤인 1456년(세조 2) 좌익원종공신佐翼原從功臣 1등과 첨지중추부사僉知中樞府事로 추서되었다. 다음은 『조선왕조실록』의 기록이다.

"고故 행 상호군上護軍 노중례의 집에 쌀·콩과 관곽棺槨을 부의賻儀로 내렸 다. 노중례는 의원을 업으로 삼아 의술에 정통하여 근세의 의원으로서는 그에 비 할 이가 드물었다. 성품이 겸손하고 공손하여 내의內醫가 된 지 수십 년간 처음 부터 끝까지 경신敬愼하였으며, 두 임금에게 은혜를 받아 상사賞賜가 이루 기록 할 수 없을 정도이다. 비록 미천한 사람이라도 약을 물으면 반드시 곡진하게 가 르쳐 주면서 싫어하는 기색이 없었다. 세상의 의원은 대개 미천한 데서 일어나 벼슬이 높아지면 지기志氣가 갑자기 교만해져 비록 사대부 집안에서 초청하더라 도 반드시 난처한 기색을 보이고, 게다가 높은 값을 요구한다. 그러므로 사람들 이 노중례를 어질다고 여겼던 것이다.(문종 2년 3월 11일)"

문세련 文世璉

생몰년 미상. 조선 중기의 내의. 1542년(중종 37)에 박세거, 홍침 등과 함께 김 안국의 감수에 의하여 『분문온역이해방分門瘟疫易解方』을 편찬하였다.

박상돈 朴尙敦

생몰년 미상. 조선 후기의 의원. 경상북도 칠곡 출신. 주로 지방에서 활동하였 으며, 1786년(정조 10)에는 의서 『진역방疹疫方』을 저술하였다. 이 책은 치료법이 적절하여 원문과 한글로 번역 출간하여 전국에 반포되었다.

박세거 朴世擧

생몰년 미상. 조선 중기의 의원. 1526년 내의원 직장直長이 되고, 2년 뒤 내의원 정內醫院正으로 있으면서 김순몽金順蒙과 함께 『간이벽온방簡易辟瘟方』을 편찬하였다. 1542년 행 호군직行護軍職으로 사맹司猛을 겸하였고, 또 내의원 의원들과 함께 『분문온역이해방分門瘟疫易解方』을 편찬하였다. 1546년 첨지중추원사僉知中樞院事에 이르렀다.

박유연 朴由淵

생몰년 미상. 조선 중기의 은사隱士. 본관은 함양, 자는 약기躍起, 호는 일재逸齋. 효성과 학문이 뛰어나 효종이 세마·주부·좌랑의 관직으로 불렀으나 모두 나아가지 않았다. 학문이 깊고 넓었으며, 의학에도 밝아 1659년(현종 즉위년) 영의정 정태화鄭太和에 의해 궁중 의약議藥에 참여시키자는 의견이 제시되었으나 지방에 거주하고 있었던 관계로 불허되었다. 죽은 뒤 경연관의 청으로 지평을 증직하였다.

박윤덕 朴允德

생몰년 미상. 조선 초기의 의원. 태종 때 여러 의서를 편찬하는 데 참여하였다. 세종 때 대신과 종친의 병을 치료한 공로로 여러 차례 포상을 받았고, 전의감 전의·전의감 부정 등을 역임하였으며, 노중례와 함께 『향약집성방鄕藥集成方』(85권)을 편찬하였다.

박형래 朴馨來

1861(철종 12)~?. 대한제국 시대의 의원. 본관은 밀양. 1897년 종두의양성소種痘醫養成所에서 수업을 받았다. 1898년 내부內部 관립종두의사, 1899년 내부병원 의사 판임관 6등, 1900년 판임관 5등, 내부 종두사 기수技手, 1901년 판임관 4등, 1902년 충청남도를 비롯한 평안북도·강원도·경상남도 종두사무위원種痘事務委員, 1904년 내부 종두사 의사, 1905년 내부 광제원內部廣濟院 의사, 1907년 대한의원 사무원, 1908년 대한의원 주사大韓醫院主事가 되었다.

방사량 房士良

생몰년 미상. 고려 말·조선 초의 의원. 1391년(공양왕 3) 전의시 승典醫寺丞으로서 시무 11조를 올렸다. 전의 소감典醫少監·지제생원사知濟生院事 등을 역임하였다. 1399년(정종 1)에 간행한 『향약제생집성방鄕藥濟生集成方』과 『신찬집성마의방·우의방新撰集成馬醫方牛醫方』의 편집에 참여하였다.

배상문 裵尙文

생몰년 미상. 조선 초기의 의원. 김해의 아전 출신. 전의감 정典醫監正으로 1440년(세종 22) 금성대군錦成大君의 병을 치료한 공으로 품계가 오르고 많은 상을 하사받았다. 1441년(세종 23) 세종의 안질眼疾에 온천수의 효험 여부를 알아내기 위하여 평산平山 온천에 가서 안질이 있는 사람과 함께 시험하였고, 1455년(세조 1) 호군護軍으로 좌익원종공신佐翼原從功臣 1등에 책록되었다.

백광현 白光鉉

1625(인조 3)~1697(숙종 23). 조선 후기의 의원. 본관은 임천林川, 자는 숙미叔微. 독학으로 침술을 익혀 처음에는 주로 말을 침으로 치료하다가 사람의 종기를 침으로 째고 뿌리를 뽑아 내어 완치시킴으로써 신의神醫라는 명성을 얻었다. 현종 때 치종교수治腫敎授가 되었고 태의太醫를 겸하였다. 강령 현감康翎縣監·포천 현감抱川縣監·지중추부사知中樞府事를 지냈으며, 품계는 숭록대부崇祿大夫에 올랐다. 장지연張志淵이 "우리나라의 결렬決裂의 법法이 백 태의白太醫로부터 시始하였다"고 한 바와 같이 그는 침술의 권위자였다.

백귀린 白貴麟

생몰년 미상. 조선 초기의 의원. 세조 때 내의원內醫院 의원으로 활동하였다. 그자신이 매우 가난하게 살았으나 가난한 사람의 병을 치료하는 데 정성을 다했다.

변한산 邊漢山

생몰년 미상. 조선 전기의 의원. 1447년(세종 29) 내의 전순의全循義 등과 함께 일본 대마도의 승려 숭태崇泰가 왔을 때 그에게 의술을 전수받았다. 세종·문종이 죽을 때 내의로 있다가 그 때문에 직첩을 박탈당하고 의금부에 투옥되었으나 곧 풀려났다.

서찬 徐贊

생몰년 미상. 고려 말·조선 초기의 의원. 권중화權仲和의 명을 받아 『향약간
이방鄉藥簡易方』(우리나라에서 나는 약재로 병을 치료하고 처방하는 방법에 대해 간략
히 묶어 놓은 책인데 현재 전해지지 않음)을 편찬하였는데, 이 책은 『향약제생집성방
鄉藥濟生集成方』의 남본藍本이 되었다.

설경성 薛景成

1237(고려 고종 24)~1313(고려 충선왕 5). 고려시대의 의원. 집안 대대로 의업에
종사하였다. 처음 상약의좌尙藥醫佐가 된 뒤로, 군부총랑軍簿摠郎·동지밀직사
사同知密直司事를 거쳐 도첨의사사都僉議司事에 이르렀으며, 충렬왕이 병이 있
을 때마다 불러 치료하게 함으로써 더욱 유명해졌다. 원나라의 세조(世祖:쿠빌라
이칸, 칭기즈칸의 손자)가 병으로 고려에 의원을 청하였을 때 안평공주安平公主가
그를 원나라에 보내 치료하게 하여 효과를 보았으므로, 세조가 기뻐하여 후한 상
을 내리고 궁중에 자유롭게 출입할 수 있게 하였다. 그곳에서 2년 동안 머물다 고
려로 돌아왔는데, 그 뒤 얼마 되지 않아 세조가 다시 불러 몇 차례 내왕하였으며,
그때마다 후한 대접을 받았다. 그러다가 원나라 성종의 병으로 다시 원나라에 가
서 머물게 되었다. 관직은 찬성사贊成事에 이르렀다. 신체가 장대하고 풍채가 아
름답고 천성이 근후하며 제왕에게도 아첨하지 않았다.

송학천 宋學天

생몰년 미상. 그의 이력은 자세히 알려져 있지 않으나, 의술이 특이했고 귀기탕
歸芪湯으로 이름을 날렸다고 한다.

송흠 宋欽

1459(세조 5)~1547(명종 2). 조선 전기의 문신·내의. 본관은 신평新平, 자는 흠
지欽之, 호는 지지당知止堂·관수정觀水亭. 『신찬구급간이방新撰救急簡易方』의
편집에 참여하였다. 첨지중추부사, 동지중추부사 등을 지냈다. 성종 때는 시약의
공으로 여러 차례 포상을 받았다.

신득일 申得一

생몰년 미상. 조선 중기의 의원. 본관은 평산平山. 1591년(선조 24) 식년시 의과에 급제한 뒤, 내의원의 수의首醫로서 광해군과 인조 때 활약하였다. 선조가 죽었을 때 전의감 정典醫監正으로서 치료하였으며, 1608(광해군 즉위년) 의서를 인출할 때 감교관監校官이 되어 이를 주관한 공으로 동반東班의 정직正職에 제수되었다. 1623년에는 임금의 병을 잘못 치료한 죄로 문책당하였다. 품계가 숭정대부崇政大夫에 이르렀고, 지중추부사知中樞府事에 올랐다.

신보종 申輔宗

생몰년 미상. 조선 중기의 의원. 성종 때 내의원 정內醫院正을 지냈다. 여러 대신과 종친의 병을 치료하였으며, 1494년(성종 25) 인수대비의 병이 위급할 때 치료한 공으로 성종이 품계를 한 등급 높여 주려 하였으나 한 등급을 높여 주면 당상 의관이 된다는 계청이 있어 중지되었다.

신수 愼修

?~1101(고려 숙종 5). 고려 중기의 의학자. 시호는 공헌恭獻. 거창居昌 신씨의 시조. 원래는 송나라 개봉開封 사람이었는데, 고려 문종 대에 송으로부터 와서 의생을 교육하고 의학을 전수하다가 귀화하였다. 학식이 풍부하고 의술에 정통하였으며, 과거에 급제한 뒤 벼슬이 수사공우복야 참지정사守司空右僕射參知政事에 이르렀다.

안경창 安景昌

1604(선조 37)~?. 조선 인조·효종 연간의 의원. 본관은 순흥順興, 자는 자흥子興. 1627년(인조 5) 식년시 의과에 급제하였다. 그 뒤 내의원 내의內醫로 있었으며 품계가 통정대부에 올랐다. 1653년(효종 4) 황해도 지방에 질병이 크게 창궐하자 이를 다스렸는데, 이때 많은 사망자가 생기자 효종은 내의원 약재를 꺼내 구제하게 하였다. 그러나 약물만으로는 많은 사람을 구제하기 어려워 치료법과 약물을 널리 알려 주는 것이 타당하다는 진언을 듣고, 당시 어의인 안경창에게 옛 『벽온방辟瘟方』들을 연구하여 쉽고 간략하게 편찬하도록 지시하였다. 그리고 백성들이 쉽게 이해할 수 있도록 언해하였는데 이 책이 『벽온신방辟瘟新方』(1책)이다.

안덕수 安德壽

생몰년 미상. 이름을 덕수德秀라고도 쓴다. 조선 중기의 의원. 선조 때 중전의 인후증咽喉症(목구멍에 생기는 질병)을 고쳐서 가선대부가 되었다.

안찬 安瓚

?~1519(중종 14). 조선 중기의 의원. 본관은 순흥順興, 자는 황중黃中. 1517년 (중종 12) 안당安瑭의 천거로 전의감 주부가 되었고, 다음해 의학교수로 천거되어 의원을 교육시켰다. 1519년 기묘사화 때 화를 입은 유림들의 신원을 상소하였다 가 장류杖流되어 가던 도중 연서역延曙驛에서 죽었다. 조광조趙光祖와 교분이 두 터웠다. 두통을 앓는 어느 환관의 병을 낙상으로 진단하는 등의 정확한 처방으로 신의神醫라 불렸으며, 산수화에도 능하였다.

안현 安玹

1501(연산군 7)~1560(명종 15). 조선 중기의 문신·의학자. 본관은 순흥順興, 자 는 중진仲珍, 호는 설강雪江, 시호는 문희文僖. 청백리에 뽑혔다. 1521년(중종 16) 별시문과에 급제하여 홍문관 정자가 되었다. 그 뒤 여러 관직을 거쳐 좌의정까지 올랐다. 문장에 뛰어났고 학문이 깊었다. 의술과 약리藥理에도 정통하여 내외의 의국醫局을 관리하였고, 왕의 병을 치료하는 데 참여하기도 했다. 그가 약리에 밝았음은 아래의 『조선왕조실록』 기록에서 확인할 수 있다.

내의원 제조 윤은보尹殷輔·정순붕鄭順朋·정대년鄭大年 등이 빈청에 나아가 문안하니, 상이 전교하였다.

"견갑肩甲이 아팠다 나았다 한다. 이는 큰 병과 같은 것이 아니고 곧 풍기風氣 의 소치이니 문안할 것 없다."

윤은보 등이 아뢰었다.

"상의 증세와 같은 데는 금사만응고金絲萬應膏가 가장 좋습니다. 아랫사람들 이 써 보았는데 효과를 본 사람이 많고, 방문方文을 고찰해 보건대 비록 적실하 게 어느 증세를 치료하는 것이라고 가리키지는 않았지만 대개 악창惡瘡을 잘 녹 여내며 농膿을 제거하고 새 살이 나게 하는 것이라 했습니다. 또 이 약재藥材에 는 풍風을 다스리는 재료가 많이 들어 있으니, 동그랗게 만들어 붙인다면 무슨 해가 있겠습니까? 또 증세를 다스리기가 구고고救苦膏를 붙이는 것과 다를 게 없으니, 다시 이 약을 붙여 효험을 시험해 보시는 것이 어떻겠습니까? 또 이 약은 본래 양의사兩醫司에 있는 것이 아니고 우승지右承旨 안현安玹이 앞서 전라도 관찰사로 있을 때 조제했던 것인데, 이제는 또 승정원에서 조제하여 간수하고 있습니다. 지금 비록 쓰려고 하여 의사醫司에 구하더라도 진실로 구하여 얻기 어려울 것입니다. 바라건대 승정원에 간수하고 있는 것을 금내禁內로 들여오게 하고, 7월이 지난 다음에 조제하여 들여오게 하는 것이 어떻겠습니까? 또 안현은 약리藥理에 정밀하므로 약방 제조藥房提調가 된다면, 비록 그런 약을 조제하더라도 반드시 약재를 잘 가려 정하게 조제할 것입니다. 전에도 약리를 아는 사람을 제조로 삼았습니다."(중종 39년 4월 26일)

양예수(楊禮壽)

? ~ 1600(선조 33). 조선 중기의 의원. 본관은 하음河陰, 자는 경보敬甫, 호는 퇴사옹退思翁. 박학하고 의술에 능하였으나 1563년(명종 18) 내의원 주부로서 순회세자順懷世子(명종의 아들, 13살에 요절함)의 병을 치료하지 못한 책임으로 투옥되었다가, 이듬해 다시 예빈시 판관禮賓寺判官으로 발탁되었다. 1565년 어의御醫로 명종의 총애를 받아 통정대부에 오르고, 명종이 죽어 의관들이 처벌당할 때 함께 투옥되었다가 곧 복직되었다. 1580년(선조 13) 가선대부에 올랐고, 1595년 동지중추부사가 되었다. 이듬해 태의로서 허준許浚 등과 함께 『동의보감』 편찬에 착수하였고, 박세거 · 손사명 등과 함께 『의림촬요醫林撮要』(13권 13책)를 저술하였다. 임진왜란이 일어나 중전이 수안과 해주에 머물 때 호종 의관이 되기도 하였다.

양홍달 楊弘達

생몰년 미상. 조선 초기의 명의. 태조 · 세종 연간에 전의典醫를 지냈다. 1401년(태조 1) 제생원濟生院(조선시대 서민 의료기관) 의원이 되고, 1404년(태종 4)에는 뛰어난 의술을 인정받아 공조 전서工曹典書에 임명되었으며, 이듬해 종2품의 검교 승녕부윤檢校承寧府尹에 올랐다. 세종 때는 여러 대신들과 종친들의 병을 치료하여 많은 상을 받았으며, 그의 음덕으로 아들 제남濟男이 3품의 벼슬을 제수받는 등 어의御醫로서 매우 두터운 총애와 예우를 받았다. 특히 그는 벼슬살이를 하면서 미천한 여자의 소생이라는 탄핵을 여러 차례 받은 바 있으나, 뛰어난 의술과 정성이 국왕에게 인정을 받아 번번이 파면을 면할 수 있다. 다음은 『조선왕조실록』에 기록된 이 같은 사례의 하나이다.

의인醫人 양홍달·양홍적楊弘迪 등이 조사朝士와 함께 사진仕進하는 것을 허락하였다. 조박趙璞이 말했다.

"의인 양홍달·양홍적 등이 모두 궁고宮庫 별좌別坐가 되었는데, 감찰이 천한 노예의 자손이라고 하여 함께 앉으려 하지 않습니다."

임금이 말하였다.

"나도 일찍이 들었다. 그러나 양홍달 등은 훌륭한 의원이다. 태상왕께서 두 번이나 병환이 나셨는데, 마음을 다해 구료하였기 때문에 태상왕께서 매우 사랑하시고, 나도 또한 형제같이 본다. 또 그가 천인이라는 것은 분명한 증거가 없으니, 비록 함께 일을 하더라도 무슨 혐의스러울 것이 있겠는가! 만일 국가에 공이 있다면, 비록 천례賤隷라도 어찌 통通할 도리가 없겠는가?"(정종 1년 3월 13일)

양홍수 楊弘邃

생몰년 미상. 조선 전기의 의원. 왕실과 대신, 특히 외국 사절의 질병을 자주 치료하였다. 1421년(세종 3) 직산稷山에서 앓고 있던 옥천부원군 유경劉敬을 치료하였으며, 1423년에는 명나라 사신 진경陳敬의 병을, 이듬해에는 명나라의 정사正使 이낭중李郞中의 병을, 1429년(세종 11)에는 명나라 사신 윤봉尹鳳의 병을, 이듬해에는 명나라 사신 창성昌盛의 다리 통증과 서흥瑞興에 있는 윤봉의 콧병을 치료해 주었으며, 이듬해에는 명나라 사신 장정안張定安이 김화현金化縣에 이르러 병이 나자 그곳까지 가서 치료해 주는 등 외국 사신을 많이 치료하였다. 1440년(세종 22) 대호군大護軍으로서 왕비의 병을 치료하였고, 이어 금성대군錦城大君의 병을 치료하여 많은 상을 받았다. 이듬해 온수현溫水縣(온양溫陽)에 가서 그곳의 물이 안질眼疾 치료에 효험이 있는지 알아 보기도 하였다.

양홍적 楊弘迪

생몰년 미상. 조선 초기의 의원. 의관으로서 왕실과 대신의 병을 여러 차례 치료하여 많은 포상을 받았다. 1408년(태종 8) 왕의 침구鍼灸에 착오가 있다고 하여 순금부巡禁府에 갇혔으나 곧 석방되었다. 1412년(태종 12) 검교참의檢校參議로서 공이 있다 하여 쌀 열 석을 하사받았으며, 곧 검교공조참의檢校工曹參議가 되었고 원종공신原從功臣에 책록되어 전결田結을 상으로 받았다.

왕면 王沔

?~1218(고려 고종 5). 광릉공廣陵公. 고려의 왕족. 본관은 개성開城. 문종의 현손으로 아버지는 공화후恭化侯 영영이다. 의종의 딸인 화순궁주和順宮主의 남편이기도 하다. 신종 때 수사공 상주국 광릉후守司空上柱國廣陵侯로 봉해진 뒤 광릉공廣陵公이 되었다. 성품이 순박하고 침착하였으며, 붓글씨와 문장에 뛰어났다. 또한 의술에 정통하여 의약품을 비축하고 환자들을 치료하여 모든 사람들의 존경을 받았다.

오창렬 吳昌烈

생몰년 미상. 조선 후기의 의원. 호는 대산大山. 내의원의 내의가 된 뒤로 여러 벼슬을 거쳐 과천 현감에 이르렀다. 시를 잘 지었다.

유상 柳瑺

생몰년 미상. 조선 후기의 의원. 이름을 상相 또는 상尙으로도 쓴다. 본관은 문화文化. 특히 두과전문의痘科專門醫로 활약하였다. 1683년(숙종 9) 서울에서 두환痘患(천연두)이 크게 일어났을 때 왕을 치료하여 동지중추부사同知中樞府事에 특별히 제수되었다. 이해에 서산 군수瑞山郡守로 제수되었다가, 왕이 아직 다 낫지 않았기 때문에 멀리 보낼 수 없다 하여 고양 군수高陽郡守에 임명되었다. 1699년(숙종 25) 세자의 두진痘疹을 치료한 공으로 지중추부사가 되었다. 1711년(숙종 37) 왕자를 치료하여 품계가 더해지고, 합천 군수陜川郡守가 되었다. 저서로는 『고금경험활유방古今經驗活幼方』(1권)이 있다.

유영정 劉永貞

생몰년 미상. 조선 연산군·중종 때의 의원. 1503년(연산군 9) 의학교수를 역임하면서 내의로서 동반東班, 즉 문신文臣의 직책을 제수받았다. 1507년(중종 2)에는 현감에 임명되었으나, 이조·병조로부터 의관에게 그 같은 벼슬을 내리는 것이 부당하다는 상소가 올라와 취소되고 말았다. 1517년(중종 12)에는 대비의 질환에 시약 의원으로 봉직한 공로로 당상관의 품계에 올랐으나, 많은 대간들의 끈질

긴 상소로 인해 이듬해 그것이 또다시 취소되었다. 1524년에는 평안도 일대에 온역瘟疫(장티푸스)이 크게 유행하여 1년 사이에 사망자가 수만 명에 이르자, 급히 왕명을 받아 김순몽金順蒙·박세거朴世擧 등과 함께 온역에 대한 예방법과 처방법을 간추린 언해본인 『간이벽온방簡易辟瘟方』(1책)을 간행하였다.

유지번 柳之蕃

　생몰년 미상. 조선 중기의 의원. 1536년(중종 31) 왕명을 받아 명나라의 원접사遠接使를 진료하였고, 중종·인종·명종이 병이 났을 때 입진 시약入診侍藥하여 여러 차례 상을 받기도 하였다. 1550년(명종 5)에는 김윤은金允誾과 함께 『달학이해방疸瘧易解方』을 편찬하였다. 1565년(명종 20)에는 가의대부嘉義大夫의 자급에 올랐다.

유효통兪孝通

　생몰년 미상. 조선 전기의 문신·의학자. 본관은 기계杞溪, 자는 행원行源·백원百源. 1408년(태종 8) 식년문과에 급제하여 홍문관에 등용되고, 1427년(세종 9) 문과중시文科重試에 급제한 뒤, 대사성大司成을 거쳐 집현전 직제학이 되었다. 문장에 능할 뿐 아니라, 의약에도 정통하여 『향약채취월령鄕藥採取月令』과 『향약집성방鄕藥集成方』을 편찬하는 데 참여하였다.

유후성 柳後聖

　생몰년 미상. 조선 인조·효종·현종 연간의 유명한 침의鍼醫. 그는 왕실의 신임이 두터워 인조·효종·현종의 3대에 걸쳐 의관으로 활약하는 한편, 경기도 내 읍邑의 수령을 6~7차례나 역임하였다. 1646년(인조 24)부터 3년간 왕실의 전의典醫로 있었고, 1657년(효종 8)에는 고양 군수에 임명된 뒤에도 수시로 대궐에 드나들며 침을 놓았다. 이듬해 왕이 쾌유되자 그 공로로 숭록대부崇祿大夫(종1품)에 가자加資되었다. 1659년 효종이 즉위한 지 10년 만에 죽자 그 책임으로 유배되었다. 이때 신가귀申可貴는 교살되었고, 유후성과 조징규趙徵奎는 유배되었으며, 이후담李後聃·최곤崔梱 등은 곤장 100대의 처벌을 받았다. 현종이 즉위한 뒤 다시 복직되어 내의원에서 봉직하였다. 1662년(현종 3) 대왕대비의 병이 완쾌되자 정1품 보국숭록대부輔國崇祿大夫에 제수되었는데, 당시 조정에서 반대하는 의견이 분분히 일어났다. 이때의 상황이 『조선왕조실록』에는 다음과 같이 기록되어 있다.

병비兵批가 아뢰었다.

"시약청侍藥廳에서 약을 의논한 의관들에게 가자加資하는 일을 병조로 하여금 거행하라는 명을 내리셨습니다. 그런데 유후성은 현재 숭록대부의 자계資階에 있는 만큼 지금 만약 가자한다면 보국輔國으로 올려야 할 것인데, 의관의 경우 보국에 오른 전례前例가 없으니, 어떻게 해야 하오리까?"

왕이 대답하였다.

"법전에 그 품계를 허락하지 말라는 조례가 있지 않다면, 그보다 뛰어난 공을 세운 의관은 없으니 법전대로 시행토록 하라."

병비가 또 아뢰었다.

"『대전大典』을 가져다 상고해 보건대, 정1품의 자급을 받는 대상에 한계를 둔다고 내건 조문은 없습니다. 다만 보국숭록대부는 곧 정1품으로 삼공三公과 같은 등급인 만큼 차례상 매우 중대한 성격을 갖습니다. 따라서 조정의 반열에도 불편한 점이 많게 될 뿐 아니라, 약방에서 약을 의논할 때의 좌차坐次에도 어려운 점이 있게 됩니다. 과거 선조조宣祖朝에 양평군陽平君 허준許浚을 책훈하고 군군으로 봉해 주면서도 자급은 숭록대부에 그치게 하였는데, 조종조에서 그렇게 행했던 뜻이 우연한 것은 아니었습니다. 지금 유후성의 출신이나 가문이 허준과 차이가 있다 하더라도 의관이라는 점은 마찬가지입니다. 따라서 지금 보국으로 임명하는 일을 창설한다는 것이 실로 타당치 못한 듯하여 이렇게 감히 아뢰옵나이다."

이에 대한 비답을 오래도록 내리지 않았다.(현종 3년 9월 26일) 상이 정원에 하교하였다.

"의관을 보국숭록대부에 올리지 못한다는 법조문도 이미 없다. 유후성을 특별히 보국숭록대부로 가자하라."

대사간 이홍연李弘淵 등이 환수할 것을 계청하였으나 상이 따르지 않았다.(현종 3년 10월 7일)

윤응첨 尹應瞻

?~1228(고려 고종 15). 고려시대의 문신·의학자. 본관은 포주抱州, 초명은 원

경元卿, 자는 혁지赫之. 신종 때부터 어의御醫로 종사한 이래 1208년(희종 4) 공부시랑, 1211년(희종 7) 호부시랑, 1213년(강종 2) 병부시랑 겸 지다방사兵部侍郞兼知茶房事를 거쳐 고종 때 판태의감사 지다방사判太醫監事知茶房事에 이르렀다. 삼대가 의업에 종사하는 등 의문醫門으로 일어나 여러 관직을 두루 역임하였다.

윤지미 尹知微

생몰년 미상. 조선 중기의 의원. 본관은 파주坡州. 1591년(선조 24) 식년과 의과에 급제한 뒤 통훈대부通訓大夫 · 내의원 직장直長 · 부참군副參軍 · 의서인출감교관醫書印出監校官 등을 역임하였다. 그리고 부경사赴京使를 수행하여 명나라의 왕응린王應遴과 의사醫事에 관한 문답問答을 주고받았는데, 왕응린은 그 내용을 기의 저서 『왕응린잡집王應遴雜集』에 수록하였다. 그 뒤 이것을 가려 뽑아 일본에서 1716년에 『답조선의문答朝鮮醫門』(1책)을 간행하였다. 그는 이희헌李希憲과 함께 『동의보감』 · 『찬도맥찬도脈』 · 『신찬벽온방新撰辟瘟方』 · 『벽역신방辟疫神方』의 감교관이 되어 편찬에 참여하였다.

윤후익 尹後益

생몰년 미상. 조선 현종 때의 의원. 1660년(현종 1) 왕의 종기를 침으로 치료하여 그 공으로 당상 의관에 오르고, 1662년(현종 3)에 삭녕 현감에 제수되었다. 1665년 어사의 탄핵을 받아 가산을 몰수당하였고, 이듬해 왕이 온양온천에 갈 때 의관으로 호종하였다. 1670년 왕의 치료에 공이 있다 하여 가자加資되었다.

이경택 李慶宅

?~1665(현종 6). 일본에서 활약한 조선 출신의 의원. 임진전쟁 때 왜장 호소카와 타다오키(細川忠興)의 부장에게 납치되어 일본으로 건너갔다. 그 뒤 고려와 일본에서 한 자씩 따서 성을 다카모토(高本)라 짓고, 호소카와의 아들의 도움으로 의술을 공부하였다. 그 뒤 일본 아마쿠사(天草)의 난에 공을 세워 많은 포상을 받았고 시의侍醫가 되었다.

이공기 李公沂

생몰년 미상. 조선 중기의 의원. 특히 침구針灸에 능하여 왕실과 대신들의 치료에 공이 많았다. 1586년(선조 19) 왕비의 인후증咽喉症을 치료한 공으로 동반東班의 직책을 제수받았고, 이듬해 임금의 병을 허준許浚과 함께 치료하여 상을 받았다. 1593년(선조 26) 임진왜란 때 원병으로 온 명나라 부상병 치료를 담당하였으며, 1595년 호군護軍으로서 동궁東宮을 배종陪從한 공으로 가선대부嘉善大夫에 올랐다. 선조의 병을 허준과 함께 여러 차례 침구로 치료하여 명성이 있었다.

이공윤 李公胤

생몰년 미상. 조선 후기의 유의儒醫. 1713년(숙종 39) 그의 의술이 신이하다는 소문이 나자, 도제조 이이명李頤命의 추천으로 양산에서 귀양살이하고 있던 그를 불러들이게 하였다. 경종 때는 도인승기탕桃仁承氣湯·구선남극단癯仙南極丹 등의 약을 여러 차례 지어 올렸는데 이 약들은 약성이 매우 강하였다. 1724년(경종 4) 광흥창 봉사로 있으면서, 왕이 병에 걸려 임시로 설치한 의약청議藥廳에 동참하였다. 그러나 진찰할 때 여러 차례 불참하거나 지각하였으며 성품이 경거망동하고 불성실하여 벼슬을 삭탈당할 뻔하였다. 경종이 죽을 때도 여러 의원들과 함께 의약청에서 논의하였으나 다른 의원들과 의견 대립이 잦았다. 결국 영조가 즉위한 뒤 변방으로 유배되었다.

이길보 李吉甫

생몰년 미상. 조선 세조 때의 의학자. 1464년(세조 10) 천문·풍수·율려律呂·음양·의학·사학·시학 등 7학문을 설치하고 각 문에 나이 어린 문신을 배정하였는데, 이때 의학문을 담당한 의관의 한 사람이다. 같은 해 양심당養心堂에서 왕에게 7학문을 강의할 때, 의학문의 담당자로『소문素問』을 강의하기도 하였다.

이동 李同

생몰년 미상. 조선 후기의 의원. 일자무식이었으나 침과 뜸의 명수였다. 사람의 몸에서 나는 손톱, 털, 때, 오줌 등을 이용하여 치료하였으며, 정조의 치질을 치료하여 후한 상을 받았다. 만년에 눈이 어두워도 실수하는 바가 없었다고 한다.

이명원 李命源

생몰년 미상. 조선 중기의 내의. 1596년(선조 29)에 허준이 왕명으로『동의보감』

을 편집할 때 태의로 참여하였다. 선조 때 어의로서 여러 차례 입시하여 시침施鍼하였다.

이석간 李碩幹

생몰년 미상. 조선 인조 때의 의원. 그에 대한 행적이 자세히 알려져 있지는 않으나, 뒷사람들이 네 의원(이석간·채득기蔡得己·박렴朴濂·허임許任)의 경험방經驗方을 수집하여 『사의경험방四醫經驗方』을 편집한 것으로 보아, 당시 의인으로서 상당한 명성이 있었으리라고 추정된다.

이익성 李益成

생몰년 미상. 조선 정조 때의 의원. 어려서 가난했으나 십여 년 동안 의학을 공부한 끝에 당시 명의로 소문이 났다. 신분의 귀천에 관계없이 병을 치료해 주었으며, 병자의 상태를 보고 조처하는 게 매우 민첩했다고 한다.

이제마 李濟馬

1838(헌종 4)~1900. 본관은 전주, 자는 무평務平, 호는 동무東武. 어려서부터 학문에 두각을 나타냈을 뿐만 아니라 의약과 복서卜筮에도 능통하였다. 또한 『주역』을 애독하였는데 태극설太極說의 태양太陽·소양少陽·태음太陰·소음少陰의 사상 원리四象原理를 응용함으로써, 사람도 기질과 성격에 따라 사상인으로 구분할 수 있을 것이라 생각하고, 오랫동안 연구하고 실험하였다. 1888년(고종 25) 한때 군관직을 맡기도 하였으나 곧 사퇴하였다. 1892년 진해 현감에 임명되었는데 재임중 현민들을 대상으로 평소 연구하던 사상인의 원리를 실천해 보기도 하였다. 1893년 진해 현감을 사직하고 서울로 돌아온 뒤로는 사상 의서 저술에 몰두하여, 이듬해 4월 『동의수세보원東醫壽世保元』상하 2권을 완성하였다. 1896년에는 함흥에서 일어난 최문환崔文煥의 난을 평정한 공으로 고원 군수에 추천되기도 하였으나 끝내 부임하지 않았다. 그 뒤로도 계속 사상의설四象醫說 연구와 문하생 지도에 힘을 쏟았고, 1900년에는 다시 『동의수세보원』을 개편하기 시작하였다. 그러나 그 일을 미처 완성하지 못하고 함흥에서 죽자, 그 이듬해 문인들이 모여 그가 생전에 개편을 마치지 못한 『동의수세보원』의 증보판 4권 2책을 출판하였다. 저서로는 『동의수세보원』과 『격치고格致藁』가 있다.

이척 李倜

생몰년 미상. 조선 중기의 내의. 1542년(중종 37)에 박세거, 홍침 등과 함께 김안국의 감수에 의하여 『분문온역이해방分門瘟疫易解方』을 편찬하였다.

이춘영 李春英

생몰년 미상. 고려 말기의 의인. 1364년(공민왕 13) 흥왕토적공興王討賊功을 기록할 때 판전의시사判典醫寺事로서 1등 공신에 책록되고, 신축호종공신辛丑扈從功臣을 기록할 때는 전의부령典醫副令으로 기록되었다.

이탄지 李坦之

1086(고려 선종 3)~1152(고려 의종 6). 고려 중기의 의원. 본관은 익양益陽. 어려서는 법률을 배웠고 자라서 의약에 정통하였다. 1118년(고려 예종 13) 송나라에서 의관을 파견해 오자, 왕은 명가의 자제를 뽑아 의술을 습득하게 하였는데, 그도 선발되어 송나라 의술의 묘법을 터득하였다. 1135년(고려 인종 13) 묘청妙淸의 반란을 진압하기 위해 출동한 관군의 약원藥員으로 수행하였다. 반란이 평정된 뒤 논공행상에서 공적을 말하지 않아 하위에 머물렀으나, 조금도 원망하지 않았다고 한다. 1149년(고려 의종 3) 조정의 명으로 대주岱州에 부임하였으나, 병으로 은해사銀海寺에 가서 일생을 마쳤다. 관직은 검교태의소감檢校太醫少監에 이르렀다.

이헌길 李獻吉

생몰년 미상. 조선 후기의 의원. 본관은 전주全州, 자는 몽수蒙叟 또는 몽수夢叟, 호는 완산完山. 이철환의 문하에서 수학하였는데, 특히 의학醫學 방면에 정진하여 두진痘疹 치료에 독자적인 경지를 이루었다. 1775년(영조 51) 서울에 올라왔을 때 마침 홍역이 크게 유행하자 특수한 약방문으로 치료에 큰 성과를 거두었다. 이때 그는 자신의 경험과 관찰을 토대로 『마진기방痲疹奇方』을 저술하였는데, 그 방문이 매우 독창적인 것이어서 다산 정약용丁若鏞은 이에 대하여 "동국진가東國疹家의 종宗"이라 평하였다.

이형익 李馨益

생몰년 미상. 조선 중기의 이름난 침의鍼醫. 충청도 대흥(大興:지금의 예산군 대홍면) 출신. 1632년(인조 10) 뛰어난 침술로 내의원內醫院의 추천을 받아 내의가 되었다. 인조 11년부터 27년 왕이 죽을 때까지 여러 차례 번침燔鍼을 실시하여 효험이 있자 특명으로 현령에 임명되기도 하였다. 그러나 이 번침술은 당시 사술 邪術이라 하여 여러 차례 배척과 비난을 받았다. 소현세자昭顯世子의 주치의로 있다가 세자가 죽자 사헌부·사간원의 탄핵을 받았으나, 인조의 두터운 신임으로 처벌받지 않았다. 그러다가 인조가 죽자 그 책임으로 함경도 경원으로 유배되었으나, 2년 뒤 인열왕후仁烈王后(인조의 비)의 병이 위독하여 다시 부름을 받았다.

이희복 李喜福

생몰년 미상. 자는 자후子厚. 조선 후기의 의원. 어머니의 병 때문에 의술을 배워 뒷날 명의가 되었다.

이희헌 李希憲

생몰년 미상. 1600년(선조 33) 식년시 의과 출신으로, 지중추부사를 지냈다. 광해군이 즉위하던 해인 1608년(선조 41) 의서인출감교관으로 윤지미와 함께 『동의보감』, 『찬도맥纂圖脈』, 『신찬벽온방新纂 辟溫方』, 『벽온신방辟瘟新方』의 출판을 감교하였으며, 내의원 직장·사옹원 주부 등을 역임하였다.

임언국 任彦國

생몰년 미상. 조선 명종 때의 의원. 어떤 노승으로부터 침술을 전수받아 명성을 떨치자, 조정에서 그를 불러 많은 사람의 병을 치료하게 하였다. 그 공으로 의복을 상으로 하사받고, 예빈시 주부禮賓寺主簿에 특별히 임명되었다. 저서로는 『치종비방治腫秘方』(1권)이 있으며, 그와 그의 제자들의 저술로 생각되는 『치종지남治腫指南』이 있다.

임원준 任元濬

1423(세종 5)~1500(연산군 6). 조선 초기의 문신·유의儒醫. 본관은 풍천豊川, 자는 자심子深, 호는 사우당四友堂. 1445년(세종 27) 시詩로 집현전에 발탁되었고, 이듬해 의서찬집관醫書撰集官이 되었다. 문종 때 사정司正으로서 내의원에 봉직하였고, 의학 교육과 의료 제도에 관하여 여러 가지를 건의하였으며, 의서에

박학하여 의생醫生 교육을 담당하기도 하였다. 1463년(세조 9) 세조가 「의약론醫藥論」을 저술하자 이를 주해하여 반포하였다. 그 뒤 상호군·형조 참판·예조 참판을 거쳐 동지중추원사로서 가정대부에 올랐다. 1488년(성종 19) 숭정대부 하서군河西君에 봉해졌다. 이듬해 내의원 제조로서 내의원에서 편찬한 『신찬구급간이방新撰救急簡易方』을 바쳤고, 벼슬이 좌찬성에 이르렀으나, 중종반정(1506) 후 아들 임사홍任士洪의 죄로 삭탈관직되었다. 저서로는 『창진집瘡疹集』이 있다. 참고로 세조가 지은 「의약론醫藥論」이 『조선왕조실록』에 실려 있는데, 그 일부를 아래에 소개한다.

"무엇을 여덟 종의 의원醫員이라 하는가 하면, 첫째가 심의心醫요, 둘째가 식의食醫요, 세째가 약의藥醫요, 네째가 혼의昏醫요, 다섯째가 광의狂醫요, 여섯째가 망의妄醫요, 일곱째가 사의詐醫요, 여덟째가 살의殺醫이다. '심의心醫'는 사람으로 하여금 항상 마음을 편안히 가지도록 가르쳐서 병자가 그 마음을 움직이지 않게 하여 위태할 때도 진실로 큰 해가 없게 하고, 반드시 병자가 원하는 것을 곡진히 따르는 자이다. 마음이 편안하면 기운이 편안하기 때문이다. 그러나, 병자와 더불어 술을 같이 마시고 깨어나지 않은 자가 있다면 이는 심의가 아니다. '식의食醫'는 입으로 달게 음식을 먹게 하는 자이다. 입이 달면 기운이 편안해지고, 입이 쓰면 몸이 괴로워진다. 음식에도 차고 더운 것이 있어서 처방하여 치료할 수 있는데, 어찌 쓰고 시다거나 마른풀·썩은 뿌리라고 핑계하겠는가? 지나치게 먹는 것을 금하지 않는 자가 있는데, 이는 식의가 아니다. '약의藥醫'는 다만 약방문藥方文에 따라 약을 쓸 줄만 알아 비록 위급하고 곤란한 때에 이르러서도 복약服藥을 끊임없이 권하는 자이다. '혼의昏醫'는 위태한 때 먼저 당혹하고 급할 때 문득 망연하여 혼혼昏昏하기가 실성失性한 것 같아서 조치할 바를 알지 못하므로, 일을 보더라도 무슨 일인지 알지 못하고 말을 들어도 무슨 뜻인지 알지 못하며, 우두커니 앉아서 잠자코 자기가 해야 할 바를 제대로 하지 못하는 자이다. '광의狂醫'는 자상히 살피지 않고, 갑자기 열약烈藥과 침폄針砭 등을 쓰기를 꺼리지 않고, 스스로 '나는 귀신을 만나도 공격하여 이길 수 있다' 고 하나 만약 무당의 제사를 만나면 문득 들어가서 술에 취하여 춤을 추는 자이다. '망의妄醫'는 목숨을 건질 약이 없거나 혹은 병자와 같이 의논하지 않아야 마땅한데도 가서 참여하기를 마지않는 자이다. '사의詐醫'는 마음으로는 의원이 되려고 하나 의술을 잘못 행하니, 사실은 의술을 제대로 알지 못하는 자이다. '살의殺醫'는 다소 총명한 점이 있어서 스스로 의술이 넉넉하다고 생각하나, 세상의 일을 겪어 보지 못하여 인도人道와 천도天道에 통달하지 못하며, 병자를 측은하게 여기는 마음도 일찍이 가진 적이 없어서 병에 이기기를 좋아하는 뜻을 굳게 지키면서 동쪽을 가지고 서쪽을 꺾으며, 말을 먼저 하고 난 뒤에야 마음에 구하는데 구하여도 얻지 못하면 견강부회하지만 그 의리義理에 합당치 않으니, 어찌 아는 사람에게 부끄럽지 않겠는가? 그래도 미혹한 사람에게는 자랑을 하며, 거만하여 신인神人을 소홀히 여기어 종종 직업에 미혹한 짓을 범하니, 지금 당장 나타난 재액災厄은 없다 할지라도 어느 때 그 행동을 고치겠는가? 이것을 살의라 한다. 살의는 어리석은 사람이 아니라, 스스로를 옳다고 여기고 다른 사람을 그르다고 여기어 능멸하고 거만하게 구는 무리이다. 최하最下의 쓸모 없는 사람이니, 마땅히 자기 한 몸은 죽을지언정 다른 사람은 죽이지 말아야 할 것이다. 또 무심無心한 의원이 있으니, 마음은 생生이 되나 근본은 생生이 없는 것이다. 생生이 없다면 병病도 없을 것이요, 병病이 없다면 의술醫術도 없을 것이요, 의술醫術이 없다면 아무 일도 없을 것이다."(세조 9년 12월 27일)

전순의 全循義

생몰년 미상. 조선 초기의 의원. 세종·문종·세조에 걸쳐 전의감典醫監의 의관을 지냈는데, 1445년(세종 27) 왕명에 따라 『의방유취醫方類聚』(365권) 편찬에 참여하였다. 세종이 죽자 직첩이 회수되어 전의감 서원書員으로 강등되었다가 곧 해제되었다. 1462년(세조 8) 행 첨지중추원사를 거쳐 동지중추원사로 승진되었다. 1463년(세조 9)에 내의로서 입시하여 약을 논의하고, 비현각조顯閣에서 의학을 시강하였다. 이듬해 시약侍藥의 공로로 자헌대부資憲大夫(정2품)에 가자되었으며, 1467년(세조 13) 내의로서 상호군이 되고 좌익원종공신佐翼原從功臣 1등에 책록되었다. 저서로는 『식료찬요食療纂要』(1권)과, 김의손金義孫과의 공저인 『침구택일편집鍼灸擇日編集』(1책)이 있다.

전인귀 全仁貴

생몰년 미상. 세종 때의 내의. 1440년(세종 22) 금성대군의 병을 치료한 공으로 양홍달, 전순의 등과 함께 옷 한 벌을 하사받았고, 그 다음해에는 대호군大護軍에 임명되었다. 문종이 죽은 뒤 그 책임으로 곤장 90대를 맞고 직첩을 빼앗겼으나, 곧바로 다시 내의원에서 벼슬하였다.

정렴 鄭磏

　1505(연산군 11)~1549(명종 4). 조선 중종 때의 유의儒醫, 자는 사결士潔, 호는 북창北窓. 1537년(중종 32) 사마시에 합격한 뒤 포천 현감 등을 지냈다. 어려서부터 천문·지리·의서·복서卜筮 등에 두루 능통하였다. 그 중에서도 특히 약의 이치에 밝았는데, 1544년(중종 39) 왕의 병환에 약을 짓기 위하여 내의원 제조들의 추천을 받아 입진入診하였다. 그가 일상에서 경험한 처방을 모아 편찬한 것이라는『정북창방鄭北窓方』이 있었으나 유실되었다. 이 책은 양예수楊禮壽가 지은『의림촬요醫林撮要』에 인용되어 있다.

정예남 鄭禮男

　생몰년 미상. 조선 선조 때의 의관. 본관은 온양溫陽, 자는 자화子和, 호는 서주西疇. 1582년(선조 15) 식년시 의과에 급제하였고, 1596년(선조 29) 상의원 주부尙衣院主簿를 지냈으며, 1608년 어의로서 첨지중추부사가 되었다. 의학에 밝아 허준許浚·정작鄭碏 등과 함께『동의보감東醫寶鑑』의 편찬에 착수하였으나 정유재란으로 중단한 바 있다.

정작 鄭碏

　1533(중종 28)~1603(선조 36). 조선 중기의 문신·의학자. 본관은 온양溫陽, 자는 군경君敬, 호는 고옥古玉. 평소 학문에 정진하던 그는 선조 때 벼슬이 이조 좌랑에 이르렀다. 평소 시와 술을 즐겨 주선酒仙이라 불려지기도 하였고, 서예에 뛰어나 초서와 예서를 잘 썼다. 그리고 형인 정렴과 함께 의술에도 뛰어나 1596년(선조 29)에는『동의보감』을 편찬하는 데 참여하기도 하였다. 벼슬은 사평司平에 이르렀다.

정종하 鄭從夏

　?~1420(세종 2). 조선시대 태종·세종 때 왕실의 의약을 관장하던 내약방內藥房의 의원. 정3품 당하관인 전의감 정典醫監正을 지냈다. 1418년(태종 18) 세자로 책봉되었다가 폐위되어 경기도 광주에 머물고 있던 양녕대군의 병을 돌보라는

왕명을 받고 가서 약을 지어 병을 치료하였는데, 이때 태종은 소합원蘇合元·청심원淸心元·양비원養脾元·목향원木香元 등의 약과 소주·약주를 함께 하사하였다. 1420년(세종 2) 명나라에 갔던 사신 남휘南暉가 돌아오던 도중 통주通州의 노하역潞河驛에서 병을 얻어 고령역高嶺驛에 이르러서야 겨우 쾌유되었다는 소식을 듣고 왕명을 받들어 의주까지 가서 맞이해 왔다. 의술에 능하여 상왕인 태종이 시종하라고 명을 내렸으나, 이에 응하지 않아 참수되었다. 다음은 『조선왕조실록』의 기록이다.

임금이 낙천정에서 돌아왔다. 상왕이 전의감 정 정종하를 의금부로 보내 참형에 처하게 하였다. 일찍이 의원 원학元鶴이 상왕전上王殿에서 시종하였는데, 상왕이 종하가 의술에 매우 능하다는 말을 들은데다가 의원 양홍달楊弘達이 너무 늙었으므로, 종하로 하여금 원학과 더불어 번갈아 입직入直케 하려고 원학을 보내 종하를 불렀다. 그러나 종하는 상왕의 강명剛明함을 꺼려 가까이 모시기를 원하지 아니하고 자신할 만한 경험이 없다 하여 나가지 않았다. 그래서 원학이 다시 사람을 보내서 불렀으나 그래도 가지 않으므로, 곧 의금부에 내려 신문하게 하니 종하가 말했다.

"상감께서 명철하오신데 만일 방서方書를 물으시면 어찌 대답하오리까? 그래서 가지 못하였나이다."

곧 대역죄로 논죄하여 참형에 처하고 그 가산을 적몰하였다.(세종 2년 10월 28일)

정죽오 鄭竹塢

생몰년 미상. 조선 선조 때의 문인·의학자. 임진왜란 때 일본 장수 나베시마(鍋島直茂)에게 납치되어, 당시 피랍된 우리나라 인사들이 많이 거주하던 규슈(九州)에 머물면서 그곳 번주蕃主였던 나베시마에게 시·서예·문예 및 의술을 가르치면서 벼슬을 하였다.

정차량 鄭次良

생몰년 미상. 조선 전기의 의원. 문종이 39세로 강녕전康寧殿에서 죽을 때 내의로 있었으므로, 조경지曺敬智·전인귀全仁貴·김길호金吉浩·조흥주趙興周·송첨宋瞻 등과 함께 장杖 90의 체벌을 받고 관직을 박탈당하였으나 곧 내의원에 복직되었다. 세조가 즉위한 뒤 좌익원종공신佐翼原從功臣 1등에 책록되고 정4품인 호군에 임명되었다. 1459년(세조 5) 명나라에서 사신으로 온 백홍白洪의 질병을 고쳐 주었으며, 평안도 절제사 구치관具致寬의 질병을 왕명으로 치료한 바도 있다.

정추 鄭樞

생몰년 미상. 조선 중기의 내의. 전의감 직장을 지냈다. 1542년(중종 37)에 박세거, 홍침 등과 함께 김안국의 감수에 의하여 『분문온역이해방分門瘟疫易解方』을 편집하였다.

정희태 丁希泰

생몰년 미상. 조선 후기의 의원. 의술에 밝아 모든 병의 근원과 생사를 판단하였으며, 특히 맥리脈理에 정통하였다. 권문귀족에게 아첨하지 않았으며, 빈한한 생활을 하였으나 병자를 치료하고도 대가를 받지 않았다. 병자 치료에 탁월한 솜씨를 보여 내의원 의관으로 발탁되었고, 정조가 여러 차례 포상하려 하였으나 수의首醫 강명길康命吉의 반대로 받지 못하였다. 강명길과 약리藥理를 논할 때 자기의 뜻을 굽히지 않았다. 항상 독서를 좋아하여 말년에는 역학易學에 정진하다 70여 세로 죽었다.

조광일 趙光一

생몰년 미상. 조선 후기 침의鍼醫로 이름이 높았던 의원. 이 때문에 호를 침은鍼隱이라 하였다. 여러 가지 침을 주머니에 넣어 가지고 다니면서 창상瘡傷을 많이 치료하였다. 성품이 강직하고 부귀를 탐하지 않기로 소문이 났으며, 민간에 머물면서 가난한 사람을 치료해 주는 것을 낙으로 삼았다.

조지경 曺智敬

1394(태조 3)~1492(성종 23). 조선 전기의 의원. 왕실과 대신을 진료하는 데 공이 많았으며, 의술에 정통하여 명망이 높았다. 세조~성종 대의 내의內醫로서 1476년(성종 7) 왕의 종기를 치료하여 상을 받았으며, 1481년(성종 12) 동지중추부사同知中樞府事로서 상사賞賜가 있었다. 1486년(성종 17) 자헌대부資憲大夫에 가자되었으며, 1492년 그가 죽었을 때는 왕으로부터 관곽棺槨 등 장의용품을 하사

받았다.

조징규 趙徵奎

생몰년 미상. 조선 후기의 의원. 효종의 총애를 받아 1658년(효종 9) 사복시 주부에 특별히 제수되었으나, 일시의 사사로운 정으로 의관에게 지나친 벼슬을 주었다고 물의를 빚었다. 결국 1659년 사복시 주부의 임명이 부당하다는 여러 차례에 걸친 상소에 따라 그 명을 취소하였다. 효종의 병을 오진하여 병이 중해져 효종이 죽자, 논병 의약論病議藥을 어의 유후성柳後聖의 말만 듣고 군주의 병을 생각하지 않았다는 죄명으로 유후성과 함께 유배되었다. 1661년(현종 2) 명성왕후明聖王后(현종의 비)의 병이 심해지자 양사의 반대에도 불구하고 현종의 명에 의하여 배소에서 소환되어 왕후의 병을 치료하고 1662년 첨지중추부사에 제수되었다.

조청 曹聽

생몰년 미상. 조선 태종·세종 때의 의원. 1408년(태종 8) 내약방內藥房의 의원으로서 왕의 병에 약을 조제하여 치료하였으나 차도가 없자, 함께 참여한 평원해와 전의감典醫監으로 좌천되기도 하였다. 그 뒤 판전의감사判典醫監事를 지냈으며, 1428년(세종 10)에는 검교참의檢校參議가 되었다. 내의로서 여러 차례 포상을 받았다.

진동석 秦東奭

1782(정조 6)~?. 조선 후기의 의원. 본관은 풍기豊基, 자는 치고致固, 호는 수일재守一齋·낭옥헌企玉軒. 내의內醫를 지냈고 지중추부사知中樞府事에 이르렀으며 글씨를 잘 썼다.

차득참 車得驂

생몰년 미상. 조선 전기의 의원. 내의원의 첨정, 혜민서 부제조 등을 지내고, 왕실과 대신의 중대한 질병을 여러 차례 치료하여 많은 포상을 받았다. 1489년(성종 20) 내의원에서 응급조처를 취해야 할 위급 환자의 병명과 치료법을 기술한 『신찬구급간이방新撰救急簡易方』을 제조 윤호尹壕 등과 함께 저술하였다.

최사전 崔思全

1067(고려 문종 21)∼1139(고려 인종 17). 고려 중기의 공신·의관. 탐진耽津 최씨의 시조. 시호는 장경莊景. 처음에 내의內醫가 되었다가, 점차 승진하여 소부소감小府少監이 되었다. 예종의 등창을 오진하여 죽게 하자 한안인韓安仁·문공미文公美의 처벌 요청에 의해 2년간 귀양을 갔는데, 이를 원망하여 두 사람을 이자겸李資謙에게 모함하여 귀양을 보냈다. 뒤에 이자겸이 난을 일으키자 척준경拓俊京을 설득하여 난을 평정하는 데 공을 세웠다. 그 상으로 병부상서兵部尙書와 추충위사공신推忠衛社功臣을 제수받고, 또 수사공상서좌복야守司空尙書左僕射를 더하였다. 그 뒤 참지정사 판상서형부사參知政事判尙書刑部事가 되고, 문하시랑동중서문하평장사門下侍郎同中書門下平章事에 올라 치사하였으며, 개부의동삼사수태위주국開府儀同三司守太尉柱國을 받았다. 죽은 뒤 인종의 묘정에 배향되었다.

최운 崔雲

생몰년 미상. 조선 후기에 활동했던 의원. 점술과 관상술에도 뛰어났으며, 집안이 대대로 의원의 업을 이어갔다.

최자빈 崔自濱

생몰년 미상. 조선 세조 때의 의학자. 1465년(세조 11) 전의감 교수典醫監教授로서 『역학계몽요해易學啓蒙要解』를 보충하여 해석할 때 참가하였다.

최종준 崔宗峻

생몰년 미상. 고려 후기의 의학자. 고려 고종 때 종래부터 전해 오던 다방茶房(왕실에 필요한 차의 출납과 술·과일·약 등의 일을 주관하던 관청)에서 수집한 약방藥方에 다시 긴요한 방문을 첨부하여 『신집어의촬요방新集御醫撮要方』(2권)을 편집하였다. 이 책의 내용 일부가 조선시대의 『향약집성방』에 남아 있다.

평순 平順

생몰년 미상. 조선 세조 때의 내의. 일본에서 귀화한 평원해의 아들로, 아버지의 대를 이어 궁중에서 내의로 활약하였다.

평원해 平原海

생몰년 미상. 일본의 승려로서 1397년(태조 6)에 처자식을 데리고 조선에 귀화하였다. 의술에 정통하여 전의감 박사典醫監博士에 임명되었고, '평平'이란 성을 하사받았다. 그 뒤 조선에서 내의로 활동하였다.

피재길 皮載吉

생몰년 미상. 조선 정조·순조 연간의 의원. 가업을 이어 종기를 전문으로 고치는 의원이 되었다. 정조의 머리 부스럼을 고쳐서 명성을 얻었고, 내의원의 의원이 되었다. 그가 만든 웅담고熊膽膏란 고약이 당시에 널리 알려졌다.

하종해 河宗海

생몰년 미상. 조선 전기의 의원. 1501년(연산군 7) 내의內醫로 있으면서 원자의 역질을 치료한 공로로 품계가 한 등급 더해졌고, 1505년(연산군 11) 당상 의관堂上醫官으로 승차되었으며, 1506년(중종 1)에 가선대부嘉善大夫에 올랐다. 1514년(중종 9) 혜민서 제조惠民署提調가 되었을 때 조신朝臣들이 제조는 재상으로 임명하는 것이 전례임을 들어 반대하였으나 왕이 받아들이지 않았다. 1515년(중종 10) 숙의淑儀 나씨羅氏의 호산의護産醫로서 약을 잘못 썼다고 하여 죄를 주라는 요청이 있었으나, 중종은 의녀醫女 장금長今의 죄가 더 크다고 하며 윤허하지 않았다. 1530년(중종 25) 내의원 제조가 되었고, 1533년(중종 28)까지 내의원 의관으로 왕실에 질병이 있을 때마다 진료하였다.

허각 許恪

?~1805(순조 5). 자는 근보謹甫. 어려서부터 총명하였으나, 세상 밖에 뜻이 있어 집을 나갔다가 도중에 이인異人을 만나 의술과 여러 술법을 전수받았다고 한다. 그 후 기이한 사적을 많이 남겼다.

허임 許任

생몰년 미상. 조선 중기의 의원. 본관은 양천陽川. 아버지는 악공樂工인 억복億福이다. 상민 출신으로, 침구술에 뛰어나 선조 때 임금을 치료한 공로로 동반東班(문반文班)의 직책을 받았다. 1612년(광해군 4) 광해군이 해주에 머물러 있을 때부터 남으로 내려올 때까지 시종한 공로로 3등 공신에 책록되고 의관록醫官錄에 기록되었다. 영평 현령永平縣令을 비롯하여 양주 목사·부평 부사·남양 부사 등을 지냈다. 저서로는 『침구경험방鍼灸經驗方』, 『동의문견방東醫聞見方』이 있다.

허저 許硃

생몰년 미상. 조선 초기의 의원. 내의원의 주부·판관 등을 역임했고, 궁중에서 진료하고 방역防疫하는 데 공로가 많았다. 1493년(성종 24) 내의원 주부로 『의방요록醫方要錄』(3권)을 편찬하여 바쳤는데, 내의원에서 이를 교정하여 간행하였다.

허종 許悰

?~1345(고려 충목왕 1). 고려 말기의 의원. 본관은 양천陽川. 충렬왕에 의하여 궁중에서 자라 충선왕의 딸 수춘옹주壽春翁主와 혼인하였다. 어려서부터 부귀한 곳에서 자랐으므로 예를 잘 지켰고 남에게 베풀기를 좋아하였다. 충렬왕 때 수사공守司空을 지내고 왕명으로 3년간 원나라에 가 있었다. 충선왕 때 수사도守司徒로 정안군定安君에 봉해지고 뒤에 다시 원나라에 갔다가 어버이가 죽자 돌아와 이때부터 은거하며 환자를 치료하는 것을 낙으로 삼았다. 충숙왕이 원나라에 있으면서 그를 입조하게 하니, 이때 충선왕이 연경에서 돌아와 정안부원군政安府院君에 봉해졌고, 또 충혜왕을 따라 원에 들어가 5년 동안 머물다가, 충목왕 1년에 옹주가 죽으니 슬픔이 지나쳐 자신도 병들어 죽었다.

허준 許浚

1546(명종 1)~1615(광해군 7). 조선 중기의 의원. 본관은 양천, 자는 청원淸源, 호는 구암龜巖. 29세인 1574(선조 7)년 의과에 급제하면서 의관으로 내의원에 봉직하였다. 1581년 고양생高陽生의 『찬도맥결찬圖脈訣』을 교정하여 『찬도방론맥결집성纂圖方論脈訣集成』(4권)을 편성하여 맥법 진단의 원리를 밝혔다. 1590년 왕자의 두창痘瘡이 쾌차하였으므로 당상堂上의 가자加資를 받았다. 이때 정원·사헌부·사간원에서 허준의 의료에 관한 공로는 인정하지만 의관으로서 당상의 가자를 받는 것은 지나친 일이라 하여 여러 차례 그 가자를 거두기를 계청啓請하였으나 허락하지 않았다. 1592년 임진전쟁이 일어났을 때는 왕의 곁을 떠나지 않고 호종하여 호종공신扈從功臣이 되었다. 1596년 선조의 명을 받들어 정작鄭碏·양예수楊禮壽·김응탁金應鐸·이명원李命源·정예남鄭禮男 등과 함께 내

의원에 편집국을 설치하고 『동의보감東醫寶鑑』을 편찬하기 시작하였으나, 그 다음해 정유재란으로 일시 중단되었다. 그 뒤 선조는 다시 허준에게 단독으로 의서 편집의 일을 맡겼는데, 10여 년 만인 1610년(광해군 2)에 25권 25책을 완성하였다. 1606년 양평군 정일품 보국숭록대부陽平君正一品輔國崇祿大夫를 가자받았으나, 의업에 종사하는 사람이 대신들과 계급을 같이하는 동반東班의 부원군府院君과 보국輔國의 지위를 가지게 되는 것이 부당하다는 양사의 끈질긴 계청으로 결국에는 보류하도록 명하였다. 광해군이 즉위한 뒤에도 왕의 측근에서 총애를 받았다. 선조가 죽은 뒤 종래의 예에 따라 수의에게 책임을 물어 형식적으로 대죄待罪를 하게 되었으나 광해군의 만류로 사면되었다. 1613년 70세의 일기로 죽자, 선조가 일찍이 보류하였던 부원군과 보국의 가자를 추증하였다. 기타 저서로 『벽역신방辟疫神方』, 『신찬벽온방新纂辟瘟方』, 『언해구급방諺解救急方』, 『언해두창집요諺解痘瘡集要』, 『언해태산집요諺解胎産集要』 등이 있다.

홍세하 洪世河

생몰년 미상. 조선 중기의 의원. 혜민서 직장 등을 지냈다. 1542년(중종 37)에 박세거, 홍침 등과 함께 김안국의 감수에 의하여 『분문온역이해방分門瘟疫易解方』을 편집하였다.

홍욱호 洪旭浩

생몰년 미상. 조선 후기의 유의儒醫. 그의 할아버지는 판서를 지냈고, 부친은 현감을 지낸 명문가 출신이었다. 1794년(정조 18) 내의원 도제조 홍낙성洪樂性의 천거로 임금을 진찰하고 약을 지어 바쳤으며, 이해에 양지陽智(용인龍仁) 현감에 제수되었다. 1800년(정조 24) 왕이 매우 위독하여 방외의方外醫를 불러 올릴 때 도제조 이시수李時秀의 천거로 강최현姜最顯과 함께 왕을 진찰하였다. 순조 때도 여러 차례 입궐하여 임금을 진찰하였는데, 1815년(순조 15) 왕을 치료한 공로가 인정되어 특별히 호조 참판에 제수되었다.

홍익만 洪翼曼

생몰년 미상. 조선 후기에 돌림병을 잘 치료했던 의원. 다른 사람의 위급한 일을 보면 주저 없이 찾아가 치료해 주었으며, 그런 일로 공치사하는 것을 무척 싫어하였다. 그리고 성품이 강직하여 불의한 일을 보면 참지 못하였다.

홍철보 洪哲普

1853(철종 4)~?. 한말의 의원. 1895년 시종원 전의사侍從院典醫司 전의로 임명되었고, 1897년 태의원 전의太醫院典醫가 되었다. 1898년 왕이 병들었을 때 별입직대령別入直待令 의관으로 공이 있어 말 한 필을 하사받고 주임관奏任官 5등으로 승서陞敍되었다. 1903년 내부 위생국장內部衛生局長, 1904년 유행병 예방의원, 1905년 태의원 전의, 1907년 승녕부 전의承寧府典醫가 되었고, 1909년 왕의 남순南巡에 동행하였고, 1911년 이왕직 전의李王職典醫가 되었다.

홍침 洪沈

생몰년 미상. 조선 중기의 의원. 1532년(중종 27) 하종해河宗海·박세거朴世擧와 함께 궁중에 드나들며 여러 차례 중종의 병을 진료하였으며, 그 공으로 품계가 올라갔고 많은 상을 하사받았다. 중종의 뒤를 이은 인종은 그의 의술이 뛰어남을 알고 몸이 아플 때마다 불렀다. 1542년(중종 37)에 박세거 등과 함께 김안국의 감수에 의하여 『분문온역이해방分門瘟疫易解方』을 편찬하였다.

황자후 黃子厚

1363(고려 공민왕 12)~1440(조선 세종 22). 조선 초기의 문신·의학자. 본관은 회덕懷德, 자는 선양善養, 시호는 혜의惠懿. 음서로 벼슬길에 나아가 중앙과 지방의 여러 관직을 역임하였다. 호조 참의, 경기도 관찰사, 전의감 제조, 한성부윤, 동지중추원사, 중추원사 등을 지내다 1438년(세종 20) 노령으로 은퇴하였다. 호패법의 제정, 동전의 사용, 침구鍼灸의 전문직을 둘 것을 건의하였다. 의약醫藥에 정통하여 오래도록 전의감 제조를 맡았다. 1421년(세종 3), 부사로서 명나라에 가서 본국에서 나지 않는 약재를 널리 구하여 돌아오게 하였다. 1427(세종 9), 황자후의 청으로 충청도에서 『향약구급방』을 인출하였다. 1433년(세종 15), 전의감 제조로서 『향약집성방』 중 경험양방을 정선한 뒤 간략히 편집하여 향명과 약독의 유무를 보충하여 백성들이 알기 쉽게 하였다. 1434년(세종 16), 전의감 제조로서 진상약의 조제와 취재에 관한 각 약재의 약성과 약리의 차이점을 상세히 설명하였다.